GOLDEN HANDBOOK OF INFECTIOUS DISEASES
2ND EDITION

感染症診療
ゴールデンハンドブック

改訂
第2版

監修：藤田 次郎, 喜舎場 朝和

編集：椎木 創一, 仲松 正司

南江堂

■監　修

藤田　次郎　　ふじた　じろう　　琉球大学大学院医学研究科感染症・呼吸器・消化器内科学（第一内科）教授

喜舎場朝和　きしゃば　ともかず　前 沖縄県立中部病院内科部長

■編　集

椎木　創一　　しいき　そういち　　沖縄県立中部病院感染症内科副部長

仲松　正司　　なかまつ　まさし　　琉球大学大学院医学研究科感染症・呼吸器・消化器内科学（第一内科）

■執筆者（執筆順）

喜舎場朝和　きしゃば　ともかず　前 沖縄県立中部病院内科部長

宮里　明子　　みやざと　あきこ　　日本健康倶楽部沖縄支部

浜端　宏英　　はまばた　ひろつね　アワセ第一医院院長

椎木　創一　　しいき　そういち　　沖縄県立中部病院感染症内科副部長

仲松　正司　　なかまつ　まさし　　琉球大学大学院医学研究科感染症・呼吸器・消化器内科学（第一内科）

上地　幸平　　うえち　こうへい　　琉球大学医学部附属病院検査・輸血部

平井　潤　　　ひらい　じゅん　　　沖縄県立宮古病院内科

藤田　次郎　　ふじた　じろう　　　琉球大学大学院医学研究科感染症・呼吸器・消化器内科学（第一内科）教授

砂川　富正　　すながわ　とみまさ　国立感染症研究所感染症疫学センター

金城　武士　　きんじょう　たけし　琉球大学大学院医学研究科感染症・呼吸器・消化器内科学（第一内科）

山城　信　　　やましろ　しん　　　沖縄県立中部病院呼吸器内科

鍋谷大二郎　　なべや　だいじろう　琉球大学大学院医学研究科感染症・呼吸器・消化器内科学（第一内科）

比嘉　太　　　ひが　ふとし　　　　国立病院機構沖縄病院呼吸器内科統括診療部長

喜舎場朝雄　きしゃば　ともお　　　沖縄県立中部病院呼吸器内科

宮城　一也　　みやぎ　かずや　　　琉球大学大学院医学研究科感染症・呼吸器・消化器内科学（第一内科）

大湾　勤子　　おおわん　いそこ　　国立病院機構沖縄病院副院長

仲本　敦　　　なかもと　あつし　　国立病院機構沖縄病院呼吸器内科部長

平田　哲生　　ひらた　てつお　　　琉球大学医学部附属病院診療情報管理センター特命教授

金城　徹　　　きんじょう　てつ　　琉球大学医学部附属病院光学医療診療部

外間　昭　　　ほかま　あきら　　　琉球大学医学部附属病院光学医療診療部診療教授

伊良波 淳	いらは あつし	琉球大学医学部附属病院光学医療診療部
津覇 実史	つは さねふみ	咲花病院総合内科・感染症科／堺咲花病院総合内科・感染症科
前城 達次	まえしろ たつじ	琉球大学大学院医学研究科感染症・呼吸器・消化器内科学（第一内科）
新垣 伸吾	あらかき しんご	琉球大学大学院医学研究科感染症・呼吸器・消化器内科学（第一内科）
與儀 竜治	よぎ たつじ	豊見城中央病院内視鏡センター長
嶋崎 鉄兵	しまさき てっぺい	ラッシュ大学感染症科
大城 雄亮	おおしろ ゆうすけ	中頭病院感染症内科医長
田里 大輔	たさと だいすけ	北部地区医師会病院呼吸器・感染症科/医療連携統括部長
山本 雄一	やまもと ゆういち	琉球大学医学部皮膚病態制御学講師
高倉 俊一	たかくら しゅんいち	沖縄県立中部病院感染症内科
曽木 美佐	そぎ みさ	安房地域医療センター総合診療科
山本 夏男	やまもと なつお	仙台市太白区保健福祉センター
仲村 究	なかむら きわむ	福島県立医科大学附属病院感染制御部副部長
照屋 勝治	てるや かつじ	国立国際医療研究センターエイズ治療・研究開発センター病棟医長
豊川 貴生	とよかわ たかお	沖縄県立南部医療センター・こども医療センター内科医長／沖縄県南部保健所主任医師
成田 雅	なりた まさし	沖縄県立中部病院感染症内科部長
久田 友治	くだ ともはる	沖縄県赤十字血液センター／前 公立久米島病院
西山 直哉	にしやま なおや	琉球大学大学院医学研究科感染症・呼吸器・消化器内科学（第一内科）
竹下 望	たけした のぞみ	国立国際医療研究センター国際感染症センター
小林 潤	こばやし じゅん	琉球大学保健学科国際地域保健学教授
新里 敬	しんざと たかし	中頭病院感染症内科・総合内科部長
高山 義浩	たかやま よしひろ	沖縄県立中部病院感染症内科
健山 正男	たてやま まさお	琉球大学大学院医学研究科感染症・呼吸器・消化器内科学（第一内科）准教授
原永 修作	はらなが しゅうさく	琉球大学医学部附属病院総合臨床研修・教育センター
宮城 啓	みやぎ けい	三菱重工業株式会社人事労政部長崎人事労政グループ健康衛生チーム
潮平 英郎	しおひら ひでお	琉球大学医学部附属病院薬剤部
宮良 高維	みやら たかゆき	関西医科大学内科学第一講座診療教授

監修の序

　本書は，2007年7月に刊行された『感染症診療ゴールデンハンドブック』の改訂第2版である．初版では，われわれが編集作業を担当したが，第2版では，沖縄県立中部病院感染症内科の椎木創一先生と琉球大学医学部附属病院感染対策室の仲松正司先生とが編集作業にあたり，われわれは監修者となった．

　目次をみると，「I章 基本アプローチ」と「II章 各感染症へのアプローチ」，および「IV章 薬剤からのアプローチ」については初版を踏襲しているものの，新たな項目を追加するとともに，執筆者が大幅に変更されている．また「III章 地域における感染症診療」という章を追加している．さらに椎木創一先生が編集に加わったおかげで，付録として，「Dr.喜舎場の感染症語録」を掲載することが可能となった．

　沖縄県の感染症診療は日本でもトップレベルにある．その理由の一つとして，沖縄県立中部病院が米国の古きよき医療を実践し，グラム染色，および血液培養を駆使した感染症の迅速診断という実績を築いてきたことがあげられる．また琉球大学医学部第一内科では，1979（昭和54）年に赴任された小張一峰教授，および1987（昭和62）年に赴任された斎藤厚教授が，わが国における感染症診療をリードしてきた．現在，琉球大学医学部附属病院は，30年以上前に設計されたとは思えないような素晴らしい感染症専用病床を有している．

　最近の米国の医療現場では，医療費の抑制を目的に保険会社主導で各種ガイドラインを作成し，安価で画一的な治療を推奨している．感染症診療においても起炎菌を確定することなく，広域抗菌薬を選択する風潮がある．これらの結果として，わが国以上に様々な耐性菌の蔓延を招いている．われわれは，感染症の診断と治療に際して，その起炎菌は何だろうという根本的な疑問を大切にしたいと思う．そのためには積極的にグラム染色をベッドサイドで実施し，かつ頻回に血液培養を実施するという，基本的なアプローチが重要であると考えている．このようなアプローチにより，臨床家の経験が蓄積されるとともに，狭域抗菌薬を選択できるのである．

　本書の執筆者のすべてが沖縄県の感染症診療を経験した医師である．沖縄県の感染症診療のエッセンスの詰まった本書が皆様の参考になれば，監修者として大きな喜びである．

　2018年5月

藤田　次郎，喜舎場朝和

改訂第2版の序

　感染症診療で私たちが相手にしている数多の微生物たちは，一匹一匹は小さくか弱いのですが，その増殖力と変異による目まぐるしい進化を起こし，die hard な特性を備えうる恐ろしい敵です．ややこしいことに，同じ微生物を人間や動物は身中に宿しており，免疫系の賦活化や病原微生物からの防護のための助力を得ています．そうした手強い相手と複雑なバランスでつながっている中で，「発熱＝抗菌薬」のような単純な戦略を臨床現場で続けた結果，抗菌薬が臨床現場で頻用されるようになってわずか半世紀たらずで，薬剤の効かない微生物によって「post-antibiotic era」が夢ではない状況にまで追い込まれています．本書で語録の執筆をお願いした喜舎場朝和先生が，その昔，研修医であったわれわれに向かって「オレをバカにしても細菌をバカにするな！」と顔を真っ赤にして吠えておられた姿が，今まさに眼前に浮かんでしまいます．

　国際的に薬剤耐性菌の問題が浮き彫りとなり，2011 年に世界保健機関（WHO）が世界保健デーにおいて薬剤耐性菌対策，いわゆる AMR（antimicrobial resistance）対策をテーマにしました．このことが世界の注目を呼び，各国から具体的なアクションプランが発表されています．こうした昨今の大きな流れは心強いものであり，是非推し進めていく必要があります．その一方で，AMR 対策がいわばブームのようにとらえられていないか，懸念せざるを得ません．ブームには，いずれ終わりがきます．しかし，感染症診療を適正に行っていく使命が終わることはありません．これがブームではなく，平素の診療風景の中の一部としてしっかりと根づくまでは，医療従事者のみならず一般の方々や畜産業関係者などを巻き込んで，少々声高にでもアピールしていかなくてはなりません．そして AMR 対策の実践は，診療現場の医療従事者一人一人の日常診療から始まっているのです．

　患者を目の前にして本書を手にとられる医療従事者の皆さんは，この内容が一見とても細かいと思われるかもしれません．原因微生物名や感染臓器を固有名詞として極力明確にする，という感染症診療の大原則はシンプルです．しかし，感染症診療には患者背景や診療背景をふまえた細かなコツが必要なのです．それを欠いた紋切り型の感染症診療は，「use it, lose it」のように抗菌薬を過去の遺物にしかねません．それを避けるための診療スタイルはややもすれば複雑になりますが，これらの内容をコンパクトかつ明快に，現場で感染症診療を実践されている先生方にまとめて頂きました．本書が目の前の患者さんの診療に役立ち，さらには将来の世代に抗菌薬を残すことにつながることを切に願っております．

2018 年 5 月

椎木　創一，仲松　正司

口　絵

臨床的によく出会う微生物の塗抹所見

＊「I-3-A. 塗抹検査」(p29) も参照.

■ グラム陽性菌

① *Staphylococcus aureus*
（黄色ブドウ球菌）

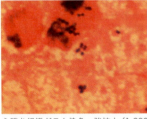

心臓弁組織グラム染色，強拡大 (1,000 倍)

② *Streptococcus agalactiae*
（B群β溶血性連鎖球菌）

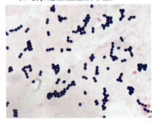

血液培養→培地コロニーからグラム染色，強拡大 (1,000 倍)

③ *Enterococcus faecalis*
（腸球菌）

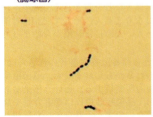

尿グラム染色，強拡大 (1,000 倍)

④ *Streptococus pneumoniae*
（肺炎球菌）

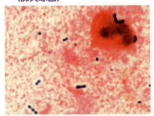

喀痰グラム染色，強拡大 (1,000 倍)

グラム陰性菌

⑤ *Moraxella catarrhalis*
（モラクセラ）

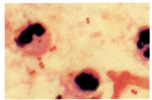

喀痰グラム染色，強拡大（1,000倍）

⑥ *Haemophilus influenzae*
（インフルエンザ菌）

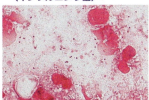

喀痰グラム染色，強拡大（1,000倍）

⑦ *Escherichia coli*（大腸菌）

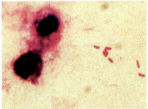

尿グラム染色，強拡大（1,000倍）

⑧ *Klebsiella pneumoniae*
（クレブシエラ）

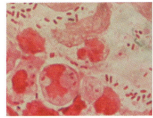

喀痰グラム染色，強拡大（1,000倍）

⑨ *Pseudomonas aeruginosa*
（緑膿菌）

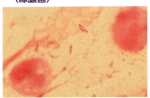

喀痰グラム染色，強拡大（1,000倍）

⑩ *Campylobacter jejuni*
（カンピロバクター）

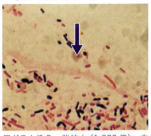

便グラム染色，強拡大（1,000倍），中央矢印部

口絵 vii

抗酸菌

⑪ *Mycobacterium tuberculosis*（結核菌）

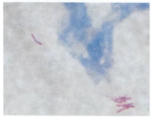

喀痰抗酸菌染色，強拡大（1,000倍）

⑫ *Mycobacterium fortuitum*（非定型抗酸菌）

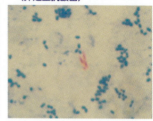

喀痰抗酸菌染色，強拡大（1,000倍）

その他

⑬ polymicrobial（複数菌）

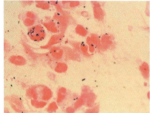

喀痰グラム染色，強拡大（1,000倍）

⑭ *Candida albicans*（カンジダ）

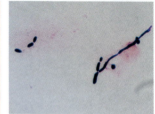

尿グラム染色，強拡大（1,000倍）

⑮ 便中多核白血球

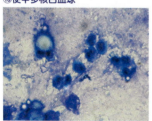

便単染色，強拡大（1,000倍）

目　次

口　絵 ————————————————— 椎木　創一　*vi*

I 基本アプローチ

1. 感染症の病歴のとり方―主として細菌感染症を
　念頭に置いて ………………………… 喜舎場朝和　2
2. 診療における経路別感染対策 ……………… 宮里　明子　14
3. 感染症の検査法 …… 椎木　創一, 仲松　正司, 上地　幸平　26
4. 薬剤耐性菌の動向 …………………………… 平井　潤　39
5. 行政へ届出が必要な感染症 ……………… 藤田　次郎　42

II 各感染症へのアプローチ

A 呼吸器感染症 ———————————————— 48

1. かぜ症候群, 急性気管支炎 ……………… 金城　武士　48
2. 急性咽頭炎, 扁桃炎 ……………………… 山城　信　54
3. 急性中耳炎 ………………………………… 山城　信　59
4. 急性副鼻腔炎 …………………………… 鍋谷大二郎　63
5. 急性喉頭蓋炎 …………………………… 鍋谷大二郎　66
6. インフルエンザ ………………………… 金城　武士　69
7. 市中肺炎 …………………………………… 比嘉　太　73
8. 院内肺炎, 医療・介護関連肺炎 ………… 喜舎場朝雄　78
9. 胸水, 膿胸 ………………………………… 宮城　一也　86
10. 肺結核 ……………………………………… 大湾　勤子　91
11. 非結核性抗酸菌症 ……………………… 仲本　敦　96

B 消化器感染症 ———————————————— 100

1. *Helicobacter pylori* 感染症 …………… 平田　哲生　100
2. 感染性腸炎 ………………………………… 金城　徹　105
3. 虫垂炎, 大腸憩室炎 ……………………… 外間　昭　110
4. 腹膜炎 ……………………………………… 伊良波　淳　113
5. *Clostridioides difficile* 感染症 ………… 津覇　実史　117
6. ウイルス性肝炎 ………………………… 前城　達次　120
7. 肝膿瘍 ……………………………………… 新垣　伸吾　126
8. 急性胆嚢炎, 急性胆管炎 ……………… 與儀　竜治　129

目　次　ix

C 血流感染症 — *133*
1. 感染性心内膜炎 …………………………… 嶋崎　鉄兵 *133*
2. 心外膜炎 …………………………………… 仲松　正司 *141*
3. カテーテル関連血流感染症 ……………… 大城　雄亮 *144*

D 尿路・泌尿器感染症 — *148*
1. 膀胱炎 ……………………………………… 田里　大輔 *148*
2. 急性腎盂腎炎，腎膿瘍 …………………… 田里　大輔 *152*
3. 無症候性細菌尿 …………………………… 田里　大輔 *155*
4. 前立腺炎 …………………………………… 田里　大輔 *156*
5. 精巣上体炎 ………………………………… 田里　大輔 *158*

E 皮膚・軟部組織感染症 — *160*
1. 疱疹を認める疾患 ………………………… 山本　雄一 *160*
2. 水疱を認める疾患 ………………………… 山本　雄一 *164*
3. 紅斑を認める疾患 ………………………… 山本　雄一 *168*
4. 膿疱を認める疾患 ………………………… 山本　雄一 *173*
5. 壊死性軟部組織感染症 …………………… 椎木　創一 *176*
6. 動物咬傷，ヒト咬傷 ……………………… 高倉　俊一 *180*

F 性感染症 — *183*
1. 尿道炎（淋菌，クラミジア） …………… 曽木　美佐 *183*
2. 骨盤内炎症性疾患 ………………………… 曽木　美佐 *188*
3. 梅毒 ………………………………………… 椎木　創一 *192*

G 中枢神経系感染症 — *196*
1. 髄膜炎 ……………………………………… 山本　夏男 *196*
2. 脳膿瘍 ……………………………………… 山本　夏男 *203*
3. 脳炎 ………………………………………… 山本　夏男 *205*

H 骨・関節の感染症 — *208*
1. 骨髄炎 ……………………………………… 仲村　究 *208*
2. 化膿性関節炎 ……………………………… 仲村　究 *214*

I HIV 感染症 — 照屋　勝治 *216*
J 敗血症 — 豊川　貴生 *224*
K 不明熱 — 成田　雅 *230*
L 手術部位感染 — 久田　友治 *236*
M 好中球減少時の発熱 — 西山　直哉 *241*
N 渡航後発熱と感染対策 — 竹下　望 *248*

III 地域における感染症診療

1. 診療所における感染症診療 ················· 新里　敬 258
2. 介護福祉施設における感染症診療 ············ 高山　義浩 265
3. 在宅における感染症診療 ·················· 高山　義浩 269

IV 薬剤からのアプローチ

A　抗菌薬 ─────────────── 健山　正男 276
B　抗真菌薬 ─────────────── 平井　潤 305
C　抗ウイルス薬 ─────────────── 原永　修作 316
D　ワクチン ─────────────── 宮城　啓 326
E　妊婦・小児への投与上の注意 ────── 潮平　英郎 334

付　録

Dr. 喜舎場の感染症語録 ··· 椎木創一，成田　雅，喜舎場朝和 347

索　引 ─────────────── 356

■コラム

1. 「軽症型」レプトスピラ症 ················· 喜舎場朝和 11
2. 播種性糞線虫症 ······················· 喜舎場朝和 12
3. 4種ウイルス性疾患（麻疹，風疹，水痘，流行性耳下腺炎）
   の特徴 ···························· 浜端　宏英 24
4. 感染症サーベイランスの意義と重要性 ········ 砂川　富正 46
5. 蚊媒介性ウイルス感染症 ················ 小林　潤 255
6. 抗菌薬適正使用推進プログラム（ASP）········ 宮良　高維 345

本書の「処方例」の記載について
処方例は便宜上,「一般名(代表的な商品名)」として記載している.特定の商品・処方を推奨する意図はなく,あくまでも具体的処方の1例としてとらえていただきたい.

謹告 著者ならびに出版社は,本書に記載されている内容について最新かつ正確であるよう最善の努力をしております.しかし,薬の情報および治療法などは医学の進歩や新しい知見により変わる場合があります.薬の使用や治療に際しては,読者ご自身で十分に注意を払われることを要望いたします.

株式会社　南江堂

I 基本アプローチ

1 感染症の病歴のとり方
―主として細菌感染症を念頭に置いて

- 感染症に罹患したと思われる患者（発熱患者）が目の前に現れたとき，そのアプローチの始まりとなるべき病歴のとり方について，成人を対象に内科的視野から，その総論的部分について述べる．

- 系統立った病歴聴取法はほかの教科書・参考書に譲ることにして，本項では多分に常識的なことを述べる一方，筆者が研修医と回診で相対する際に強調してきた多少独断的な事柄についても述べる．

- 各感染症の各論についてはⅡ章以降の各項に記載されているが，本項の記述との多少のオーバーラップは大目にみてほしい．

- "研修医，若手医師を読者対象に"，"臨床現場ですぐ役立つ"という本書の基本的スタンスに沿うように努め，一般的細菌感染症による発熱患者に研修医が相対する場を念頭に置いて述べる．

a 感染症診療の基本

- 病歴聴取は診断・治療のどこに位置しているかを図1で確認する．

- 筆者はおおかたの臨床現場で，抗菌薬（以下，「抗微生物薬」一般を「抗菌薬」と記述）を汎用・乱用してきた経緯と現状が存在すると考える．なかでも，いわゆる広域抗菌薬が使われすぎている．

- 結果として多くの耐性菌が生み出され，医療機関を中心に蔓延し，きわめて憂慮すべき事態となっている．耐性菌感染症に対するさらなる抗菌薬療法はいっそう難しくなるばかりか，医療費もかさむ．

- これに対抗して個々の臨床家のとりうる方策としては，①できるだけ抗菌薬の使用を制限し，②使用するときはできるだけ狭域抗菌薬を使うように"努める"ことにつきる．そのためには診断過程に努力を払い，目標の2点にできうる限り迫ることが必要となる．

- 一般的細菌感染症を例にとれば，①解剖学的部位を特定（肺炎，腎盂腎炎，髄膜炎など）し，②検体を採取し原因微生物（以下，起炎菌）の特定とその薬剤感受性の割り出しに努める．個々の患者の診断・治療に寄与しながら，耐性菌産生を抑えるという一石二鳥を目指す．

- 病歴聴取はこの診断過程の始まりに位置し，図1の右側に沿って，目標に向かって降りていくように努めるが，その方向性を決めるきわめて大事な最初の過程となる．

- したがって，病歴聴取をはじめとする診断過程には，どうしてもある程度の手間ひまをかけなければならない．この手間ひまをか

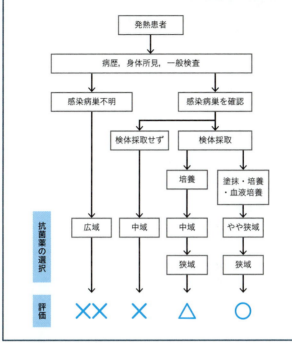

図1 細菌感染患者の取り扱い方

けける際に,"気構え"と"臨床現場における状況判断"が重要になる.そうでなければ,手間ひまをかける意味が曖昧となり,加えて臨床感染症学の"面白み"も失われかねない.
- 感染症の種類,起炎菌の種類,その薬剤感受性,重症度,患者の基礎的背景など,これらのいずれも多種多彩であり,単純なマニュアルで済むはずがない.

b "主治医感","自己移入・身内移入","EBMIP"

- 研修医にとって臨床の腕を磨くということが,ややもすれば知識と技術を身につけることに重点を置きがちではないかと危惧される.筆者は,"主治医感"とでも呼ばれるべき主治医としての責任感の大切さをまず強調したい.医学生と研修医を最も鮮明に区別するのがこの感覚にほかならない.この感覚があってこそ,患者中心の意識が生まれ,目前の悩み苦しむ患者をなんとかしなければと

基本アプローチ 3

思いながら，病歴聴取に入ることができる．

■ また"自己移入・身内移入"を多用することをお勧めする．研修医の若さと体力は，厳しい研修には欠かせない宝物である．しかし一方，病魔に襲われて，すっかり弱りきってしまった患者の心身状態を察するには，あまりに若く健康でありすぎるともいえる．

■ そこで研修医とその家族には申し訳ないが，臨床医に必要なempathyとaltruismを養うために，手始めに，目前の患者がもし自分にとって大事な人，自分，両親，祖父母であればどう感じるか，と立場を変えて考えてみる癖をつけてもらいたい．

■ さらに"足を使う探偵"のような気持ちになり，個々の患者に潜むevidenceを掘り起こすつもりで病歴聴取にあたることを勧めたい．筆者はこれを，昨今のevidence based medicine（EBM）に便乗し，"個々の患者"をつけて，EBM of individual patient (EBMIP) と呼ぶことにしている．

c 詳細と簡潔

■ 病歴聴取の2本の柱は詳細と簡潔であり，相反するこの2つを追求しながらバランスを保つように努める．

■ 研修医の始まりは詳細を旨とし，上級医になるにしたがって簡潔へと移行する．筆者の場合は，研修医のプレゼンテーション（以下，プレゼン）の聞き役に回ることが勤めなので，大抵の場合，"ダラダラ"的プレゼンに手抜きはないかに注意しながら聞き入るのが役目と考えている．

■ 一方，患者の容態が緊急を要する場合はその限りではなく，重症度と緊急性を感じとる感性は早めに身につけてほしい（後述）．

■ 簡潔のほうは，基本的には環境にあわせて研修医自らが自然に習得していくべき事柄で，それほど教えるべきものでもないと考える．

d コミュニケーション

■ 研修病院のチーム医療体制の中，患者から得られた情報を上級医や同僚，看護師に，また他科へのコンサルトで，うまくプレゼンを繰り返す必要がある．

■ 患者だけでなく，さまざまな人との相対でコミュニケーションがうまくできなければならない．意思疎通こそは臨床現場における要といえる．

e 重症度と緊急性

■ 病歴聴取にどれほどの時間が与えられるのかをみきわめるために，重症度と緊急性を判断する．

■ 同時に複数の患者を気にかけなければならない場合も少なくない．そこで自らの力量と目前の患者を天秤にかけ，病歴聴取にどれほどの時間をかけるべきかを判断する．

f 情報源の信頼度と患者・家族の心理状態

■ 情報源は誰か？（患者本人，家族，それとも両者），その人（達）のコミュニケーションの能力，信頼度，思考力，教養，協調性，性格は？

■ 患者の病気による苦痛の種類と程度，気分を気遣いながら，できるだけこちらに話をしてもらえるよう努める．

■ 聞きたい話の内容によっては後回しにできる・したほうがよい場合はそうする．また，出直したほうがよいと感じたときはそうする．

■ 患者が何らかの形のハラスメントではないかと感じることがないように情報を引き出す．助けてほしいと思う気持ちが強く，正直にいろいろと話してくれる患者がいる一方，気分が悪いからいちいち聞かないでくれという態度の患者も少なくない．

■「あなた」のことが心配で，できるだけ早く原因を正確に知りたい・追究したいがために，いろいろ質問しているのだということを相手に理解してもらうように努める．

■（少なくとも今は）聞かないほうがいい・聞けないと判断される内容の質問は控える．兼ね合いが難しいが，コミュニケーションの通路を確保しておくことがとにかく大事である．

g 経時的に

■ 感染症医としての筆者の好みでいわせてもらうならば，"何事も"できるだけ「何が，"いつ"，どうして，どうなったのか」を経時的に並べてほしい．

■「10年前」，「昭和何年」よりもできるだけ西暦を用いる．また，「何ヵ月前，何週間前，何日前」よりも「何月上，中，下旬」，「何月何日（頃）」，「朝」や「夕方」よりも「午前6時（頃）や「18時（頃）」とする．そのほうが時系列で整理でき前後関係がわかりやすい．

h 病　歴

■ 救急室のように緊急を要する場所では，核心情報をまず優先させ，時間が許すかぎり周辺情報も聞きとることになるので，おおよそ主訴，現病歴，既往歴，個人歴，家族歴の順にカルテを書き，ないしプレゼンは行われよう．時間がなければ後者は省略される．

■ 筆者の行う通常の回診でのプレゼンは，前夜，救急室に駆け込んできた発熱患者を当直医が一通りの道筋をつけ，翌朝になって「内科感染症グループ」へ入院と決まり，グループの研修医が改めて病歴を取り直してプレゼンする．したがって，研修医から筆者へのプレゼンは得てして"緊急性"よりも"詳しさ"が要求される段階のことが多い．

基本アプローチ　**5**

■ その場合，プレゼンを受ける筆者としては，周辺情報→核心情報の順番が理解しやすい．おおよそ主訴，個人歴，家族歴，既往歴，現病歴の順で聞くようにしている．

■ ただし，緊急を要すると感じた場合は"詳しさ"より"緊急性"が優先されなければならず，その場合は「救急室方式」に切り替える．

1）主　訴

2）個人歴

■ 患者のプライバシーに留意しつつ聞きとる．

a）生活歴

■ ①身長，体重（最近の変動．糖尿病のような易感染状態に関係，抗菌薬用量の決定に関係），②独身 or 既婚，③教育歴，④職業歴，⑤経済状態，⑥趣味や最近の野外活動，⑦海外渡航歴（特に最近のものは必ず聞いておく），⑧交友活動，行動範囲，⑨性生活（性感染症などを疑う場合），⑩性格（聴取者の判断でも可）．

b）家庭環境

■ ①住所や住居，②子ども，③同居する家族，④患者のことを最も知っている・ケアしている"key person"，⑤ペット．

3）家族歴

■ 特に結核などの感染症歴，糖尿病などの易感染状態歴，アレルギー歴．

4）既往歴

■ 結核，糖尿病，中耳炎，副鼻腔炎，最近の歯の状態や歯科受診歴，最近の外傷など，現病歴につながるかもしれない感染症歴．

■ 感染防御能低下の有無：全身的［免疫低下（高齢，糖尿病，低栄養，ステロイド・抗悪性腫瘍薬使用など）］，局所的［むせ込み，管腔狭窄・閉塞，カテーテル留置，人工物置換など］．

■ 入院歴・受診歴，抗菌薬使用歴，耐性菌検出歴．

■ アレルギー，喘息（特に抗菌薬アレルギーの有無）．

■ 喫煙［慢性閉塞性肺疾患（chronic obstructive pulmonary disease：COPD）の急性増悪，肺炎］，飲酒（歯の悪化で感染性心内膜炎，誤嚥性肺炎，糖尿病合併，肝硬変）．

■ 最終月経，生理異常，腟分泌，産婦人科歴．

■ 過去カルテにツベルクリン反応，インターフェロンγ遊離試験（interferon-gamma release assay：IGRA），梅毒血清反応，B型肝炎表面抗原（HBs 抗原），C型肝炎ウイルス抗体（HCV 抗体），ヒト免疫不全ウイルス（human immunodeficiency virus：HIV）抗体，予防接種歴の記載があれば写しとる．沖縄県では HTLV-1 抗体，検便で糞線虫の有無．

■ 薬歴および患者のコンプライアンス．

- activity of daily living（ADL）：活力低下，寝たきり，意識・認知機能低下，排泄機能障害など．

5）現病歴

- 病歴の中で最も重要な項目である．しかし，各個人で千差万別の「歴」があり，杓子定規のフォーマットには収まらない．
- 筆者の思う注意点を以下に列挙する．なお，現病歴に密接に関係する既往歴も，ここで改めて聞き直す．

a）信頼度

- 曖昧なことを明確な言葉で表現してはならない．曖昧さそのものが問題なのではなく，どの程度の曖昧さなのかをできるだけ明確にすることが重要．主治医の詰めの甘さによる曖昧さはダメ．
- 情報提供者が不確かな情報しか与えてくれず，ほかにより確かな情報が得られない場合は，そのことを明確にすればよい．

b）症状の程度

- 形容詞，副詞を"ふんだん"に入れる（特にプレゼンで）．
- 話し手（書き手）は患者の姿が聞き手（読み手）にみえてくるようなプレゼンに努める．
- 聞き手もしっかり聞いて患者がみえてくるように努める．両者の歩み寄る努力が重要．
- 何しろ患者の命がかかっているので，話し手のプレゼンが上手かどうかより，コミュニケーションがうまく成立するかどうかのほうがまず大事．
- 筆者の経験では，研修医のカルテやプレゼンに，いろいろな症状（および所見）の「ある」・「なし」は示されるが，「ある」場合に，その程度を示さないことが多い．せめて，あらゆる症状（所見）のうしろに「−，±，1＋（軽度），2＋（中等度），3＋（重度）」程度のグレード分けを表示するように努める．
- このように研修医の格付けした症状のグレードの主観性を，上級医がより客観的なグレードに修正していくのも回診の重要な役目である．

c）悪寒の程度

- さむけ（chilly sensation），悪寒（chills），悪寒戦慄（shaking chills）と程度があり，急性感染症，特に細菌感染症の最も一般的かつ重篤な症状は悪寒戦慄である．
- 筆者らは悪寒と発熱の程度によって血液培養施行の大まかな目安を決めている（表1）．菌血症について特に感度と特異度が高いと主張するものではないが，有効な指標になる．しかし高齢，免疫低下，麻痺などがあれば，指標にならないことも多いので注意する．悪寒戦慄直後に嘔吐をみることが多い．

基本アプローチ **7**

表 1　血液培養施行の大まかな目安（菌血症を疑う目安）

体　温
1.　≧38.5℃ 　　→血液培養を施行したほうがよい

悪　寒
1.　悪寒戦慄（体が震えて止まらない） 　　→血液培養を施行せねばならない 2.　悪寒（毛布を2〜3枚ないし布団をかぶりたくなる） 　　→血液培養を施行したほうがよい 3.　さむけ（セーターを羽織りたくなる） 　　→血液培養を施行しなくてもよいかもしれない

白血球数
1.　≧20,000/μL →血液培養を施行せねばならない 2.　≧13,000/μL，＜20,000/μL →血液培養を施行したほうがよい 3.　＜13,000/μL →血液培養を施行しなくてもよいかもしれない

高齢，寝たきり，低栄養，免疫抑制薬使用中などでは，これらの症状・所見が目安にならない場合も少なくない.

d) 悪寒→発熱→発汗→解熱の熱型パターン

■ 通常，発熱と解熱はこのような経過をたどるのが原則. 解熱剤で解熱する前に，発汗は理屈のうえでは必須である.

■ 解熱剤が効かない場合，感染症が活発に活動，脱水，ほかの理由で発汗不能などの可能性を考える. 頻回に解熱剤投与を繰り返すよりも，原因追及に力を注ぐべきである.

■ この通常のパターンから外れる場合，すなわち悪寒なしで熱が上がる，発汗なしで解熱する，などの場合，急性細菌感染症でない可能性が出てくるので鑑別をさらに拡げる.

e) 感染経路

■ 周りに患者と似た症状の人は？　流行は？　救急室，小児科に確かめる.

■ 感染の可能性は外因的（起炎菌は外から体内に侵入）か内因的（体内の常在菌が起炎菌となる）か. 外因的ならばヒト-ヒト感染？ ペットから？　食物を介して経消化器？　または経気道，経皮？ 内因性ならば，患者自身の口腔内容液を気道へ吸引，腸管常在のグラム陰性桿菌で膀胱炎，腎盂腎炎など.

■ 順を追って進めていく正攻法があるならば，時間の許す範囲で"雑談"を交わしつつ，"裏情報"を嗅ぎ出していくのも方策の一つである.

■ 感染性下痢症を疑った場合：原因食物を追究する. このような際，

単に食種をあげるだけではあまり意味がない．生もの，残りものを食べたか，どこに保存したか，誰が料理したか，どこから仕入れたか，どこで食べたか，一緒に食べた人は誰で現時点で元気なのかどうかなど．

■ウイルス性髄膜炎，または麻疹，流行性耳下腺炎などのいわゆる childhood disease を疑った場合：周りで流行はあるか．本人と母親に幼少時の罹患歴，予防接種歴，母子手帳の有無を聞く．

■伝染性単核症を疑う場合：昨今の情勢から，急性 HIV 感染症も鑑別に入れる．

■レプトスピラ症，猫ひっかき病，鼠咬症などを疑う場合：最近の動物との接触歴，淡水（川，池，ダム，水田など）との接触歴を聞く．

f) 院内感染

■置換人工物のいわゆる異物感染に注意．

■血管針・カテーテルによる静脈炎・line sepsis，気管挿管による肺炎，尿道カテーテルによる尿路感染など．昨今枚挙にいとまがない．

g) 一般的な発症の仕方，そうでない発症の仕方

■原発感染巣の局所症状→全身症状（悪寒，発熱）の順番になるはずだが，逆になる場合がある．

■2日間の発熱だけで発症した感染性下痢，排尿困難を訴えずにいきなり悪寒戦慄で発症する高齢者の腎盂腎炎などもある．

h) 高齢，寝たきり状態，糖尿病，免疫低下状態

■このような状態やプレドニゾロンなど免疫抑制薬使用中の患者では，通常の目立つべき症状がマスクされ，一見重症にみえないのに，水面下で急速に重症化する場合が少なくない．

i) アレルギー歴

■抗菌薬を使う可能性が高いので，この病歴聴取は重要．

■喘息，アレルギー性鼻炎，起こったアレルギーの内容（蕁麻疹様は特に注意）について，親，きょうだいを含めて聞く．

■ペニシリン系薬を使用したい場合は特に注意．

j) 妊娠の可能性

■妊娠の可能性は若い女性の場合は常に注意．

■X線，CT，妊婦によくない抗菌薬を投与するときは必ず確かめる．

k) コンサルトを要する鑑別診断

■蜂窩織炎と診断したときに壊死性筋膜炎の可能性，咽頭炎と診断したときに喉頭蓋炎の可能性を一度念頭に浮かべるなど，普段からまれだが重篤な鑑別診断の可能性を"心配する癖"をつけておく．

■緊急に他科へコンサルトを頼む必要がある患者を見逃さない．

基本アプローチ　9

■前医から情報を得ること，検査室への依頼，また耳鼻科，眼科，皮膚科，放射線科などへのコンサルトは，夕方，夜間，週末など，コンサルトの得にくい時間帯に入る前に早めに依頼する．

l) 原因不明の発熱と不明熱 (fever of unknown origin：FUO)

■原因不明の発熱をむやみに「不明熱」と表現すべきでない．「不明熱」は定義のある疾患単位である．

m) 救急室を訪れた発熱患者が septic 様で，1～2時間ほど懸命に原因を探索したにもかかわらず感染病巣をみつけられない場合

■筆者はひとまず以下の感染症を念頭に浮かべるようにしている．決してこれで十分というわけではなく，これらを基本に必要な鑑別をさらに拡げる足がかりにする．

• 腸チフス：特定の感染病巣のない古典的感染症．通常発症してピークに至るのに数日かかる．
• 粟粒結核：発症はさらに潜行的．
• 感染性心内膜炎．
• 髄膜炎菌性敗血症：あっという間に重篤になる．脾摘後の肺炎球菌性敗血症も同様．
• 高齢者の腹腔内感染症：腹痛を訴えずいきなり敗血症性ショックで初発する胆道感染はその代表格．腹腔内はさまざまな重篤な感染症が起こりうる．しかもそれらがマスクされて気づきにくい部位なので注意．
• レプトスピラ症：通常発症は突然．淡水，動物との接触．ワイル症候群は最重症型（コラム1参照）．
• 播種性糞線虫症：沖縄県でみられ，まれだが重篤（コラム2参照）．
• （季節外れの）インフルエンザ：ウイルス性でありながら，悪寒戦慄をきたしかねない．

n) 感染症以外の発熱

■薬剤熱，膠原病，悪性疾患など．

6）まとめ

■病歴聴取は診断過程の始まりで，重症度・緊急性とのバランスのもとに，かなり手間ひまをかける覚悟が必要な部分である．

コラム1 「軽症型」レプトスピラ症

　亜熱帯の沖縄県でレプトスピラ症の報告が比較的多いのはうなずける．しかし，本来，本症はネズミのいるような所であれば日本のどこで発生してもおかしくない．以下に述べる「軽症型」では，発熱を除いて明確な症状・所見に乏しく，確定診断の検査に多少の手間ひまがかかることから，かなりの症例が見過ごされてきたのではないだろうか．それにもかかわらず，遷延するも自然軽快したり，いい加減な抗菌薬投与で治ったりしたのではないだろうか．

　本症は90～95%の「軽症型」と5～10%の「重症型（Weil症候群）」の2病型に分けられる．後者は重症で症状が特徴的なことからまず見逃しは少ない．しかし，軽症型で死亡することはごくまれとはいえ，医療機関を受診してくる症例ともなれば患者の苦痛は大きい．一方，抗菌薬の治療効果はできるだけ早期に施したほうが大きいといわれ，迅速確定診断が難しい中，臨床診断のみで速やかに治療を開始しておき，別途確定診断を追求するという二段構えが必要となる．加えて，Weil症候群の場合，発症後数日間は軽症型と同様の症状で始まるので，その時点で早期に治療を施せばWeil症候群への移行を頓挫させる可能性もあるので，そのためにも早期臨床診断・早期治療が望まれる．

　軽症型の臨床診断の要点は①発熱，②頭痛，③筋肉痛，④眼脂のない結膜充血，⑤"water contact"などである．発熱は悪寒戦慄を伴うことが多く，②，③，④は通常の発熱疾患でみられる程度を"超えて"いる．water contactについては，発症日より10日前後（潜伏期）以前に田，川，池，湿地，雨降り後の泥水に体を浸したことや，動物との接触がなかったか聞き取る．

　従来確定診断は血清学的検査と培養法によってなされてきた．近頃はPCR法などの迅速診断も可能になりつつあるが，まだ手軽にアクセスできるほどには至らない．

　筆者としては，血液や髄液をKorthof培地などのレプトスピラ用培地に採取する培養法を特に勧めたい．普段から手元に培地を用意しておき，疑わしい患者が現れたとき，抗菌薬投与前に（重要！），通常の血液培養を施行する"ついでに"Korthof培地にも少し分注する．腰椎穿刺を施したならば，通常の髄液培養の"ついでに"Korthof培地にも分注する．遅発育性なので，気長に観察してくれる技師の協力が必要だが，技術的に難しいことはなく，筆者の経験では"かなり"陽性率は高い．おまけに犯人を生け捕りにして，臨床診断の不確かさが払拭されたときの満足感は格別である．

基本アプローチ　11

"軽症"のラベルの下，軽症型はいい加減にあしらわれてきてはいまいか，今や自然界に残された折角の野性味豊かな感染症に対し，われわれはもう少し敬意を払うべきではないだろうか．

[喜舎場朝和：レプトスピラ属．最新内科学体系，井村裕夫ほか（編），p146-p154，中山書店，東京，1994]

コラム 2　播種性糞線虫症

本症はまれな疾患ながら本邦では沖縄県で多くみられてきたが，最近はさらなる減少傾向にある．しかし，今後南の国々から輸入される症例が増えることも予想されるため，日本のどこで発生しても不思議ではない．以下筆者の経験をごく簡略に述べる．

①（満開型）播種性糞線虫症（以下，播糞）

1979年1月と2月にこれまでみたこともない重症患者に立て続けに出くわし，2人とも死亡した．困惑していたちょうどそのとき，偶然に Scowden EB らの論文（1978）をみつけ，謎は氷解した．

糞線虫は自家感染により人体内だけで生活環を閉じる術を有し，細々ながら長年に渡って寄生し続ける．そのうち宿主の免疫能が低下してきたときをとらえ，突如として自家感染を起こす虫体量が増加する．自家感染とは，腸管内を素通りして体外へ出て行くべき"R型"幼虫の一部が，腸管下降中に感染型の"F型"に変わり，腸壁を貫き静脈血流に入り込み再感染することをいう．この増加した"微小魚雷"を何百発？　も喰らった腸管は麻痺性イレウスを起こしてくる．ここで特に興味深いことは，無数の微小魚雷が播種を起こす際，腸内細菌を巻き込み，主として大腸菌，クレブシエラによる敗血症，肺炎，髄膜炎を合併してくることである．その中で最も特異な合併症は髄膜炎で，この虫はよほど髄腔で道草を食うのが好きなのだとわかってくる．きわめて重症で，早期診断・早期治療あるのみである（感染症［藤沢薬品工業］12：20-32，1982）．

② 潜在的播糞によると思われるグラム陰性桿菌髄膜炎

肺炎を伴わず，グラム陰性桿菌髄膜炎で発症し，ようやく便中のみに虫を認める症例が存在する．播糞の証拠はないのに，目にみえない播糞を想定せざるを得ず，これを潜在的播糞と呼ぶことにした（沖医会誌 22：539-542，1985）．

③ 潜在的播糞によると思われる培養陰性化膿性髄膜炎

さらに興味深いことに，多核白血球優位の化膿性髄膜炎の髄液所見を呈しながら，グラム染色で菌がみえず培養も陰性で，便中のみに虫

を見出す症例が存在する．播糞初期に，菌を伴わない"身ぎれい"な虫が髄腔内に迷入することにより"化膿性"髄膜炎を起こしてくることがあると考えると納得できる．この場合の予後はそう悪くない．想像をたくましくすれば，これら道草を食った身ぎれいな虫の行く末は，そこで死に絶えるかもとの生活環に戻るのではないだろうか（沖医会誌 26：219-221，1989）．

以上を『日本における糞線虫と糞線虫症』（1997）にまとめた．

2 診療における経路別感染対策

a 感染対策の目的
- 医療施設で病原微生物や薬剤耐性菌を伝播させない.
- 必要な予防策をとって感染リスクを減らし,患者と医療従事者の安全を守る.

b 感染対策の方法
- 病原微生物の伝播を防ぐための予防策をとる.予防策は標準予防策と感染経路別予防策からなる.

1) 標準予防策(standard precaution)
- 湿性生体物質［血液,体液(汗以外),分泌物,排泄物］や粘膜,正常でない皮膚に触るときは感染性があると考えて対応する.すべての患者に対して適用される.

> ①湿性生体物質や粘膜,正常でない皮膚に触るときは手袋(未滅菌で可)を着用する
> ②上記で手袋を外した後には,手指衛生を行う
> ③湿性生体物質の飛沫で汚染する可能性があるときはマスク,ガウン,ゴーグルなどの個人防護具(personal protective equipment:PPE)を着用する

- さらに標準予防策には,咳エチケット,患者ケアに使用した器材・器具・機器の取り扱い,患者周辺の整備およびリネンの取り扱い,患者配置,安全な注射手技,腰椎穿刺時の感染予防策(外科用マスクの着用)が含まれる[1].

2) 感染経路別予防策
- 患者がある微生物に感染している(可能性がある)場合,病原微生物別に感染経路を考慮し標準予防策に加えて実行する.接触感染予防策,飛沫感染予防策,空気感染予防策がある.

c 感染対策の実際

1) 手指衛生
- 手指衛生は感染対策の基本である標準予防策の中心であり,病原微生物の拡散防止において,最も有効かつ重要な手段である.通常は石鹸と流水による手洗いと,アルコール擦式手指消毒薬によるもののいずれかを指す.目にみえる汚れがある場合,アルコールに抵抗性の微生物(芽胞を形成する菌,ノロウイルスなど)に罹患した患者を対応した後には石鹸と流水で,そうでなければアルコール擦式手指消毒薬で実施する.

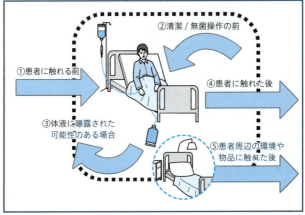

図1　手指衛生の5つのタイミング

[WHO：WHO Guidelines on hand hygiene in health care：first global patient safety challenge clean care is safer care, 2009 より引用]

- 手指衛生はWHO推奨の「手指衛生の5つのタイミング」に重点を置く（図1）．流水による手洗いは40〜60秒，アルコール擦式手指消毒薬による場合は20〜30秒をかける[2]．

2) 接触感染予防策

- 接触感染：医療関連感染で最も頻度の高い感染経路であり，接触によって微生物がヒトからヒトに伝播すること．感染者から微生物が直接伝播する直接接触感染と，その間にヒトや物（手指衛生が適切に行われなかった手や適切に交換されなかった手袋，汚染された聴診器，血圧計などの医療器具，ベッド柵などの環境表面）を介する間接的な接触感染がある．

- 接触感染が主な病原微生物：メチシリン耐性黄色ブドウ球菌（methicillin resistant *Staphylococcus aureus*：MRSA），多剤耐性緑膿菌（multidrug resistant *Pseudomonas aeruginosa*：MDRP），*Clostridioides difficile*（*Clostridium difficile*：CD），大腸菌（腸管出血性大腸菌を含む），ノロウイルス，単純ヘルペスウイルス，ヒゼンダニ（疥癬）など．

- 患者配置：伝播の恐れの大きい場合は個室管理，あるいは同じ微生物が検出されている患者を同室に集める（コホーティング）．下記の手指衛生やPPEの適切な着脱などの対策が十分行えれば大部屋でもよいが，喀痰から対象微生物が検出されている場合は患者間を2m以上あける．

- 手指衛生：患者に手洗いを指導し，患者および患者周辺の環境に触れた後は確実に行う．ノロウイルス，CD はアルコールに抵抗性なので流水による手洗いを行う．
- 手袋・ガウン：患者と密接に接触する（移動介助，リハビリテーションなど），患者の環境表面や患者の使用物品類に手や衣服が触れるときなどに着用（入室前に着用し，退室前に脱ぐ）．
- 医療器具：可能な限り患者専用にする．共有せざるを得ないときは頻回に清掃，消毒を行う．
- 患者移送：最小限にする．
- 面会：面会者に面会前後の手洗いを指導する．マスク，ガウンの着用必要なし．
- 患者周辺の環境：通常の清掃．患者が頻繁に触れる部位（ベッド柵，床頭台，オーバーテーブル，ドアノブなど）は1日1回以上清拭する（低水準消毒薬，アルコール，場合によっては次亜塩素酸ナトリウムを用いる）．

3）飛沫感染予防策
- 飛沫感染：患者が咳やくしゃみ，会話する際に発生した微生物を含む 5 μm 以上の飛沫が，ほかのヒトの鼻や口の粘膜に付着して感染すること．
- 飛沫感染が主な病原微生物：インフルエンザウイルス，百日咳菌，髄膜炎菌，風疹ウイルス，流行性耳下腺炎ウイルス，A 群溶連菌など．
- 患者配置：個室管理が望ましい．困難な場合は同じ微生物が検出されている患者を同室に集める（コホーティング）．それも困難であれば患者間を1m以上あける，あるいはカーテンやスクリーンで仕切る．
- マスク：患者に接近時（1m以内）は外科用マスクを着用する．
- 患者の移送：最小限にする．移送時には患者は外科用マスクを着用する．
- 面会：面会者は外科用マスクを着用する．高齢者，乳幼児，易感染傾向にある者は面会を避ける．

4）空気感染予防策
- 空気感染：患者が咳やくしゃみ，会話する際に発生した飛沫から水分が蒸発し，微生物を含む 5 μm 以下となった飛沫核が，長時間空気を浮遊し広範囲に拡散し，ほかのヒトがこの飛沫核を吸入して感染すること．
- 空気感染が主な病原微生物：麻疹ウイルス，水痘・帯状疱疹ウイルス，結核菌．
- 患者配置：陰圧室へ隔離する．陰圧室の入退室はそれぞれの症例

表1　陰圧室の入退室基準

疾患	入室の目安	退室の目安
結核	・肺結核または疑い患者で，特に以下が該当する場合 －塗抹陽性で未治療，あるいは治療開始後2週間を経過していない －塗抹陰性だが，感染性が高いと考えられる場合（空洞病変，強い咳，免疫低下状態など） ・多剤耐性結核患者	・治療開始後2週間以上を経過し，抗結核薬の投与が適切で，臨床経過が良好な場合（薬剤耐性菌でないことが確認できていることが望ましい） ・喀痰の培養検査で3回陰性を確認 ・退院，転院
麻疹	・麻疹と診断された患者，あるいは臨床的にその疑いが強く，担当医と感染対策担当者が必要と判断した場合	・免疫低下の強くない患者では，解熱後3日以上経過し，全身状態が安定 ・免疫低下のある患者では，臨床経過が良好で，全身状態が安定し，他者への感染の危険性が低いと判断された場合
水痘	・水痘と診断された患者，あるいは臨床的にその疑いが強く，担当医と感染対策担当者が必要と判断した場合	・免疫低下の強くない患者では，すべての発疹が痂皮化 ・免疫低下のある患者では，臨床経過が良好で，全身状態が安定し，他者への感染の危険性が低いと判断された場合
その他	・SARS，MERSや鳥インフルエンザのような感染性呼吸器疾患	・他者への感染性が低いと判断されるまでで，退室の判断は行政や専門家の判断も参考にする

SARS：severe acute respiratory syndrome，重症急性呼吸器症候群，MERS：Middle East respiratory syndorome，中東呼吸器症候群.

によって検討が必要であるが目安を**表1**に示す.

■**マスク**：医療者は N95 マスクを着用する．着用時は毎回シールチェックを行い，もれがないかを確認．前もってフィットテストを実施し，自分にあったサイズや型の N95 マスクを確認しておく.

■**患者移送**：最小限にする．患者は移送時に外科用マスクを着用する.

■**面会**：最小限とし，面会者は N95 マスクを着用する．高齢者，乳幼児，易感染傾向にある者は面会を避ける.

d　感染患者の早期発見

■外来で空気感染，飛沫感染を生じる可能性のある感染症（あるいは疑い）患者のトリアージを行い，それぞれに応じた感染対策を実施する.

①問診時に空気感染および飛沫感染する疾患患者かを確認する
②確認した患者は可能な限りほかの患者から隔離し待機させる

③外科用マスクの着用を促し，咳やくしゃみはティッシュでおさえて使用後はすぐ捨てるように指導する（咳エチケット）

④③の後は手指衛生を行うように指導する

⑤診察は可能な限り速やかに行うように配慮する

■ また受診時の症状（下痢，皮膚の発疹・水疱など），病態に応じて可能性のある感染症を想定し，それぞれの原因となる病原微生物の主な感染経路に応じた対応をとる（表2）．

e 疾患別感染対策

■ 疾患ごとの感染対策を述べるが，施設によって就業制限（休業）の期間や接触者調査の範囲は異なることが予想される．以下に目安を示すが，実施時は各施設の感染対策マニュアルを参照，あるいは感染対策チーム（infection control team：ICT）に確認する．

1) インフルエンザ

■ インフルエンザは飛沫や一部接触で感染する．

■ 潜伏期間は1〜5日（平均3日），感染期間は発症前日から発症3〜7日間くらいまで．

a) 入院患者がインフルエンザと診断された

■ 発症した患者には必要な治療を行い，飛沫感染予防策をとる．

■ 発症者との同室者は症状がなくても感染している可能性があるため，潜伏期間を過ぎるまではほかの病室への移動は避ける．

■ 同室者の発症予防のための抗インフルエンザウイルス薬（オセルタミビル，ザナミビル，ラニナビルなど）の投与を検討する．病室を越えて発症者がみられたら，病棟/フロア全体での予防投与も検討する[3]．

■ 予防投与の予防効果は70〜80％くらいである．消化器症状のなどの副作用がある．また異常行動などの懸念から10歳台の患者には控える．

■ 発症者の担当医・看護師は勤務中外科用マスクを着用する（潜伏期間を過ぎるまで）．

b) 職員がインフルエンザと診断された

■ 当該職員は発症後5日経過し，かつ解熱後2日まで自宅療養とする．

■ 発症者と密接に接触をした職員・患者を列挙し，該当者は外科用マスクを着用する．患者に対しては予防内服も検討する．

■ 職員間で発症が続く場合は，職員に対して抗インフルエンザウイルス薬の予防投与を考慮する[3]．

c) 外来患者の対応

■ 咳・発熱などのインフルエンザ様の症状がある，家族にインフル

18

表2 初期（病原微生物判明前を含む）対応

症状・疾患	推定される病原微生物	標準予防策に加える対応*
頻回の下痢	ノロウイルス，大腸菌O157，赤痢菌，ロタウイルス	接触＋個室管理
髄膜炎	インフルエンザ菌	飛沫
	髄膜炎菌	飛沫＋個室管理
	結核菌	肺の陰影があれば空気＋陰圧室管理
皮膚の発疹・水疱	水痘，麻疹	空気＋陰圧室管理
	帯状疱疹	限局した帯状疱疹は接触
	風疹	飛沫
発熱・咳嗽	インフルエンザ	飛沫＋個室管理
	結核	結核を疑えば空気＋陰圧室管理
	RSウイルス	飛沫（小児のRSウイルスは個室管理と接触を考慮）
広範囲，重症な皮膚・創部感染	ブドウ球菌	接触
	A群溶連菌	接触（A群溶連菌では抗菌薬投与24時間以内は飛沫も行う）

*接触：接触感染予防策，飛沫：飛沫感染予防策，空気：空気感染予防策，標準：標準予防策．

エンザの発症者がいるなどの申し出があった場合，外科用マスクを着用してもらい，ほかの患者と隔離する．診察は可能な限り速やかに行うように配慮する．

2）麻疹，水痘

■ 入院，外来患者および職員が麻疹，水痘と診断されたら直ちに施設の感染対策担当者に連絡する．

■ 麻疹，水痘ウイルスは空気感染するため，可能な限り陰圧室で管理する．

■ 潜伏期間は麻疹が10～12日，水痘は14～21日である．

■ 感染期間は発症前日（発疹出現2～3日前）から水痘は皮疹が痂皮化するまで，麻疹は解熱後3日経過するまでである．

■ 患者との接触者を把握し，発症リスクのある感受性者の発症予防を迅速に検討する．

■ 麻疹と診断した場合は，直ちに保健所に届出を行う．

a）入院患者が麻疹，水痘と診断された

〈発症者への対応〉

● 発症した患者には必要な治療を行い，空気感染予防策をとる．

表3 麻疹，水痘，風疹，流行性耳下腺炎の感染対策

疾患名	必要な感染予防策	感染予防に十分と考えられる抗体価*	感受性のある接触者への対処
麻疹	空気感染予防策	EIA法（IgG）→ 16以上 PA法→ 256倍以上 中和法→ 8倍以上	72時間以内にワクチン接種で発症予防の可能性あり ・6日以内にγグロブリン投与
水痘	空気感染予防策	EIA法（IgG）→ 4.0以上 IAHA法→ 4倍以上 中和法→ 4倍以上 水痘抗原皮内テストで陽性（5mm以上）	72時間以内にワクチン接種で発症予防の可能性あり ・72時間以内にγグロブリン投与 ・アシクロビル投与
風疹	飛沫感染予防策	HI法→ 32倍以上 EIA法（IgG）→ 8.0以上	緊急ワクチン接種の有効性は示されていない
流行性耳下腺炎	飛沫感染予防策	EIA法（IgG）：陽性	

*4疾患とも補体結合反応（CF法）では測定しないこと。また，麻疹と流行性耳下腺炎は赤血球凝集抑制法（HI法）では測定しないこと。

- 発症者は陰圧室管理とする。陰圧室が使用できない場合は個室管理とする。複数の患者が出た場合は，同室に収容する。
- 免疫のある［2回のワクチン接種歴がある，あるいは感染予防に十分な抗体価（表3）を有する］職員が診療にあたる。
- 麻疹，水痘に対する免疫を保有しない方（ワクチン接種歴，罹患歴がない）の面会は遠慮してもらう。

〈発症病棟での対応〉
- 入院後，麻疹，水痘患者として発症前日から個室管理されるまでの間に接触した入院中の患者，付き添い，職員・実習生を含めて全員を列挙する。
- 小児病棟での発症の場合は，患者の発症前日からの病棟入院患者全員を対象とする。
- ワクチン接種歴や抗体価を確認し，確認できない者は直ちに抗体価を測定する。
- ワクチン接種歴がないか，抗体価が陰性，あるいは不十分であった接触者は接触後3日以内であればワクチン接種を考慮する。症例によってはγグロブリンの投与を検討する。
- 接触後，麻疹は2～3週間，水痘は3～4週間（γグロブリンを投与した場合はさらにその後1週間）までは発症する可能性があると考え，経過観察を継続する。
- 免疫がない職員が患者と接触した場合，麻疹は2週間，水痘は3週間就業制限をする。

b) 職員が麻疹，水痘と診断された

■ 当該職員は，麻疹は解熱後3日，水痘の場合は発疹が痂皮化するまで勤務しない．

■ 発症者の担当する患者など密接に接触した者を列挙し，上記と同様に対応する．

c) 外来患者での対応

■ 麻疹，水痘の患者が外来の待合室でほかの患者，職員，学生と接触することがないように最大限の準備と対応を行う．

■ 発熱，発疹，カタル症状の有無，水痘，麻疹患者との接触の有無に関して問診を行うか，または受付の段階で申し出てもらう体制をつくる．

■ 麻疹，水痘（疑い）の患者は，ほかの患者と接しないように別室へ誘導，個室管理をする．

■ 免疫のある職員が診療にあたる．

d) 接触者の発症予防

■ 麻疹患者と接触後3日以内であれば，ワクチン接種により発症を予防できる可能性がある．また3日を過ぎてしまい，接触後4日以上6日以内であればγグロブリンの投与で，発症を予防できる可能性がある．

■ 水痘発症の予防は①ワクチン接種（1歳以上，接触後72時間以内），②アシクロビル（患児の発疹が現れてから1週間後より開始，ワクチン接種後に投与する場合はさらに1週間遅らせる），③高力価γグロブリン（重症化の可能性の高い場合，接触後72時間以内）が用いられるが，完全な予防は困難である．

■ 水痘ワクチンと高力価γグロブリンは同時に投与しない．

3）風疹，流行性耳下腺炎

■ 風疹，流行性耳下腺炎は飛沫感染であるため，飛沫感染予防策で対応する．

■ 潜伏期間は両疾患とも14～21日である．

■ 感染期間は，風疹は発疹が出る2～3日前から発疹が出た後の5日くらいまで，流行性耳下腺炎は耳下腺の腫脹が現れて5日が経過するまでである．

■ 風疹と診断した場合は，できるだけ早く保健所に届出を行う．

a) 入院患者が風疹，流行性耳下腺炎と診断された

〈発症者への対応〉

• 発症した患者には必要な治療を行い，飛沫感染予防策を実施する．

• 発症者は個室管理とする．個室が使用できない場合はカーテンなどでコホーティングを行う．

- 免疫のある職員が診療にあたる.
- 風疹, 流行性耳下腺炎に対する免疫を保有しない方の面会は遠慮してもらう.

〈発症病棟での対応〉

- 風疹, 流行性耳下腺炎の感染期間内に接触のあった者を列挙する.
- 接触者全員のワクチン接種歴, 抗体価あるいは罹患歴を確認する. 特に妊娠中の者については婦人科受診を勧める.
- ワクチン接種歴がないか, 抗体価が陰性あるいは不十分であった接触者は, 接触後1〜4週間は発症の可能性があるとして対応する.

b) 職員が風疹, 流行性耳下腺炎と診断された

■ 発症者が担当した患者など密接な接触をした患者を病棟で列挙する.

■ 当該職員は, 風疹は発疹出現後5日, 流行性耳下腺炎は耳下腺腫脹後5日経過するまで勤務しない.

c) 外来患者での対応

■ 風疹, 流行性耳下腺炎の患者が外来の待合室で, ほかの患者・職員・学生などと接触することがないように, 最大限の準備と対応を行う.

■ 発熱, 発疹, 耳下腺腫脹のある患者は, できる限り電話で連絡してもらうようにする. また, 受診時に受付の段階で速やかに申し出てもらうように掲示し, 速やかに別室に誘導できるようにする.

■ 免疫のある職員が診療にあたる.

4) 結 核

■ 結核は依然として重要な疾患である. 結核患者の約半数は何らかの基礎疾患をもち, 高齢者に多いことから, 結核以外で入院中の患者においても常に注意を払う.

■ 結核は空気感染するため, 空気感染予防策で対応する. 医療者はN95マスクを着用する.

■ PCR, 培養検査により結核菌であることが確定された場合は, 速やかに保健所に届出を行う.

■ 結核患者と接触した職員, 同室患者の接触者リストを作成し, 後日保健所の指示に基づき, 必要に応じて接触者健診を実施する.

5) 薬剤耐性菌感染

■ 医療施設で問題となる薬剤耐性菌の主なものは MRSA, MDRP, バンコマイシン耐性腸球菌 (vancomycin resistant *Enterococcus*: VRE), 基質拡張型 β- ラクタマーゼ (extended-spectrum β-lactamase: ESBL) 産生菌, 多剤耐性アシネトバクター (multidrug-resistant *Acinetobacter*: MDRA), カルバペネム耐性腸内細菌科

表4 就業制限の期間の目安

感染症	罹患による就業制限期間	備考
麻疹	解熱後3日経過するまで	
水痘	すべての水疱が痂皮化するまで	
風疹	発疹が消失するまで	
流行性耳下腺炎	耳下腺，顎下腺または舌下腺の腫脹が始まってから5日経過し，かつ全身状態が良好となるまで	
インフルエンザ	発症してから5日経過し，かつ解熱後2日を経過するまで	
ノロウイルス	発熱，嘔吐，下痢などの症状が消失するまで	
結核	医師が感染の恐れがないと認めるまで	
疥癬	就業制限なし	患者接触時予防策の実施
流行性角結膜炎	眼科医が勤務可能と判断するまで	
百日咳	特有の咳が消失するまで，または5日間の適正な抗菌薬による治療が終了するまで	

細菌（carbapenem-resistant Enterobacteriaceae：CRE）である．
■ 感染経路としては接触感染が主であるため，接触感染予防策をとる．
■ 接触予防策の解除は，菌の検出部位，患者の免疫状況なども考慮して決定される．

f 就業制限

■ 医療施設の職員が感染症を発症した場合には，他者への感染伝播を防ぐ目的から就業制限し自宅での療養とする．就業制限の期間の目安を表4に示す．

● 文 献

1) Siegel JD et al：2007 Guideline for Isolation Precautions：Preventing Transmission of Infectious Agents in Healthcare Settings.〔http://www.cdc.gov/infectioncontrol/guidelines/isolation/index.html〕(2018-4-3 参照)
2) WHO：WHO Guidelines on Hand Hygiene in Health Care：First Global Patient Safety Challenge Clean Care Is Safer Care, 2009
3) 日本感染症学会：日本感染症学会提言 2012「インフルエンザ病院内感染対策の考え方について（高齢者施設を含めて）」, 2012〔http://www.kansensho.or.jp/guidelines/1208_teigen.html〕(2018-5-2 参照)
4) 日本環境感染学会：医療関係者のためのワクチンガイドライン第2版. 環境感染誌 **29**：S1-S14, 2014

基本アプローチ **23**

コラム3　4種ウイルス性疾患（麻疹，風疹，水痘，流行性耳下腺炎）の特徴

1）麻疹

麻疹は2007，2008年に大学生を中心とした大きな流行があり，約400校の大学や高校が休校となった．麻疹脳炎は約1,000名に1名の頻度で発生した．2015年3月に日本は世界保健機関（WHO）から「麻疹排除状態にある」とに認定された．これは，適切なサーベイランス制度のもと，土着株による麻疹感染が3年間認められなかったことによる．沖縄県では麻疹で9名の小児の命が失われた経験から，2001年はしかゼロプロジェクトを結成し，現在も活動を続けている．同プロジェクトでは，PCRによる全数把握制度を2003年から開始した．1例発生で対応し，追跡調査により2006年以降の発生ではすべてリンクが判明している．また麻疹IgM（EIA）検査の偽陽性を明らかにし，IgM検査キット（デンカ生研）は2013年に改良された．日本では2008年より麻疹・風疹全数把握制度を開始した．麻疹は排除宣言後も外国から持ち込まれ発生している．麻疹ワクチン第2期の接種率は95％に達していないため，感受性者が増えれば，再流行が心配される．

2）風疹

WHOによると，2012年時点で風疹の公的予防接種は132ヵ国で行われており，正確な風疹患者数は不明であるが毎年約11万人の先天性風疹症候群（congenital rubella syndrome：CRS）の出生が推定されている．西太平洋地域では風疹の公的予防接種が行われていない国もあり，周期的に大規模な流行がみられている．沖縄県では1965年の風疹流行により408名のCRSが出生し，社会問題となった．日本における風疹ワクチンは，1977年から女子中学生に対する定期接種を開始し，1989年に男女への接種と拡大された．2000年前後には，風疹ワクチンの数回に及ぶ追加措置や対策強化が行われたが，接種率は低く，将来的な風疹流行と，CRS多発の可能性が指摘されていた．2004年に，10名のCRSが報告され，2013年1万4,000名を超える大きな風疹流行と32名のCRSが確認された．近年の風疹患者の多くは，予防接種の機会がなかった成人男子と予防接種を受けていなかった成人男女で，職場などでの感染が多くなっており，風疹は成人の感染症となった．

3）水痘

水痘の合併症は健康な小児ではあまりないが，1歳以下と15歳以上では頻度が高く，特に新生児と妊婦，免疫機能が低下している者で

は危険である．水痘ワクチンは，高橋理明博士が開発し，世界中の水痘ワクチンはすべて岡株由来である．水痘は2014年10月から定期接種となり，以後，接種対象年齢を中心とした患者が激減している．水痘の罹患者が減ると，帯状疱疹の患者が増えたため，外国では水痘ワクチンの力価を上げて，帯状疱疹予防ワクチンとして接種されている．日本の水痘ワクチンは，力価を変えずに帯状疱疹予防ワクチンとして50歳以上での接種が認められている．水痘やインフルエンザでは，アスピリン使用とライ症候群に注意が必要である．川崎病回復期では5～7日間アスピリンの使用を中止するか，ほかの製剤への変更を考慮する．

4）流行性耳下腺炎（ムンプス）

　流行性耳下腺炎（以下，ムンプス）は，ときに診断が難しく，一方再感染も確認されている．合併症も多く，難聴は発症から3週間以内，心筋炎も発症から5～10日後に多く，急性期を過ぎても注意が必要である．ワクチンは有効であるが，近年，2回接種後に発症する報告が増えている．九州大学柳雄介博士らのグループはムンプスの受容体構造を解明し，遺伝子型によるアミノ酸配列の違いが特に大きい領域に抗体ができやすく，ムンプスは再感染やワクチン後の感染が起きやすいことを明らかにした．流行株とワクチン株の遺伝子型の問題もあり，ワクチンの改良が望まれている．日本ではムンプスワクチンの定期接種化は予定されているが，現在のところ新しいMMR（麻疹・風疹・ムンプス）ワクチン後に開始される予定である．

3 感染症の検査法

A 塗抹検査

a 塗抹検査の臨床的意義

1) 起炎菌推定の重要情報＋迅速性・簡便さ・経済性
- 臨床的に頻繁に出現する菌種（図1）を迅速に区別し，抗菌薬選択を適正化できる．
- 塗抹標本（スメア）の作製には準備と訓練が必要だが，物品は診療所でも備えられる．
- スメア作製と評価は15分あれば可能で，保険収載もされている．

2) 培養検体の質の評価
- 培養検査に提出する検体が汚染（コンタミネーション）を受けていないか，特に喀痰や尿などの検体は採取時に汚染を受けやすい検体で，その有無を確認できる．
- 培養検査で複数菌が検出された場合，提出検体でどれが優位菌であったか確認できる．

3) 治療効果判定
- 抗菌薬治療の開始後，効果があれば起炎菌が鏡検上で減少・消失することを確認できる．
- 抗菌薬投与にもかかわらず症状が持続する場合，スメアで菌の残存があれば耐性菌の存在や菌交代を培養検査より早く推定できる．

4) 教育効果
- 微生物の姿を目撃することで感染症が微生物で引き起こされていることを実感できる．
- 治療の適否をリアルタイムに映像として体験できる．
- ウイルス性疾患であれば抗菌薬が不要であることを患者・家族に説明する際に有用である．

b 具体的な検査のコツ

1) 塗抹検査の実施場所の整備
- ベッドサイドに近いほうが検体採取してすぐに塗抹検査を行え，迅速に結果をフィードバックできる．
- 検体と接触するリスクを考慮して，未滅菌手袋や外科用マスクを着用できるよう準備する．
- スメア作成のために湿性検体を静かに引き伸ばす工程で大量飛沫が発生するリスクは高くないと思われるが，超音波による撹拌処理などを行う場合は検査室内の安全キャビネットで処理すること

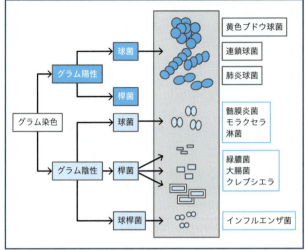

図1　代表的な起炎菌とグラム染色像

を勧める．
- 物品置き場と水で流せるシンクが必要だが，シンクは染色液で汚れることに留意する．
- スメアの乾燥にドライヤーを使用する場合，漏電が起きないよう設置する．
- 抗酸菌染色では携帯型ライターやアルコールランプなどで火炎による加熱が必要であり，火災を防ぐため消火器の設置も考慮する．
- 感染性廃棄物（検体類）や鋭利物を廃棄できる適切な廃棄ボックスを準備する．
- 顕微鏡は1,000倍で鏡検できるものを安定した台の上に設置する．レンズクリーナーとレンズ拭きも準備する．
- 部署の管理者を定めて清掃や物品補充が適切に行われるようにする．

2) 検体採取時の留意点
- 検体採取の方法で塗抹・培養検査の質は大方決まる．特に喀痰，尿検体は採取時に唾液や尿道口の汚染をより受けやすい．
- 喀痰採取前に患者にうがいを依頼し，深い咳が出たときに喀出したものを提出してもらう．
- 尿採取時は事前に尿道口の清掃を行い，中間尿の提出を依頼する．ただし尿道炎疑いでは尿道分泌物や排出初期の尿を採取する．

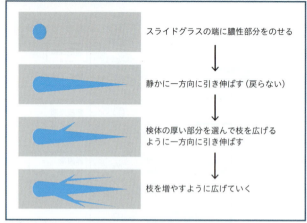

図2 喀痰検体の引き伸ばし方(グラム染色)

- 喀痰採取の担当者は著しい曝露を受けるリスクがある．ゴーグルと外科用マスクの着用は必須である．特に肺結核の可能性があればN95マスクを着用する．

3) 検体処理
a) スライドガラスへの塗布
- 半固形検体(喀痰,便など):楊枝などで膿性部分をすくい出してスライドガラスに耳かき1杯分のせ,図2のように混ぜないように薄く引き伸ばす．
- 液状検体(尿,胸水,腹水,髄液):スポイトなどでスライドガラスに1滴ずつ3箇所ほどのせる．
- 本来無菌の検体(胸水,腹水,髄液など)は,まず検体を遠沈(2,000 rpmで10分間ほど)して,その沈渣を静かにスポイトで吸い上げてスライドガラスに載せる．

b) 乾燥(固定)
- 自然乾燥またはドライヤーで軽く温めて乾燥させる．
- 液状検体は特に流れやすいので,乾燥固定後にエタノール固定を併用してもよい．

c) 染 色
①グラム染色
- 微生物の形態だけでなく,グラム陽性・陰性の区別を行うことでより詳細な起炎菌推定が可能となる．

- クリスタルバイオレットによる染色後，媒染，脱色，後染色を行う（製品により工程が若干異なる）．
- 脱色の加減が重要である．検体の厚い部分にやや青みが残るところで脱色を終了する．

②抗酸菌染色
- 結核菌を代表とした抗酸菌の検出に主に用いる．
- 火炎加熱しながら石炭酸フクシンで染色し，塩酸アルコールで脱色してからメチレンブルーで再染色する．
- 加熱をしすぎて沸騰すると検体がスライドガラスから剥がれるので注意する．

③単染色
- メチレンブルーだけで染色する．
- グラム染色で起こる染色液によるアーチファクトなどがなく，微生物のみならず細胞形態の確認も行いやすいので，便中多核白血球の確認で重宝する．

4) 鏡　検
a) 弱拡大
- 全体像を把握する．
- 多核白血球（polymorphonuclear neutrophils：PMN）を探す．多いところが炎症の主座であると想定される．
- 上皮細胞の有無を確認する．多い部位は検体採取時のコンタミネーション（唾液や尿道口の汚染）や誤嚥の関与を疑う．

b) 強拡大
- PMN が多く，上皮細胞の少ないところを中心に少なくとも 2 箇所以上を鏡検する．
- PMN による細菌の貪食像を探す．貪食されている菌が起炎菌である可能性は高い（ただし，貪食像がなくても起炎菌であることを否定はできない）．
- 優位菌の形態を確認する（見逃されやすいグラム陰性球菌やグラム陰性桿菌に注意する）．

C 臨床的によく出会う微生物の塗抹所見

1) グラム陽性菌
a) *Staphylococcus aureus*（黄色ブドウ球菌）[口絵①（p vi）参照]
- グラム陽性球菌（gram positive coccus：GPC）．ブドウ状に集合する菌体が特徴的である．

b) B 群β溶血性連鎖球菌（B 群連鎖球菌）[口絵②（p vi）参照]
- 連鎖状の GPC がやや長く連なる．

基本アプローチ　29

■臨床的には *Streptococcus pyogenes*（A群溶連菌：GAS）, *S. agalactiae*（B群連鎖球菌：GBS）, *S. dysgalactiae*（G群連鎖球菌：GGS）などが検出されやすい.

c) *Enterococcus faecalis*（腸球菌）[口絵③（p vi）参照]

■GPCが鎖状に連なる. B群連鎖球菌に比べてつながりの数はやや短い.

d) *Streptococcus pneumoniae*（肺炎球菌）[口絵④（p vi）参照]

■グラム陽性双球菌（gram positive diplococcus：GPDC）. 微妙にのびた2つのGPCが並ぶ. 喀痰検体で多量に単独で認めたら, まず起炎菌と考える.

2) グラム陰性菌

a) *Moraxella catarrhalis*（モラクセラ）[口絵⑤（p vii）参照]

■グラム陰性双球菌（gram negative diplococci：GNDC）. やや潰れた2つの球菌がハンバーガー様にみえる. 形態が類似しているのは尿検体であれば淋菌, 髄液検体であれば髄膜炎菌, 喀痰検体であれば *Acinetobacter* spp.（アシネトバクター）が鑑別にあがる.

b) *Haemophilus influenzae*（インフルエンザ菌）[口絵⑥（p vii）参照]

■グラム陰性球桿菌（gram negative cocco-bacillus：GNCB）. 多形性があり球菌様から短桿菌様にまで変化する. 見過ごされることが多いので, 喀痰ではまずこの菌を探す.

c) *Escherichia coli*（大腸菌）[口絵⑦（p vii）参照]

■グラム陰性桿菌（gram negative rod：GNR）の中でもこの菌の太さを標準（middle）として gram negative middle rod（GNmR）と呼ぶ. 両端部分は丸みをもち, 染まりがやや濃厚にみえる.

d) *Klebsiella pneumoniae*（クレブシエラ）[口絵⑧（p vii 参照）]

■GNRで大腸菌よりやや太め（large）で濃く染まることが多く, GNlRと表現する. 先端部分は箱状で, 莢膜により菌体周囲が透明な殻に囲まれているようにみえることもある.

e) *Pseudomonas aeruginosa*（緑膿菌）[口絵⑨（p vii）参照]

■GNRで大腸菌よりもやや細く（small）, GNsRと表現する. 見逃されやすく, 人工呼吸器関連肺炎の喀痰検体ではこの菌を探す.

f) *Campylobacter jejuni*（カンピロバクター）[口絵⑩（p vii）参照]

■グラム陰性らせん菌. 大腸菌よりも細く, 空飛ぶカモメのシルエットのごとくやや曲がっているため"gull-wing"と呼ばれる. 便検体でこれをみつけたら起炎菌とほぼいえる.

3) 抗酸菌

a) *Mycobacterium tuberculosis* (結核菌) [口絵⑪ (p viii) 参照]

■ 抗酸菌染色で陽性 (青色の背景にピンク色にみえる). 菌体は細く内部に粒状のつながりがみえる. グラム染色では「グラム陽性」にみえる. 菌体周囲のワックス部分が透明な殻のようにみえる.

b) *Mycobacterium fortuitum* (非定型抗酸菌) [口絵⑫ (p viii) 参照]

■ 結核菌と同様に抗酸菌染色で陽性に染まる. 形態だけで結核菌と区別することが困難なことが多いので, 結核菌であることも想定しながら必要な検査 (培養, PCR) や感染対策の実施を考慮する.

4) その他

a) 嫌気性菌

■ 通常は混合感染しているため単独の菌として塗抹検査で認めることはなく, 様々な形態の菌が混在してみえる. 菌体によっては同じ菌の中でも染色性にムラが出やすい.

■ 気道感染症では口腔内の *Peptostreptococcus* (GPC) や *Fusobacterium* (GNR) などがあげられる. 腸管関連ではクロストリディオイデス属 (GPR) や *Bacteroides* (GNR) がよく知られる.

b) polymicrobial (複数菌) [口絵⑬ (p viii) 参照]

■ 複数菌の混在を認める場合を「polymicrobial」と表現する. 口腔内常在菌であれば嫌気性菌に混ざって肺炎球菌やインフルエンザ菌も存在しうる.

■ 誤嚥性肺炎では上皮細胞と PMN が双方存在して混ざり合っており (唾液による汚染ではそれぞれ分離していることが多い), 複数の形態の細菌を認める.

c) *Candida albicans* (カンジダ) [口絵⑭ (p viii) 参照]

■ 細菌と比較してサイズが大きく, グラム陽性に染まる長球型の酵母 (yeast) を認める. またそこから仮性菌糸と呼ばれる枝が伸びている.

d) 便中多核白血球 (PMN) [口絵⑮ (p viii) 参照]

■ 通常は便中に PMN は存在しない. しかし腸管侵襲性の高い細菌性腸炎 (サルモネラ, カンピロバクターなど) では PMN を認めるので, 下痢症の原因鑑別に役立つ. この場合はグラム染色より単染色を用いたほうが白血球の形態がみやすく検出しやすい.

基本アプローチ **31**

B 血液培養

- 血液培養は血液中の細菌や真菌の存在を調べる検査である.
- 血液培養で起炎菌を同定することができれば，侵入門戸（感染臓器）の推定や，薬剤感受性を測定することで最適な抗菌薬選択が可能となる.
- いつ（採取タイミング），どのように採取する（採取方法）か，結果をどう解釈するかが重要である.

a 血液培養採取のタイミング

- 血液培養は細菌もしくは真菌血症（以下，菌血症）を疑ったときに行う.
- 悪寒戦慄を伴う発熱時には菌血症の可能性がより高くなるとされ，血液培養を積極的に実施すべきである. ただし，発熱がないからといって菌血症を否定できない.
- 発熱以外に菌血症を疑う徴候として，低体温，頻呼吸，意識レベルの変化，急な血糖コントロール不良などがある.
- 頻呼吸や意識レベルの変化は，2016 年に改訂された敗血症ガイドライン[1] で用いられている quick Sequential (Sepsis-related) Organ Failure Assessment (qSOFA) の項目にも含まれている（qSOFA は意識状態の変化，収縮期血圧 100 mmHg 以下，呼吸数 22/分以上の 3 項目からなり 2 点以上では，1 点以下と比べ院内死亡率が 3 倍から 14 倍になるとされる）.
- 現在行われている抗菌薬を広域抗菌薬に変更するときや，治療経過が思わしくないとき，想定していた治療経過と異なるイベントが起きたときにも血液培養検査を行うよいタイミングである.

b 血液採取方法[2]

1) 採取部位

- 採血は通常上肢の静脈（正肘静脈）から行われる. 動脈と静脈での検出率の差はない.
- 鼠径からの採取やライン確保の際に同時に血液を採取するとコンタミネーションの可能性が増加するとされ，可能であれば避ける.
- やむを得ずラインから血液を採取した場合には，もう 1 セットは末梢血管から採取を行う.

2) 採取セット数

- 血液は採取部位（もしくは採取場所）を変えてそれぞれ 1 セットずつ，計 2 セット採取する. 2 セット採取することで 1 セット採取より血液培養の検出感度が上がることが報告されている[3]. 菌血症を強く疑う場合には 3 セット採取を推奨する. 4 セット以上採取しても検出感度は変わらないとされる.

- 複数セット採取することで，分離された菌が真の起炎菌か，コンタミネーションかの判断材料にもなる．

3) 採取血液量

- 採血量はある一定量までは菌の検出感度と相関関係があり，菌が検出されるか否かを左右する大きな要因とされている．
- 一般的には成人では1セットあたり20 mL（血液培養ボトル1本あたり10 mL注入）が推奨されている．小児では体重により推奨採取血液量が規定されている（通常1～4 mL）．
- 血液培養ボトルへの最大血液注入量は各メーカーで規定があるため，自施設で使用している血液培養ボトルにあわせた血液採取量を設定する必要がある．

4) 採取手順

- 各施設で定められている血液培養の採取方法・手順を確認する．コンタミネーションをなるべく起こさないために針先が汚染されないように注意を払う．

a) 準 備

- 2セット採取分の物品を準備する．採血実施者は手指衛生を行う．

b) ボトルの検体刺入部位の消毒

- 血液培養ボトルの検体刺入部位（ゴム栓）は無菌が保証されていないため，あらかじめ消毒用アルコール綿などで消毒を行う．

c) 採取部位の清拭と皮膚消毒

- 穿刺部位とその周囲をアルコール製剤（消毒用アルコール綿など）で丁寧に拭き取る．次にクロルヘキシジン製剤もしくはヨウ素系製剤で穿刺部位から同心円ないし渦巻状に広範囲に塗布し，自然乾燥させる．クロルヘキシジン製剤は15秒前後の乾燥でよいが，ヨウ素系製剤であれば，2分以上の乾燥が必要である．

d) 採 血

- 採血実施者はアルコール擦式消毒薬で手指消毒後，滅菌手袋を装着する．20～30 mLのディスポーザブル滅菌注射器を使用し，20 mL前後の血液を採取する．採血後注射針が汚染されないように注意を払い，嫌気ボトル，好気ボトルの順番で血液を注入する．針の汚染がなければ注入時に針の交換は不要である．
- 次にもう1セットの採血を実施する．採血時には新しい滅菌手袋を着用する．
- 三方活栓からの採血は汚染が起こりやすいため，なるべく避ける．また採血には原則として注射器を使用し，翼状針付きアダプターとホルダーを用いての採血は推奨されない．
- 採血やボトルに分注する際には，針刺しに十分な注意が必要である．安全装置付きの機器や血液培養ボトル専用の分注器具を用い

基本アプローチ　**33**

表1　血液培養結果の解釈

起炎菌	真の起炎菌 (%)	コンタミネーション (%)	不明 (%)
黄色ブドウ球菌	87.2	6.4	6.4
コアグラーゼ陰性ブドウ球菌	12.4	81.9	5.8
肺炎球菌	100	0	0
Viridans Streptococci	38.0	49.3	12.7
Enterococcus spp.	69.9	16.1	14.0
Bacillus spp.	8.3	91.7	0
Corynebacterium spp.	1.9	96.2	1.9
Propionibacterium spp.	0	100	0
大腸菌	99.3	0	0.7
Klebsiella pneumoniae, Enterobacter, Serratia など	100	0	0
緑膿菌	96.4	1.8	1.8
Candida albicans	90	0	10
その他 *Candida* spp.	100	0	0

［Weinstein MP et al：Clin Infect Dis **24**：584-602，1997 を参考に著者作成］

ることで針刺しリスクを減らすことができる．

e) 採血後

■ボトルの内容物を静かに混和した後，速やかに検査室に提出する．提出までに時間を要する場合には室温で保存する．冷蔵庫で保存するのは厳禁である．

C 血液培養結果の解釈方法

■検出された菌の種類や陽性セット数により，真の起炎菌かコンタミネーションかの判断の助けになる．

■2セットから同じ菌が検出された場合は真の起炎菌として対応すべきである．一方2セット中1セットのみで陽性となった菌に対しては，菌の種類や患者背景（患者の既往歴，人工物の存在，患者の免疫状態など）を含めて判断する必要がある．

■原則としてグラム陰性菌やカンジダなどの真菌が血液培養から検出された場合は，1セットのみからの検出でも起炎菌と判断する（表1）．

■皮膚常在菌である *Propionibacterium* spp. や *Corynebacterium* spp. が2セット中1セットのみから分離された場合の多くはコンタミネーションである．しかし2セットそれぞれから分離された場合

には，起炎菌の可能性が高くなる．判断に悩んだ場合には，追加で血液培養を行うことも考慮する．

d 血液培養の注意点

■ *Nocardia* などの放線菌や，HACEK群（*Haemophilus*, *Aggregatibacter*, *Cardiobacterium*, *Eikenella*, *Kingella*）などの栄養要求性が厳しいグラム陰性桿菌など，菌の種類によっては血液培養が陽性になるまで時間を要する．これらの菌による感染症を疑った場合には血液培養の培養期間延長を細菌検査室に依頼する必要がある．また *Legionella* や *Chlamydia*（*Chlamydophila*），*Aspergillus* や *Mucor* などは血液培養での検出が困難であり，ほかの検査も組み合わせて行う必要がある．

C その他の検査法

■ 本項ではその他の検査法として一般的な微生物検査の概要を記す．

■ 迅速かつ適切な感染症治療を行ううえで，微生物検査には医師側からの「適切な臨床情報の提供」が必要であり，検査室側からは「検査結果（進捗状況）の積極的な発信」がリアルタイムに行われるべきである．

■ 微生物検査は，患者から採取される検体の質に大きく左右されるため，検体採取や保存方法が最も重要となる．

■ 米国感染症学会（Infectious Diseases Society of America：IDSA）と米国微生物学会（American Society for Microbiology：ASM）は『A Guide to Utilization of the Microbiology Laboratory for Diagnosis of Infectious Diseases：2013 Recommendations』を刊行し，適切な検体の採取や保存・搬送について言及している[4]．

a 各種検体の採取と保存方法（表2）

1) 検体の採取[4]

■ 迅速かつ適切な感染症診療のためには抗菌薬投与前の検体採取が望ましいが，抗菌薬が投与されている場合は，次回抗菌薬投与前に採取する．

■ 血液や髄液などの無菌部位から検体を採取する場合は，常在菌の混入を避けることが重要であり，採取時は十分消毒する．

■ スワブ検体は，採取できる検体量が極端に少ない（0.05 mL），培地へのリリース率が悪いなどの様々な理由により培養検査に不適であり，ぬぐい液を提出する際はフロックスワブが推奨されている．

■ 特に創培養や膿・分泌物の培養をオーダーする際は，採取部位などのより詳細な情報を伝える必要がある（例：右腕の犬咬傷部位など）．

基本アプローチ **35**

表2 微生物検査における代表的な検体の採取と保存方法

材　料	採取容器	採取量	保存方法	備　考
血液	血液培養ボトル	5〜10 mL	室温	複数セット採取が望ましい
髄液	滅菌スピッツ	1〜5 mL	室温	髄膜炎菌が疑われる場合は冷蔵厳禁である
穿刺液（胸水，腹水，関節液など）	滅菌スピッツ（嫌気性菌が疑われる場合は嫌気ポーター）	1〜10 mL	冷蔵	
喀痰	滅菌スクリューカップ	2〜5 mL	冷蔵	採取前にうがいをし，口腔内細菌を減少させる（患者に説明）
咽頭粘液・鼻腔分泌液	スワブ		冷蔵	咽頭培養は A 群溶連菌，鼻腔分泌液は MRSA を検出する目的で行うべきである
尿	滅菌スピッツ	5〜10 mL	冷蔵	特に女性の場合，陰部洗浄の必要性を患者に説明する
糞便	採便カップ	3〜5 g	冷蔵	赤痢アメーバ疑い検体は30 分以内に検査室に提出する
創部，膿・分泌物	滅菌スピッツもしくはスワブ	1〜5 mL	冷蔵	・創部をスワブなどでぬぐう際はよく洗浄した後に採取する・淋菌が疑われる場合は冷蔵厳禁である
カテーテル先端	滅菌スピッツ	先端 5 cm	冷蔵	滅菌生理食塩水などを入れ，乾燥を防ぐ

2) 検体の保存と輸送[4]

■ 検体採取後は密閉可能な輸送用ボックスを用いて速やかに検査室に提出することが望ましい.

■ 速やかに検体提出できない場合は冷蔵保存が原則であるが，**血液培養検体や *Neisseria meningitidis*（髄膜炎菌），*Neisseria gonorrhoeae*（淋菌）による感染症が考えられる場合（髄液や生殖器腟検体など）や，赤痢アメーバ感染症が疑われる検体は室温で保存する**.

b 塗抹検査

■ 塗抹検査で起炎菌を推定するためには，患者背景（年齢，基礎疾患，市中・院内，抗菌薬投与の有無，人工デバイスの有無など）や検体の種類，疫学データを考慮し，鏡検する必要がある.

■ 抗酸菌を検出する染色法として Ziehl-Neelsen 染色，クリプト

36

コッカスを検出する染色法として墨汁染色などが日常よく用いられる.

c 分離・培養検査

- 培養検査は細菌の増殖速度に依存して検査が進められるため,菌種によっては発育に数日～数ヵ月を要する場合もある.発育に時間を要する菌種が疑われる場合には検査室に情報を伝える必要がある(例:猫ひっかき病,*Bartonella henselae* など).
- 嫌気性菌感染症が疑われる場合は嫌気培養が必要である.

d 同定検査

- 同定検査は分離された細菌のグラム染色性や形態,各種生化学性状試験をもとに行われる.
- 日本の臨床微生物検査において,ブドウ球菌などの一般的な菌種の同定検査は自動機器を用いて同定検査と薬剤感受性試験が同時に進められる.
- 近年では 16 S リボソーム RNA などの塩基配列から菌種を決定する方法も行われる[5].
- また,マトリックス支援レーザー脱離イオン化飛行時間型質量分析計(matrix assisted laser desorption/ionization-time of flight mass spectrometer:MALDI-TOF MS)を用いた菌種同定法が導入され始めており,主に細菌の 16 S リボソーム蛋白をイオン化し,真空管内を飛行させ,その飛行時間の違い(マススペクトル)を既存のデータベースと照合することで迅速な菌種同定(< 10 分)が可能である[5].

e 薬剤感受性試験

- 細菌検査では臨床的意義が明らかな菌種に対して薬剤感受性試験を実施する.
- 日本の臨床微生物検査では国際的な標準となっている Clinical and Laboratory Standards Institute(CLSI)のガイドラインに準拠して行われることが多い.
- 薬剤感受性試験はディスク拡散法と微量液体希釈法がある.
- ディスク拡散法は感性(S),中間(I),耐性(R)で判定され,微量液体希釈法では菌の発育を阻止する抗菌薬の最低濃度である最小発育阻止濃度(minimum inhibitory concentration:MIC)の測定が可能である.
- MIC が低い抗菌薬は低濃度で菌の発育を抑制可能であるため,薬剤に対して感受性がよいということになるが,抗菌薬投与の際には投与量や臓器移行性,副作用なども考慮する必要がある.

f 迅速抗原検査

- 培養検査は時間がかかり,また,マイコプラズマやクラミジア,

基本アプローチ **37**

各種ウイルスなどは培養自体が難しいという問題があるため，これらの微生物による感染症が疑われる場合には迅速抗原検査が有用である．

■ イムノクロマト法を主な原理として，尿中レジオネラ抗原，マイコプラズマ抗原，インフルエンザウイルス，アデノウイルス，ノロウイルスなどを検出するキットが市販されている．

9 遺伝子検査

■ 感染症の遺伝子検査は，①臨床材料や分離された菌株から病原体に特徴的な遺伝子領域を検出することで起炎微生物を同定する，②毒素などの病原因子や薬剤耐性遺伝子の検出，③感染拡大を防ぐための分子疫学的な解析，の3つに大別される．

● 文 献

1) Singer M et al：The Third International Consensus Definitions for Sepsis and Septic Shock（Sepsis-3）. JAMA **315**：801-810, 2016
2) 日本臨床微生物学会（編）：血液培養検査ガイド，南江堂，東京，2013
3) Lee A et al：Detection of bloodstream infections in adults：how many blood cultures are needed? J Clin Microbiol **45**：3546-3548, 2007
4) Baron EJ et al：A guide to utilization of the microbiology laboratory for diagnosis of infectious diseases：2013 recommendations by the Infectious Diseases Society of America（IDSA）and the American Society for Microbiology（ASM）. Clin Infect Dis **57**：e22-e121, 2013
5) 大楠清文：いま知りたい臨床微生物検査実践ガイド—珍しい細菌の同定・遺伝子検査・質量分析，p99-p135，医歯薬出版，東京，2013

4 薬剤耐性菌の動向

a Streptococcus pneumoniae（肺炎球菌）

■ 髄膜炎から検出される株では約50％がペニシリン感性を示すのに対し，髄膜炎以外から検出される株では97％以上がペニシリン感性を示す[1]．その感受性の違いは血清型に由来し，現在肺炎球菌は90種類以上の血清型が存在するが，髄膜炎は主に血清型6 A・6 B・12 F・15，肺炎や菌血症，膿胸などは血清型3・4・14などによる[2]．

■ 本邦では2010年に小児におけるPCV 7が，2013年からは小児でPCV 13，65歳以上の成人ではPSV 23が定期接種となった．これらのワクチンは特にペニシリン耐性肺炎球菌（PRSP）の血清型をカバーしている．その結果，近年本邦ではPRSPによる感染症例は減少傾向を示している．

■ 今後，さらにワクチンが普及するに従い，髄膜炎や肺炎を起こす血清型に変化が起きることが予想されるため，その血清型の変化と薬剤感受性の動向を追っていく必要がある．

b Haemophilus influenzae（インフルエンザ菌）

■ 肺炎球菌と同様に，ワクチンの普及によって，発症する感染症と薬剤感受性の変化が起こっている．

■ 血清型 b に対するワクチン導入前は，特に小児における髄膜炎や菌血症，急性喉頭蓋炎が問題となっていた[3]．しかし，血清型 b に対するワクチンが2009年に任意接種，2013年以降は定期接種となり，現在は血清型 a～f 以外の株が，成人（特に高齢者）において肺炎や副鼻腔炎を発症させていることが問題となっている．

■ 特に肺炎を起こす株は，β-lactamase negative ampicillin-resistant（BLNAR）の割合が50％以上を占めており，治療抗菌薬の選択に注意が必要な状況となった[4]．

c メチシリン耐性黄色ブドウ球菌（MRSA），バンコマイシン耐性黄色ブドウ球菌（VRSA），バンコマイシン耐性腸球菌（VRE）

■ 本邦におけるMRSAの検出率は，2014年にWHOが行った世界的なサーベイランスにおける報告によると，1990年代の60～70％から，2012年には53％まで減少傾向を示している[5]．海外ではPVLなど毒素産生株が問題となっているが，幸い本邦では市中・院内感染株ともに0.1～2％程度にとどまっている．

■ 厚生労働省院内感染対策サーベイランス事業（JANIS）による

2011～2015年の5年間における報告では，VRSAは0％，VREは0.01～0.1％と検出率は諸外国と比較するとかなり低い．

d ESBL産生菌

■ 海外と同様に，大腸菌，肺炎桿菌，*Proteus mirabilis*，いずれの菌種もESBL産生菌の割合が増加傾向である（ローカルファクターにもよるが，各種10～30％の株がESBL産生）．

■ 現在，世界的にCTX-M型が主流となり，特に，CTX-M15を産生する特定のクローンの大腸菌が世界各国で増加している．この株は抗原型がO25：H4で，multilocus sequence typing（MLST）でST131であることが判明している．

■ 本邦ではこのCTX-M15に加え，もともと優位であったCTX-M14と一塩基違いであるCTX-M 27が増加している状況である[6]．CTX-M15やCTX-M27はセフタジジムも分解し，さらにキノロン系薬にも耐性を示すという特徴がある[7]．

e カルバペネム耐性腸内細菌科細菌（CRE）

■ 本邦においてCREは，2014年9月から感染症法の五類全数把握疾患に追加され，2015年よりJANISにおいても集計対象となった．その結果によると，CREの分離率は諸外国と比較すると低いことが判明した（約0.3％）．

■ 主要なCREは，保菌・感染症株どちらにおいてもエンテロバクター属（*E. cloacae*や*E. aerogenes*）が最も多く，特に*E. cloacae*ではカルバペネマーゼ産生腸内細菌科細菌（CPE）の割合が高い．

■ CPEはAmbler分類のクラスBに属するIMP-1とIMP-6が主流である．IMP-6はイミペネム感性と判定されやすいため，イミペネムのみの感受性を測定している場合には注意が必要である．

■ なお，本邦で多く検出されるIMP-6型のCREは，カルバペネマーゼのみならず，CTX-M2型ESBL産生遺伝子を獲得していることが多く，広範囲のβ-ラクタム系薬に耐性を示すことが多い．

f 多剤耐性緑膿菌（MDRP），多剤耐性アシネトバクター（MDRA）

■ 本邦での検出はまれである．近年の報告では，MDRAは約1％，MDRPは尿路感染では約2％，肺炎では検出なしという状況であった．

●文　献

1) 厚生労働省院内感染対策サーベイランス事業（JANIS）：〔https://janis.mhlw.go.jp/report/index.html〕（2018-5-2 参照）
2) 千葉菜穂子：わが国における侵襲性肺炎球菌感染症の実態とその予防としての肺炎球菌ワクチン．日化療会誌 **59**：561-572，2011
3) 国立感染症研究所：侵襲性インフルエンザ菌・肺炎球菌感染症．IASR **35**：229-230，2014
4) Goto H et al：Susceptibilities of bacteria isolated from patients with lower respiratory infectious diseases to antibacterial agents（2011）. Jpn J Antibiot **68**：105-124, 2015
5) WHO：Global Action Plan on Antimicrobial Resistance〔http://apps.who.int/iris/bitstream/10665/193736/1/9789241509763_eng.pdf? ua=1〕（2018-5-2 参照）
6) Matsumura Y et al：CTX-M-27- and CTX-M-14-producing, ciprofloxacin-resistant Escherichia coli of the H30 subclonal group within ST131 drive a Japanese regional ESBL epidemic. J Antimicrob Chemother **70**：1639-1649, 2015
7) Yamaguchi K et al：Surveillance of in vitro susceptibilities to levofloxacin and various antibacterial agents for 11, 762 clinical isolates obtained from 69 centers in 2013. Jpn J Antibiot **69**：1-25, 2016

5 行政へ届出が必要な感染症

- 多くの感染症は伝播する可能性のあることから，各種感染症は，その重要度に応じて分類され，かつ診断した際には速やかに届け出ることが義務づけられている．
- 2003（平成 15）年 10 月に改正された「感染症の予防及び感染症の患者に対する医療に関する法律」(最終改正：2014（平成 26）年 11 月 21 日) [http://elaws.e-gov.go.jp/search/elawsSearch/elaws_search/lsg0500/detail?lawId=410AC0000000114]（2018-5-2 参照）において，新興感染症も含めた多くの感染症が類型分類されるとともに，届出義務も明記された．その後の最新の知見を加えるなどの見直しがなされ，2006（平成 18）年 4 月 1 日より改正された感染症法が適用されることになった．その前文には以下のような記載がある．

> 「人類は，これまで，疾病，とりわけ感染症により，多大の苦難を経験してきた．ペスト，痘そう，コレラ等の感染症の流行は，時には文明を存亡の危機に追いやり，感染症を根絶することは，正に人類の悲願と言えるものである．
> 　医学医療の進歩や衛生水準の著しい向上により，多くの感染症が克服されてきたが，新たな感染症の出現や既知の感染症の再興により，また，国際交流の進展等に伴い，感染症は，新たな形で，今なお人類に脅威を与えている．
> 　一方，我が国においては，過去にハンセン病，後天性免疫不全症候群等の感染症の患者等に対するいわれのない差別や偏見が存在したという事実を重く受け止め，これを教訓として今後に生かすことが必要である．
> 　このような感染症をめぐる状況の変化や感染症の患者等が置かれてきた状況を踏まえ，感染症の患者等の人権を尊重しつつ，これらの者に対する良質かつ適切な医療の提供を確保し，感染症に迅速かつ適確に対応することが求められている．
> 　ここに，このような視点に立って，これまでの感染症の予防に関する施策を抜本的に見直し，感染症の予防及び感染症の患者に対する医療に関する総合的な施策の推進を図るため，この法律を制定する．」

- 重要な条文を以下に示す．

a（医師等の責務）
第五条　医師その他の医療関係者は，感染症の予防に関し国及び地方公共団体が講ずる施策に協力し，その予防に寄与するよう努めると

ともに，感染症の患者等が置かれている状況を深く認識し，良質かつ適切な医療を行うとともに，当該医療について適切な説明を行い，当該患者等の理解を得るよう努めなければならない．

2　病院，診療所，病原体等の検査を行っている機関，老人福祉施設等の施設の開設者及び管理者は，当該施設において感染症が発生し，又はまん延しないように必要な措置を講ずるよう努めなければならない．

（定義等）

第六条　この法律において「感染症」とは，一類感染症，二類感染症，三類感染症，四類感染症，五類感染症，新型インフルエンザ等感染症，指定感染症及び新感染症をいう．

（医師の届出）

第十二条　医師は，次に掲げる者を診断したときは，厚生労働省令で定める場合を除き，第一号に掲げる者については直ちにその者の氏名，年齢，性別その他厚生労働省令で定める事項を，第二号に掲げる者については七日以内にその者の年齢，性別その他厚生労働省令で定める事項を最寄りの保健所長を経由して都道府県知事に届け出なければならない．

　　一　一類感染症の患者，二類感染症，三類感染症又は四類感染症の患者又は無症状病原体保有者，厚生労働省令で定める五類感染症又は新型インフルエンザ等感染症の患者及び新感染症にかかっていると疑われる者

　　二　厚生労働省令で定める五類感染症の患者（厚生労働省令で定める五類感染症の無症状病原体保有者を含む．）

（感染症の発生の状況及び動向の把握）

第十四条　都道府県知事は，厚生労働省令で定めるところにより，開設者の同意を得て，五類感染症のうち厚生労働省令で定めるもの又は二類感染症，三類感染症，四類感染症若しくは五類感染症の疑似症のうち厚生労働省令で定めるものの発生の状況の届出を担当させる病院又は診療所を指定する．

2　前項の規定による指定を受けた病院又は診療所（以下この条において「指定届出機関」という．）の管理者は，当該指定届出機関の医師が前項の厚生労働省令で定める五類感染症の患者（厚生労働省令で定める五類感染症の無症状病原体保有者を含む．以下この項において同じ．）若しくは前項の二類感染症，三類感染症，四類感染症若しくは五類感染症の疑似症のうち厚生労働省令で定めるものの患者を診断し，又は同項の厚生労働省令で定める五類感染症により死亡した者の死体を検案したときは，厚生労働省令で定めるところにより，当該患者又は当該死亡した者の年齢，性別その他厚生労働省令で定める事項を当該指定届出機関の所在地を管轄する都道府県知事に届け出なければならない．

1 医師による届出対象疾患

○届出基準：「感染症の予防及び感染症の患者に対する医療に関する法律第12条第1項及び第14条第2項に基づく届出の基準等について」

一類
(1) エボラ出血熱
(2) クリミア・コンゴ出血熱
(3) 痘そう
(4) 南米出血熱
(5) ペスト
(6) マールブルグ病
(7) ラッサ熱

二類
(8) 急性灰白髄炎（ポリオ）
(9) 結核
(10) ジフテリア
(11) 重症急性呼吸器症候群
（病原体がベータコロナウイルス属SARSコロナウイルスであるものに限る）
(12) 中東呼吸器症候群
（病原体がベータコロナウイルス属MERSコロナウイルスであるものに限る）
(13) 鳥インフルエンザ（H5N1）
(14) 鳥インフルエンザ（H7N9）

三類
(15) コレラ
(16) 細菌性赤痢
(17) 腸管出血性大腸菌感染症
(18) 腸チフス
(19) パラチフス

四類
(20) E型肝炎
(21) ウエストナイル熱（ウエストナイル脳炎を含む）
(22) A型肝炎
(23) エキノコックス症
(24) 黄熱
(25) オウム病
(26) オムスク出血熱
(27) 回帰熱
(28) キャサヌル森林病
(29) Q熱
(30) 狂犬病
(31) コクシジオイデス症
(32) サル痘
(33) ジカ熱
(34) 重症熱性血小板減少症候群
（病原体がフレボウイルス属SFTSウイルスであるものに限る）
(35) 腎症候性出血熱
(36) 西部ウマ脳炎
(37) ダニ媒介脳炎
(38) 炭疽
(39) チクングニア熱
(40) つつが虫病
(41) デング熱
(42) 東部ウマ脳炎
(43) 鳥インフルエンザ（H5N1及びH7N9を除く）
(44) ニパウイルス感染症
(45) 日本紅斑熱
(46) 日本脳炎
(47) ハンタウイルス肺症候群
(48) Bウイルス病
(49) 鼻疽
(50) ブルセラ症
(51) ベネズエラウマ脳炎
(52) ヘンドラウイルス感染症
(53) 発しんチフス
(54) ボツリヌス症
(55) マラリア
(56) 野兎病
(57) ライム病
(58) リッサウイルス感染症
(59) リフトバレー熱
(60) 類鼻疽
(61) レジオネラ症
(62) レプトスピラ症
(63) ロッキー山紅斑熱

五類 全数把握対象
(64) アメーバ赤痢
(65) ウイルス性肝炎（E型肝炎及びA型肝炎を除く）
(66) カルバペネム耐性腸内細菌科細菌感染症
(67) 急性脳炎
（ウエストナイル脳炎，西部ウマ脳炎，ダニ媒介脳炎，東部ウマ脳炎，日本脳炎，ベネズエラウマ脳炎及びリフトバレー熱を除く）
(68) クリプトスポリジウム症
(69) クロイツフェルト・ヤコブ病
(70) 劇症型溶血性レンサ球菌感染症
(71) 後天性免疫不全症候群
(72) ジアルジア症
(73) 侵襲性インフルエンザ菌感染症
(74) 侵襲性髄膜炎菌感染症 * 直ちに届出
(75) 侵襲性肺炎球菌感染症
(76) 水痘
（患者が入院を要すると認められるものに限る）
(77) 先天性風しん症候群
(78) 梅毒
(79) 播種性クリプトコックス症
(80) 破傷風
(81) バンコマイシン耐性黄色ブドウ球菌感染症
(82) バンコマイシン耐性腸球菌感染症
(83) 風しん
(84) 麻しん * 直ちに届出
(85) 薬剤耐性アシネトバクター感染症
(86) 百日咳

(左側欄外：診断後直ちに届出／全数報告)
(左側欄外：七日以内に届出)

44

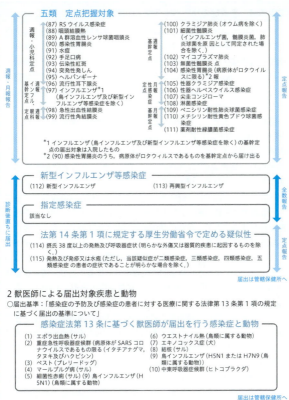

図1 感染症法における届出対象疾患一覧
[沖縄県衛生環境研究所が作成した一覧表を許可を得て掲載]

- なお一類から五類に含まれる感染症に関して図1に示す．ただしこの内容は，適宜変更する可能性があるので，最新の情報を得るためには，厚生労働省のホームページ[http://www.mhlw.go.jp/stf/seisakunitsuite/bunya/kenkou_iryou/kenkou/kekkaku-kansenshou/kekkaku-kansenshou11/01.html]（2018-5-2参照）を参照されたい．
- また国立感染症研究所のホームページに感染症発生動向調査週報（IDWR）として調査集計報告が提供されている．

コラム4 感染症のサーベイランスの意義と重要性

サーベイランスとは，疾病の動向監視と現状評価，異常発生（アウトブレイク）探知と対応，そして将来的な予防を目的として，疾病の発生状況や推移などのデータを継続的，系統的に収集・分析・解釈・評価し，その結果を迅速あるいは定期的に，対策者・部門へ情報提供を行うものであり，情報を対策に結び付けるための活動である（Surveillance for action）．

信頼のおけるデータを継続的に収集するために，教科書的には，①（医療従事者などの）データ提供者のモチベーション，②収集方法が容易，③収集するデータの明確な定義，④（還元までの）迅速性，⑤求められる調査項目にどの程度応えているか，の5点に留意する必要がある，とされる．感染症のサーベイランスは，各国において広く実施され，わが国では1981年より実施され，現在は感染症法に基づく「感染症発生動向調査」が主たるものである．アウトブレイクを早期に探知することで，疾病の健康被害が甚大化する前に介入でき，さらなる患者の発生を防止することができるかもしれず，サーベイランスにはそのような期待がかかる．病原体情報のサーベイランスについても，2016年4月からは法的に位置付けられることで，情報収集体制が強化された．これは国内外の新興感染症の出現にも関係している．

サーベイランスには費用や人員をかけて情報を満遍なく収集する能動的サーベイランスという考え方もあるが，国内の感染症のサーベイランスの基本は，医療機関を受診した患者の情報を医療従事者が提供する受動的サーベイランスである．重症者がより報告されやすいなど，「全数」のサーベイランスであっても多くは過小であることはやむを得ないが，それでもなお，サーベイランスは感染症の発生動向を一定の確度で把握し，対策を立案し評価しうる点で有用であり，情報提供者である医療従事者には大きな責任と期待がかかる．医療従事者のサーベイランスへの一層の参加が今後も重要である．

Ⅱ 各感染症へのアプローチ

- **A** 呼吸器感染症
- **B** 消化器感染症
- **C** 血流感染症
- **D** 尿路・泌尿器感染症
- **E** 皮膚・軟部組織感染症
- **F** 性感染症
- **G** 中枢神経系感染症
- **H** 骨・関節の感染症
- **I** HIV 感染症
- **J** 敗血症
- **K** 不明熱
- **L** 手術部位感染
- **M** 好中球減少時の発熱
- **N** 渡航後発熱と感染対策

A 呼吸器感染症

1 かぜ症候群，急性気管支炎
common cold, acute bronchitis

診療の 肝

○ かぜ症候群，急性気管支炎の原因のほとんどはウイルスであり，抗菌薬投与の必要はない．

○ かぜ症候群では鼻症状（鼻汁・鼻閉・くしゃみ），咽頭症状（咽頭痛），下気道症状（咳嗽・喀痰）が混在する．どれか一つの症状が強い場合にはかぜ症候群以外の可能性を考える．

○ 百日咳は急性気管支炎の原因となるが，発症後3週間以内であれば抗菌薬投与の適応がある．

a 症状・身体所見

■ 上気道に一過性の急性炎症をきたす疾患を総称してかぜ症候群，あるいは感冒といい，通常，鼻症状（鼻汁・鼻閉・くしゃみ），咽頭症状（咽頭痛），下気道症状（咳嗽・喀痰）が混在する．身体所見では咽頭後壁や両側扁桃が全体的に発赤・腫脹する．

■ 鼻症状単独のかぜ患者はよく経験するが，咽頭症状のみ，あるいは下気道症状のみが強く，咽頭所見に乏しい場合には，急性喉頭蓋炎，肺炎などの疾患も考慮する．

■ 急性気管支炎はかぜ症候群による上気道の急性炎症が気管，気管支へ波及し，下気道症状（咳嗽・喀痰）が強くなった場合に診断される．

b 検査・鑑別診断

■ インフルエンザでは，前述したかぜ症状に加えて，突然の発熱，頭痛，関節・筋肉痛，全身倦怠感を伴うことが多い．地域の流行状況も考慮し，インフルエンザが疑われる場合にはインフルエンザ迅速診断キットを用いて検査する．

■ かぜ症候群の原因ウイルスの中で迅速抗原検出キットが市販されているのは，インフルエンザウイルス，RSウイルス，アデノウイルス，そしてヒトメタニューモウイルスである．これらはすべてベッドサイドで施行でき，5～15分以内に結果を得ることができる．すべて保険適用を取得しているが，RSウイルス迅速検査は①入院患者，②乳児，③パリビズマブの適応となる患者のみ，またヒトメタニューモウイルス迅速検査は6歳未満の患者で画像

診断上，肺炎が強く疑われるときのみ保険適用となる．

■ 咽頭症状・所見が強いが咳嗽を認めず，前頸部リンパ節腫脹があれば，細菌性の喉頭炎・扁桃腺炎の可能性がある．Centor 基準や修正 Centor 基準（McIsaac 基準）を参考に A 群溶連菌の迅速抗原検査を行う［詳細は「II-A-2. 急性咽頭炎，扁桃炎」の項（p56）を参照］．

■ かぜ症候群や急性気管支炎は通常，1 週間程度で軽快するが，発熱や咳嗽が長引く場合，頻呼吸や経皮的動脈血酸素飽和度（SpO$_2$）の低下がある場合，そして食欲低下など重症感が強い場合などには胸部 X 線を撮影し，肺炎を発症していないか検査する．

■ 激しい咽頭痛を訴える割に咽頭所見に乏しい場合，流涎や嚥下困難，開口障害がある場合，片側の咽頭のみが腫脹している場合，頸部痛を訴える場合など，かぜ症候群としては非典型的でウイルス感染のみでは説明できない症状・所見があれば，血液検査や画像検査などを行う必要がある．

■ 急性喉頭蓋炎，咽後膿瘍（後咽頭膿瘍），扁桃周囲膿瘍，口腔底膿瘍・蜂窩織炎，感染性血栓性頸静脈炎（Lemierre 症候群）は「five killer sore throats（5 つの致死的咽頭痛）」と呼ばれ，かぜ症候群と鑑別すべき疾患であるが，これらを鑑別するうえで，頸部 X 線や CT などの画像検査が有用である（表 1）．

c 起炎微生物

■ かぜ症候群の起炎微生物はほとんどがウイルスである．ライノウイルスを筆頭に，コロナウイルス，インフルエンザウイルス，RS ウイルス，パラインフルエンザウイルス，アデノウイルス，ヒトメタニューモウイルスなどが知られている．各ウイルス感染症の流行には季節性があり，RS ウイルスは秋から春，インフルエンザは冬から春，そしてヒトメタニューモウイルスは春から初夏にかけて流行する．表 2 にかぜ症候群を引き起こすウイルスを示す[1]．

■ 急性気管支炎の原因のほとんどはウイルスであるが，*Mycoplasma pneumoniae*（肺炎マイコプラズマ）や *Chlamydophila pneumoniae*（肺炎クラミドフィラ），そして *Bordetella pertussis*（百日咳菌）が原因となることもある．百日咳の診断方法には培養検査，PCR 検査，そして血清抗体価検査があるが，広く行われているのは血清抗体価検査である（図 1）[2]．

d 治療・具体的な処方例

■ かぜ症候群に対する抗菌薬処方は推奨されておらず，症状に応じた対症療法が行われる．また，慢性呼吸器疾患などの基礎疾患や合併症のない成人の急性気管支炎に対する抗菌薬処方も推奨されていない[3]．

呼吸器感染症

表1　かぜ症候群と鑑別すべき「致死的咽頭痛」を引き起こす5疾患

	症状・所見	検査所見	備　考
急性喉頭蓋炎	・嚥下時疼痛，嗄声 ・症状の割に咽頭や扁桃所見に乏しい ・吸気時の喘鳴	・頸部側面X線で喉頭蓋の腫大化（thumb sign） ・内視鏡で喉頭蓋や披裂部の発赤・腫脹	・対応が遅れると窒息の危険あり．疑った場合はすぐに耳鼻科へコンサルト
咽後膿瘍（後咽頭膿瘍）	・症状の割に咽頭や扁桃所見に乏しい ・嚥下時疼痛	・頸部側面X線で咽頭後間隙（咽頭後壁〜頸椎間）の腫脹 ・造影CTで咽頭後間隙に低吸収域の膿瘍所見	・上気道炎や咽頭異物に続発して起こる． ・進行すると縦隔炎を起こす
扁桃周囲膿瘍	・片側の強い咽頭痛と開口障害 ・軟口蓋の発赤・腫脹および口蓋垂の偏位	・造影CTで扁桃周囲に低吸収域の膿瘍所見	・扁桃摘出後の患者でも発症しうる
口腔底膿瘍・蜂窩織炎	・口底〜下顎部の発赤，腫脹，疼痛 ・嚥下障害，開口障害	・造影CTで口腔底間隙に低吸収域所見	・下顎歯からの歯性感染が多い
感染性血栓性頸静脈炎（Lemierre症候群）	・片側の頸部痛，悪寒戦慄を伴う咽頭炎	・造影CTで扁桃周囲膿瘍，内頸静脈内血栓像	・全身（主に肺）に敗血症性塞栓症を起こす

表2　かぜ症候群を引き起こすウイルスの特徴

ウイルス	潜伏期間	流行時期
ライノウイルス	2〜7日	初秋〜晩春
RSウイルス	4〜5日	秋〜春
インフルエンザウイルス	1〜4日	冬〜春
パラインフルエンザウイルス	3〜10日	秋（3型は年中）
アデノウイルス	4〜14日	晩秋〜晩春
コロナウイルス	2〜4日	冬〜早春
ヒトメタニューモウイルス	4〜6日	春〜初夏

［Wat D：Eur J Intern Med **15**：79-88，2004 より引用］

■肺炎マイコプラズマや肺炎クラミドフィラによる急性気管支炎は通常，自然軽快するため，肺炎の合併がない場合や免疫低下宿主でない場合には抗菌薬の適応はない．

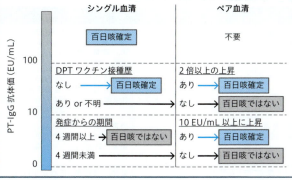

figure 1　百日咳における血清抗体価検査と診断

- 発症早期の百日咳は抗菌薬を処方する．発症から2週間以内であれば自覚症状の改善目的に抗菌薬を投与する．2週間が過ぎても，3週間以内であれば周囲への感染防止のために抗菌薬を投与する[3])．
- 米国内科学会(American College of Physicians：ACP)および米国疾病予防管理センター(Centers for Disease Control and Prevention：CDC)による，成人のかぜ症候群とその周辺疾患の抗菌薬処方に関する勧告は診療上，有用である(表3)[4)]．
- 以下の1)～3)のいずれかを用いる．

> 1) PL®配合顆粒：1包，1日3回，内服
> 2) ペレックス®配合顆粒：1包，1日3回，内服
> 3) SG®配合顆粒：1包，1日3回，内服

- 咳嗽に対しては，以下の4)～6)のいずれかを用いる．1)～3)との併用可．

> 4) デキストロメトルファン(メジコン®)：1～2錠，1日3回，内服
> 5) フスコデ®配合シロップ：10 mL，分3，内服
> 6) コデインリン酸塩(コデインリン酸塩®)：20 mg，1日3回，内服

- 喀痰出を促す目的で，以下の7)，8)のいずれかを用いる．1)～6)との併用可．

> 7) カルボシステイン(ムコダイン®)：500 mg，1日3回，内服
> 8) アンブロキソール(ムコソルバン®)：15 mg，1日3回，内服

表3　かぜ症候群とその周辺疾患のまとめ

	原　因	症　状	治　療
かぜ症候群	ほとんどはウイルス	通常2週間以内の鼻汁・鼻閉，咳嗽，咽頭痛，微熱など	対症療法（抗菌薬の適応なし）
急性気管支炎	ほとんどはウイルス．その他の原因として，肺炎マイコプラズマ，肺炎クラミドフィラ，百日咳菌	通常6週間以内の乾性・湿性咳嗽	対症療法（基礎疾患や合併症がなければ抗菌薬の適応なし）
喉頭炎，扁桃腺炎	ほとんどはウイルス．ウイルス以外ではA群溶連菌が最多	通常1週間以内の咽頭痛，発熱（咳嗽なし）	溶連菌迅速抗原検査が陽性ならペニシリン系薬を処方
急性鼻・副鼻腔炎	ほとんどはウイルス．その他の原因として，肺炎球菌，インフルエンザ菌，モラクセラ	鼻閉，膿性鼻汁，歯痛，顔面痛	症状が10日以上（重症なら3日以上）続けば抗菌薬考慮
インフルエンザ	A・B型インフルエンザウイルス	急性発症の発熱，頭痛，筋肉痛，関節痛，倦怠感	発症から48時間以内なら抗インフルエンザウイルス薬を処方

[Harris AM et al：Ann Intern Med **164**：425，2016 より引用]

■抗菌薬の適応がある症例に対して，以下の9），10）のいずれかを用いる．1）〜8）との併用可．

> 9）アモキシシリン（サワシリン®）：500 mg，1日3回，内服
> 10）クラリスロマイシン（クラリス®）：200 mg，1日2回，内服

■百日咳に対しては，以下の11）〜14）のいずれかを用いる．1）〜8）との併用可．

> 11）クラリスロマイシン（クラリス®）：200 mg，1日2回，7日間，内服
> 12）エリスロマイシン（エリスロシン®）：400 mg，1日3回，14日間，内服
> 13）アジスロマイシン（ジスロマック®）：初日500 mg，2日目以降250 mg，1日1回，5日間，内服
> 14）アジスロマイシン徐放製剤（ジスロマック®SR）：2 g，単回，空腹時内服

e 効果判定・予後

■ かぜ症候群，急性気管支炎は通常，1週間程度で自然軽快するが，高熱が持続する場合や全身倦怠感が強い場合には肺炎を併発していないかを検査する．

■ 気管支喘息・咳喘息患者では，かぜ症候群・急性気管支炎罹患後に咳嗽のみが遷延することがある．このような場合には一般鎮咳薬のみでは効果が乏しく，喘息治療薬の処方を考慮する必要がある．既往歴や家族歴，咳嗽の発症状況（典型的な喘息患者では夜間や明け方に症状が増強する）を問診し，身体所見では喘鳴を聴取しないか確認する．呼気の一酸化窒素（NO）測定も喘息診断の参考になる．

f 感染対策

■ かぜ症候群，急性気管支炎の原因ウイルスの感染経路は飛沫感染であり，感染者の咳やくしゃみにより飛散する水分を含んだ微粒子を介して感染する．したがってサージカルマスク（外科用マスク）の着用により感染拡大を防ぐことができる．また手洗い，うがいも重要である．

■ 血液悪性疾患患者や造血幹細胞移植後患者などの免疫低下宿主では，呼吸器ウイルス感染がかぜ症候群にとどまらず重篤なウイルス性肺炎に進行することがある．したがって，このような患者が入院する病棟でかぜ症候群や急性気管支炎患者が発生した場合には，有症状者を隔離（コホーティング）するなどの適切な感染対策が必要である．

■ 咳発症後21日以内の百日咳患者と濃厚接触した家族やハイリスク者（乳幼児や妊娠後期の妊婦）に対しては，予防的な百日咳治療を考慮する．

● 文 献

1) Wat D：The common cold：a review of the literature. Eur J Intern Med **15**：79-88, 2004
2) 日本呼吸器学会（編）：咳嗽に関するガイドライン第2版，日本呼吸器学会，東京，2012
3) 厚生労働省健康局結核感染症課：抗微生物薬適正使用の手引き第1版，2017
4) Harris AM et al：Appropriate antibiotic use for acute respiratory tract infection in adults：advice for high-value care from the American College of Physicians and the Centers for Disease Control and Prevention. Ann Intern Med **164**：425-434, 2016

呼吸器感染症 **53**

2 急性咽頭炎，扁桃炎
acute pharyngitis, tonsillitis

診療の 肝

- 中枢気道狭窄をきたす危険な咽頭痛をまず除外する.
- 病歴，臨床所見，迅速診断キットを組み合わせ，抗菌薬が必要な細菌性咽頭炎を絞り込む.
- 抗菌薬はベンジルペニシリンカリウムが基本だが，伝染性単核球症が疑われる症例ではアミノペニシリンの使用を避ける.

■ いわゆる"かぜ"をみたら，ウイルス性鼻炎，咽頭炎・扁桃炎，下気道感染に分けて考える.
■ 危険な鑑別疾患である扁桃周囲膿瘍，急性喉頭蓋炎，クループ，咽後膿瘍，Lemierre 症候群，Ludwig angina などをまず除外し（表1），次にA群溶連菌性咽頭炎と伝染性単核球症の鑑別を行う．いずれにも当てはまらない場合はほかの微生物による咽頭炎や他疾患を考慮する（表2, 3）.
■ 結膜炎，鼻漏，咳，口内炎，嗄声はウイルス性を強く示唆する症状である.
■ ウイルス性咽頭炎の多くは5〜7日で自然寛解する.

A A群溶連菌性咽頭炎

■ 好発年齢は5〜15歳であり，小児の咽頭炎の15〜30％，成人の5〜10％を占める.
■ 飛沫感染であり，集団発生も多く，冬季に多発する.

a 症状・身体所見
■ 急性発症の発熱，咽頭痛，扁桃に付着する滲出物，前頸部リンパ節の圧痛，口蓋の点状出血，猩紅熱様の皮疹，苺舌などが特徴である.
■ 小児では腹痛，嘔吐も呈することがあり，特に3歳未満では非典型的な経過をとることが多い.

b 診 断
■ 検査前に確率の低い群（表4, 5）を除外したうえでA群溶連菌迅速抗原検査，咽頭培養を用いて診断する（図1）.
■ 臨床症状，身体所見のみでは32〜56％の症例で過剰な治療となるため，リウマチ熱の頻度が低いわが国では不要な抗菌薬投与を避けることが重要である.

表1　危険な咽頭痛の鑑別疾患と特徴

鑑別疾患	特　徴
急性喉頭蓋炎	中枢気道狭窄症状，甲状軟骨の圧痛
扁桃周囲膿瘍	中枢気道狭窄症状，口蓋垂偏位
声門下喉頭炎（クループ）	中枢気道狭窄症状
咽後膿瘍	中枢気道狭窄症状，痙笑
口腔底蜂窩織炎（Ludwig angina）	中枢気道狭窄症状，顎下の腫脹，硬結，気腫
化膿性血栓性内頸静脈炎（Lemierre症候群）	中枢気道狭窄症状，口腔内不衛生，ほかの血栓症

中枢気道狭窄症状：流涎，ストライダー，呼吸困難を指す.

表2　急性咽頭炎の起炎菌と臨床像

ウイルス	臨床像	細　菌	臨床像
ライノウイルス	感冒	group A streptococci	咽頭炎，猩紅熱
コロナウイルス	感冒	group C, G streptococci	咽頭炎
アデノウイルス	咽頭結膜炎	mixed anaerobes	Vincent angina
インフルエンザウイルス	インフルエンザ	*Fusobacterium necrophorum*	咽頭炎，Lemierre症候群
パラインフルエンザウイルス	感冒，クループ	*Arcanobactrium haemolyticum*	咽頭炎，猩紅熱様皮疹
コクサッキーウイルス	ヘルパンギーナ，手足口病	*Neisseria gonorrhoeae*	咽頭炎
HSV	歯肉炎，口内炎	*Treponema pallidum*	二期梅毒
EBV	伝染性単核球症	*Francisella tularensis*	野兎病
CMV	CMVによる伝染性単核球症	*Corynebacterium diphtheriae*	ジフテリア
HIV	急性HIV感染	*Mycoplasma pneumoniae*	気管支炎，肺炎
		Chlamydophila pneumoniae	気管支炎，肺炎
		Chlamydophila psittaci	オウム病
		Yersinia enterocolitis	咽頭炎，腸炎
		Yersinia pestis	ペスト

HSV：単純ヘルペスウイルス，
EBV：Epstein-Barrウイルス，
CMV：サイトメガロウイルス.

［青木眞：レジデントのための感染症診療マニュアル，第3版，p1027-p1031, 医学書院, 東京, 2015を参考に著者作成］

表3　感染症以外の咽頭痛の原因

- 全身性エリテマトーデス
- 成人発症Still病
- 川崎病
- 毒素性ショック症候群
- 無顆粒球症
- 天疱瘡
- Stevens-Johnson症候群

呼吸器感染症　55

表4 modified Centor criteria

	点数
・38℃を超える発熱	1
・咳がない	1
・前頸部リンパ節の圧痛	1
・扁桃に滲出物付着	1
・年齢	
3～14歳	1
15～44歳	0
45歳以上	−1

検査前確率		
0点	1～2.5%	低
1点	5～10%	
2点	11～17%	中
3点	28～35%	
4, 5点	51～53%	高

表5 FeverPAIN score

	点数
・24時間を超える発熱 (Fever)	1
・化膿 (Prulence)	1
・発症3日以内の受診 (attend rapidly)	1
・扁桃に滲出物付着 (Inflamed tonsils)	1
・咳, 鼻炎なし (No cough/coryza)	1

検査前確率		
0～1点	<20%	低
2点	33%	中
3点	55%	高

C 治 療

■ 治療の目的としては症状の軽減, 合併症 (リウマチ熱, 扁桃周囲膿瘍などの化膿性合併症) の予防, 病悩期間の短縮, 他者への感染力の軽減などである. A群溶連菌感染後の糸球体腎炎に対する予防効果は証明されていない.

■ 抗菌薬はペニシリン系薬を10日間使用するのが原則である. リウマチ熱予防には投与期間が重要とされる.

■ アミノペニシリンは伝染性単核球症患者に投与すると90%の症例で皮疹をきたすため, 鑑別が困難な症例ではセフェム系薬, クリンダマイシン, 利用できる施設ではベンジルペニシリンカリウムを用いる.

■ 第三世代セフェム系薬内服は5日間でよいとされるが, リウマチ熱の予防効果は示されていない.

■ クラリスロマイシン, アジスロマイシンなどのマクロライド系薬は耐性菌が多い.

■ 咽頭痛を和らげるためにアセトアミノフェンを投与する. ステロイド投与は咽頭炎の症状を早期に改善させるとの報告があるが, ガイドラインでは推奨されていない.

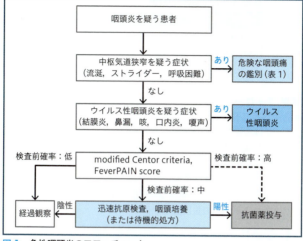

図1 急性咽頭炎のフローチャート

〈成 人〉

1) アモキシシリン(サワシリン®):500 mg, 1日2回, 10日間, 内服
2) クリンダマイシン(ダラシン®):300 mg, 1日3回, 10日間, 内服
3) セファレキシン(ケフレックス®):500 mg, 1日2〜4回, 10日間, 内服
4) セフジニル(セフゾン®):100 mg, 1日3回, 5〜10日間, 内服

〈小 児〉

1) アモキシシリン(サワシリン®):20〜25 mg/kg, 1日2回, 10日間, 内服
2) クリンダマイシン(ダラシン®):7 mg/kg, 1日3回, 10日間, 内服
3) セファレキシン(ケフレックス®):500 mg(体重20 kg以上のみ), 1日2回, 10日間, 内服
4) セフジニル(セフゾン®):3〜6 mg/kg, 1日2回, 5〜10日間, 内服

表6　EBV の抗体価の解釈

	未感染	既感染	伝染性単核球症
VCA-IgG	−	+	+
VCA-IgM	−	−	+
EBNA-IgG	−	+	− ➡ +

d フォローアップ

■抗菌薬投与後1〜3日間で改善するため，ルーチンのフォローアップは必要ない．

■以下の状況ではフォローアップを行い，培養や迅速診断キットで除菌を確認する．
　①リウマチ熱の既往がある．
　②リウマチ熱やA群溶連菌感染後の糸球体腎炎が流行している．
　③身近な人々からの集団感染症例．

B 伝染性単核球症

■若年〜青年期に好発し，古典的には EBV によるものを指すが CMV，HIV なども同様の臨床像を呈する．

■潜伏期間は2週間〜2ヵ月と幅があり，A群溶連菌による咽頭炎との鑑別点となる．

a 症状・身体所見

■発熱，咽頭痛，疲労感，後頸部リンパ節腫脹，ときに軟口蓋の点状出血や脾腫を認める．

b 診 断

■末梢血の異型リンパ球（10%以上），肝機能障害が伝染性単核球症を疑わせる所見であり，確定診断は EBV の抗体価を測定する（表6）．

c 治 療

■疑われる症例ではアモキシシリンの投与を避ける．

■脾破裂の合併症を予防するため1ヵ月は激しい運動を避ける．

●文 献

1) 青木眞：レジデントのための感染症診療マニュアル，第3版，p1027-p1031，医学書院，東京，2015
2) Shulman S et al：Clinical practice guideline for the diagnosis and management of group A streptococcal pharyngitis. Clin Infect Dis **55**：e86-e102, 2012
3) Wessels MR：Clinical practice. Streptococcal pharyngitis NEJM **364**：648-655, 2011
4) Little P et al：Clinical score and rapid antigen detection test to guide antibiotic use for sore throats. BMJ **347**：f5806, 2013

3 急性中耳炎

acute otitis media

診療の 肝

- 典型的な耳痛のほか，乳幼児では非特異的な症状を呈する．
- 耳鏡で鼓膜の肥厚，発赤，膨隆などの炎症所見の有無を確認する．
- 重症を示唆する所見（中等症以上の耳痛，48時間以上持続する耳痛，39℃以上の発熱）や生後24ヵ月未満の患児，両側性では抗菌薬を投与する．

- 急性中耳炎とは急性に起こった中耳の炎症により症状や所見を呈する疾患である．
- 先行するウイルス性上気道炎や耳道の常在菌により，鼻咽頭の浮腫が起こり，耳管の峡部の閉塞を招く．中耳に分泌物が貯留し，細菌が増殖することにより急性中耳炎となる．
- どの年齢でも発症しうるが，生後6〜24ヵ月が好発年齢で，7歳以上での発症は少ない．やや男児に多い．

a 症状・身体所見

- 乳幼児では発熱，イライラ，不眠，哺乳不良，嘔吐や下痢などの非特異的な症状で発症する．
- 耳痛が最も特徴的な所見であるが，17％の症例で耳痛を認めなかったとする報告もある．
- 成人では耳痛，聴力低下が主な症状で発熱は必ずしも伴わない．
- 化膿性結膜炎を合併している症例ではインフルエンザ菌が起炎菌のことが多い．

b 検査・診断

- 診断は臨床症状と鼓膜所見（図1）が必須となる．診察の際は拡大耳鏡などで鼓膜を観察する．診断基準は表1参照．
- 耳鏡所見では鼓膜の肥厚，発赤，膨隆の有無が重要で，ときに穿孔している．
- 耳垢などで鼓膜が観察できない場合は無理に耳垢を除去しようとせず，抗菌薬，鎮痛薬を処方し耳鼻科受診を勧める．安静が保てない小児では無理な処置は避ける．
- 滲出性中耳炎とは鼓膜の膨隆の有無で鑑別される．
- *Mycoplasma pneumoniae* による中耳炎は鼓膜の水疱をきたす（bullous myringitis）がまれである．

呼吸器感染症　**59**

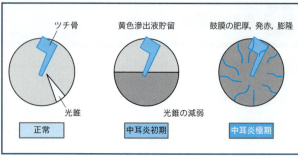

図1 鼓膜所見

表1 急性中耳炎の診断基準

1) 鼓膜が中等度以上に膨隆している場合や，外耳道炎によらない耳漏が新規に出現した場合は急性中耳炎と診断する
2) 非言語期の小児で，鼓膜の軽度膨隆を認め，かつ48時間以内に耳を痛がるような仕草（耳を触ったり，引っぱったり，こすったり）や鼓膜の著しい発赤を認める場合は急性中耳炎と診断してもよい
3) 鼓膜に滲出液を認めない場合は急性中耳炎と診断すべきではない

- 耳漏のある症例では一般培養提出およびグラム染色を行う．耳漏のない症例では上咽頭の粘液で代用する．
- 耳漏と鼻咽頭の培養の一致率は肺炎球菌で90％，インフルエンザ菌で80％とされる．

c 起炎菌

- 2/3の症例でウイルス性，細菌性の混合感染との報告がある．
- 三大起炎菌は肺炎球菌（約30％），インフルエンザ菌（約25％），モラクセラ（約10％）である．2013年度の中耳炎における耐性菌の頻度を図2に示す（PRSPのブレイクポイントが2μg/mLとなっており，真のペニシリン耐性肺炎球菌はより少ないものと思われる）[1]．

d 治療

1) 抗菌薬治療（図3）

- 表2をもとに抗菌薬の適応を決定する．
- 抗菌薬の第一選択はアモキシシリンである．ペニシリン系薬アレルギーがある場合はまずセフェム系薬を検討する．
- 抗菌薬の初回治療後2～3日で症状の悪化がないか再評価することが推奨されている．
- 耳痛に対して抗菌薬の効果は不明であり，アセトアミノフェン

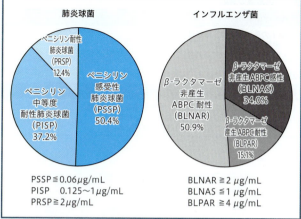

図2 肺炎球菌とインフルエンザ菌の薬剤感受性（2013年）
ABPC：アンピシリン．
[日本耳科学会ほか（編）：小児急性中耳炎診療ガイドライン2013年版，p18, p19, 金原出版, 東京, 2013より引用]

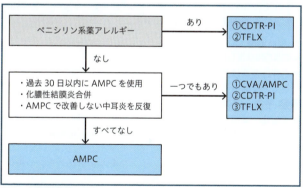

図3 初期抗菌薬の選択
AMPC：アモキシシリン，CVA/AMPC：アモキシシリン・クラブラン酸，CDTR-PI：セフジトレン ピボキシル，TFLX：トスフロキサシン．

10〜15 mg/kgを投与する．
- 治療期間は5〜10日とされるが，5日間では治療失敗例が増えたとする報告もあり，特に症状の改善が遅い，両側性，児との接触が多い患児では10日間が無難である．

表2 抗菌薬の適応

抗菌薬を投与
1) 以下の重症を示唆する所見を認めたとき ・中等度以上の耳痛 ・48 時間以上持続する耳痛 ・39℃以上の発熱 2) 生後 24 ヵ月未満の患児，両側性

経過観察または抗菌薬投与を保護者と相談
1) 生後 24 ヵ月未満の患児，片側，重症を示唆する所見なし 2) 生後 24 ヵ月以上の患児，重症を示唆する所見なし → 48～72 時間後に改善なければ抗菌薬を投与

〈小 児〉

1) アモキシシリン（サワシリン®）：20～40 mg/kg，1日2回，内服
2) アモキシシリン・クラブラン酸（クラバモックス®）：20～40 mg/kg（アモキシシリン換算），1日2回，内服
3) セフジトレン ピボキシル（メイアクト®MS）：9 mg/kg/日，内服

内服薬で効果がない場合

1) セフトリアキソン（ロセフィン®）：30～60mg/kg，24 時間ごと，点滴

2) 局所治療
■ 鼓膜切開は激しい耳痛の緩和に役立つ.
■ 点耳抗菌薬は鼓膜換気チューブ挿入例でかつ耳漏のある症例に対して，耳漏の停止を早める効果がある.

e 予後・予防
■ 重症化・反復化しやすい因子は2歳未満，保育園や兄弟姉妹などほかの児との接触，保護者の喫煙，アデノイド増殖症，家族歴，おしゃぶりの常用などである.
■ 肺炎球菌ワクチン（PCV 13），インフルエンザワクチンの接種，保護者の禁煙は予防に重要である.

● 文 献
1) 日本耳科学会ほか（編）：小児急性中耳炎診療ガイドライン 2013 年版，金原出版，東京，2013
2) Lieberthal AS et al：The diagnosis and management of acute otitis media. Pediatrics **131**：e964-e999, 2013
3) Klein JO：Acute otitis media in children：Epidemiology, pathogenesis, diagnosis, and complications. UpToDate, version 28.0
4) Hoberman A et al：Shortened antimicrobial treatment for acute otitis media in children. NEJM **375**：2446-2456, 2016

4 急性副鼻腔炎

acute sinusitis

診療の 肝

- 基本的には臨床診断と対症療法でよく，不要な抗菌薬投与は避ける．
- 抗菌薬投与を考慮するポイントを押さえておく．
- 注意すべき鑑別診断や合併症が存在する．
- 人工呼吸器関連肺炎をみたら副鼻腔炎の有無をチェックする．

■ 発症から 4 週間以内の副鼻腔炎が急性副鼻腔炎である．

■ ウイルス性副鼻腔炎やアレルギー性副鼻腔炎が大半であり，細菌性副鼻腔炎の割合は急性副鼻腔炎全体における 0.5〜2％程度である[1]．

a 症状・身体所見

■ 症状：膿性鼻汁（前・後鼻漏），鼻閉・鼻声，副鼻腔に一致した顔面部位の疼痛・圧迫感（顔を下に向けると増悪），嗅覚障害，発熱，耳痛，口臭，上顎歯痛，倦怠感など．

■ 所見：副鼻腔に一致した顔面部位の発赤・腫脹，同部位の叩打痛（感度・特異度は低い）．

■ これらの症状・所見のみで細菌性副鼻腔炎を鑑別することは困難である．

b 検査・鑑別診断

■ ウイルス性副鼻腔炎では発熱は発症 1〜2 日，膿性鼻汁は 4〜5 日後に出現する．症状は 7〜10 日までに寛解もしくは改善傾向がみられる[2,3]．

■ 細菌性副鼻腔炎では病初期から高熱と膿性鼻汁がみられ，3〜4 日持続する．症状が 10 日を超えて症状が続く場合は細菌性の疑いが強くなり，さらに膿性鼻汁・鼻閉・顔面痛が存在する場合はより細菌性を示唆する[2,3]．

■ これらをふまえて臨床診断のうえで抗菌薬を投与するかどうかを判断する（図 1）．

■ 検体採取は専門科による副鼻腔穿刺を要するため，抗菌薬治療に抵抗性あるいは後述の合併症や真菌症を疑う場合に考慮する．鼻汁は検体として提出する意義は低い．

■ 画像検査は後述の合併症や真菌症を疑う場合は考慮する．単純 X 線写真は感度・特異度が低いうえに得られる情報が少ないため，

呼吸器感染症　63

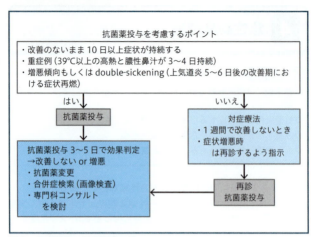

図1 副鼻腔炎の外来診療の例

想定する疾患に応じて CT, MRI を選択する.
- 細菌性副鼻腔炎の合併症:眼窩隔膜前蜂窩織炎,眼窩蜂窩織炎±骨膜下膿瘍,細菌性髄膜炎,頭蓋内膿瘍,硬膜外膿瘍,骨髄炎,化膿性海綿静脈血栓症など.
- 侵襲性副鼻腔真菌症:免疫抑制療法中,コントロール不良糖尿病患者における急性副鼻腔炎症状では鑑別にあがる.

c 起炎菌
- 細菌性副鼻腔炎の二大起炎菌は肺炎球菌とインフルエンザ菌で,その他モラクセラなどが起炎菌となる[4].
- 嫌気性菌は通常考慮しないが,歯原性や後述の院内発生の副鼻腔炎では考慮する.

d 治療(細菌性副鼻腔炎を疑った場合)[3]
- 抗菌薬の投与期間は 5〜7 日程度.

アモキシシリン(サワシリン®):500 mg, 1日3回, 内服

〈耐性菌を疑う場合〉

アモキシシリン・クラブラン酸(オーグメンチン®, 375 mg)
+アモキシシリン(サワシリン®, 250 mg):1日3回, 内服

〈β-ラクタム系薬アレルギーがある場合〉

> レボフロキサシン（クラビット®）：500 mg，1日1回，内服

e 効果判定・予後

■ 抗菌薬治療3～5日間で改善がない場合は抗菌薬の変更や前述の合併症・真菌症の存在を考慮し，専門科へのコンサルトも検討する．

f 感染対策

■ 鼻ポリープや鼻中隔偏位の存在は細菌性のリスクとなるため，細菌感染を繰り返す場合や前述の合併症を生じた症例では検索する．発見した場合は専門科による根本治療を検討する．

g その他（院内発症の細菌性副鼻腔炎[5]）

■ 経口・経鼻挿管，経鼻胃管留置がリスクとなる．

■ 人工呼吸器関連肺炎（ventilator-associated pneumonia：VAP）を併存していることが多く，どちらかをみつけた場合はもう片方を検索する．

■ 起炎菌はVAPと同様，黄色ブドウ球菌やシュードモナス属を含むグラム陰性桿菌で，グラム陰性桿菌が多い．嫌気性菌やカンジダ属も起炎菌となりうる．

■ VAPの起炎菌を狙った抗菌薬治療に加え，胃管抜去などの局所の対策も行う．

● 文 献

1) Fokkens W et al：EP3OS 2007：European position paper on rhinosinusitis and nasal polyps 2007. A summary for otorhinolaryngologists. Rhinology **45**：97-101, 2007
2) Chow AW et al：IDSA clinical practice guideline for acute bacterial rhinosinusitis in children and adults. Clin Infect Dis **54**：e72-e112, 2012
3) Rosenfeld RM et al：Clinical practice guideline（update）：adult sinusitis. Otolaryngol Head Neck Surg **152**：S1-S39, 2015
4) 山中昇ほか：急性鼻副鼻腔炎診療ガイドライン2010年版（追補版）．日鼻誌 **53**：103-209, 2014
5) George DL et al：Nosocomial sinusitis in patients in the medical intensive care unit：a prospective epidemiological study. Clin Infect Dis **27**：463-470, 1998

呼吸器感染症

5 急性喉頭蓋炎

acute epiglottitis

診療の 肝

- 検査よりも気道確保が優先される疾患である.
- 疑ったら速やかに気道確保の準備と専門科へ連絡する.
- 医師は患者から離れないようにする.
- 細菌検査や抗菌薬投与は気道確保の後に行う.

■ 本邦では小児よりも成人（男性・喫煙者）に多い疾患であり，インフルエンザ菌 b 型ワクチン普及により今後さらに成人中心の疾患になっていくものと考えられる[1].

a 症状・身体所見

■ 症状：咽頭痛，嚥下痛・嚥下困難，咳嗽，呼吸困難，含み声・嗄声，流涎，発熱など.

■ 所見：吸気性喘鳴，前頸部（舌骨部周辺）の圧痛など.

■ 小児：突然の発熱，激しい咽頭痛と嚥下痛，流涎で発症し，呼吸困難や気道閉塞が数時間で進行する.気管挿管や気管切開による気道確保が必要となることが多い[2].

■ 成人：咽頭痛はほとんどの症例で認めるが，それ以外の症状を訴えないことも多い.呼吸困難も小児ほど多くはない.1 週間～数日単位での亜急性の経過で進行する.気道確保を要する例は多くなく，10～20％程度である[1, 2].

b 検査・鑑別診断

■ 診断のゴールドスタンダードは腫大した喉頭蓋の直接観察である.専門科による喉頭ファイバーでの観察が望ましい.

■ 単純 X 線頸部側面軟線撮影でも診断は可能であるが（図1），切迫気道閉塞の症例では放射線検査にかかる時間が気道確保の遅れにつながる[3].軽症例や除外診断目的での使用が望ましい.

■ 小児では検査よりも気道確保を優先する.小児では舌圧子を用いた口腔・咽頭・喉頭の観察は，気道閉塞を誘発する可能性があるため，急性喉頭蓋炎を疑った場合は行わない.

■ 培養検査は血液と喉頭蓋検体（スワブなど）を提出する.ただし，喉頭蓋検体の採取は気道閉塞を誘発しうるので，気道確保後でないと採取できない.

■ 鑑別診断：クループ（小児），口蓋垂炎，細菌性気管炎，扁桃・咽頭炎，喉頭異物・外傷，血管浮腫，先天性形態異常・喉頭乳頭

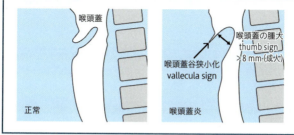

図1 thumb sign や vallecula sign

腫,ジフテリア(海外からの持ち込み症例)など.

c 起炎菌
- インフルエンザ菌b型(減少),A群溶連菌,肺炎球菌,黄色ブドウ球菌,ウイルスなど.
- 小児では高率で血液培養が陽性となるが,成人では血液や喉頭蓋検体の培養検査が陽性となることはまれである.

d 治療
- 気道確保を優先する.
- 入院・点滴加療が前提である.

> セフトリアキソン(ロセフィン®,2g,24時間ごと,点滴)±バンコマイシン[塩酸バンコマイシン®,1g,12時間ごと,点滴(腎機能,TDMに応じて調整)]

- 投与期間は臨床経過をみながら判断する.

e 効果判定・予後
- 受診前〜入院直後の数時間に急変することが多く,この間に診断と気道確保ができているかが予後を左右することになる[1,2].適切に気道確保ができれば死亡率は低い[1].
- 糖尿病は気道確保に至るリスクと考えられており,ほかにも高齢者や肺炎の合併もリスクとなりうる[1,4].
- 急性喉頭蓋炎から周辺臓器への感染(肺炎,蜂窩織炎など)や,喉頭蓋膿瘍を合併することがある.

f 感染対策
- インフルエンザ菌b型ワクチン接種は小児急性喉頭蓋炎の発症予防が期待できる[5].
- 起炎菌がインフルエンザ菌b型で4歳未満ワクチン未接種児が家

庭内にいる場合は，家族全員のリファンピシン予防投与が勧められる[5]．

〈成人および小児〉

リファンピシン（リファジン®）：20 mg/kg（最大量 600 mg），
1日1回，4日間，内服

〈新生児〉

リファンピシン（リファジン®）：10 mg/kg/日，4日間，内服

●文　献

1) 野々山宏ほか：成人における急性喉頭蓋炎の検討．日耳鼻 **117**：191-195, 2014

2) Mayo-Smith MF et al：Acute epiglottitis. An 18-year experience in Rhode Island. Chest **108**：1640-1647, 1995

3) Nakamura H et al：Acute epiglottitis：a review of 80 patients. J Laryngol Otol **115**：31-34, 2001

4) Suzuki S et al：Factors associated with severe epiglottitis in adults：Analysis of a Japanese inpatient database. Laryngoscope **125**：2072-2078, 2015

5) 小児呼吸器感染症診療ガイドライン作成委員会：小児呼吸器感染症診療ガイドライン 2017，協和企画，東京，2016

6 インフルエンザ

influenza

診療の肝

- 突然の高熱，全身倦怠感，頭痛，筋肉痛，関節痛はインフルエンザを示唆する所見であるが，典型的なインフルエンザ症状を呈さない症例もあり，地域の流行状況なども勘案して総合的に判断する．
- インフルエンザの迅速診断キットは有用であるが，発症早期には偽陰性となる可能性があり注意が必要である．
- 治療はノイラミニダーゼ（NA）阻害薬やキャップ依存性エンドヌクレアーゼ阻害薬を用いるが，患者の年齢や病状に応じて製剤を選択する．漢方薬の麻黄湯は初期のインフルエンザに対し保険適用がある．
- 高齢者ではインフルエンザ罹患後の肺炎発症に注意する．

a 症状・身体所見

- 1～4日の潜伏期間の後，鼻汁，咽頭痛，咳嗽などの感冒症状に加え，突然の高熱や全身倦怠感，頭痛，筋肉痛，関節痛などの症状が出現する．

- ある研究によれば，60歳以上の急性上気道炎患者で全身倦怠感，頭痛，筋肉痛，悪寒，急性発症の発熱のいずれかの症状があればインフルエンザである可能性が高いが，60歳未満を解析対象に加えると，上述の症状が必ずしもインフルエンザを示唆する症状とはならないことが示されている[1]．

- 典型的なインフルエンザ症状を呈さない症例があること，また逆にインフルエンザ以外の呼吸器ウイルス感染症でもインフルエンザ様症状を呈しうることから，症状のみではなく地域の流行状況なども勘案して総合的に判断する．

- インフルエンザでは，咽頭後壁に明瞭な輪郭をもつ紅色のリンパ濾胞が形成され，診断に有用という報告がある[2]（図1）．

b 検査・鑑別診断

- インフルエンザが疑われる場合にはイムノクロマト法を用いたインフルエンザウイルス抗原の迅速診断キットで検査を行う．

- インフルエンザの発症早期は体内のウイルス量が少なく，迅速診断キットの陽性率が低くなることが知られている．発症から12時間以内，12～24時間，24～48時間の感度はそれぞれ35％，66％，92％と報告されている[3]．強く疑う場合には時間をおいて（発症24～48時間後に）再検査を行うことが望ましい．

呼吸器感染症　**69**

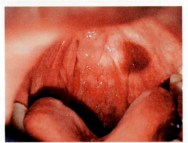

図1 インフルエンザでみられる境界明瞭なリンパ濾胞

- 現在市販されている迅速診断キットの多くは，その検出抗体としてインフルエンザウイルスの核蛋白に対する抗体を使用し，A型，B型インフルエンザを検出する．A型ではH1, H3をはじめ，トリを含む動物のインフルエンザの診断にも使用可能である[4].
- 写真の現像技術を応用し，銀コロイドを用いて検出感度を向上させた新しいインフルエンザ迅速診断キットが発売されており（診断機器を購入する必要あり），通常の診断キットでは検出できない発症早期でも診断が可能となっている．
- 検体採取が不適切だと検査の陽性率が下がるため，検体を適切に採取することも重要である．スワブを鼻腔底に沿ってゆっくりと奥まで挿入し，抵抗を感じたところで10秒間そのまま留置し，ゆっくりと回転させながら引き抜いて鼻腔ぬぐい液を採取する．

c 起炎菌

- ヒトに感染するインフルエンザウイルスはA型，B型，C型の3種類であるが，C型は感染力が弱く流行することはないため，問題となるのはA型とB型の2種類である．
- 2009年のインフルエンザパンデミック以前に流行していたA型インフルエンザウイルスの亜型はH1N1（ソ連型），H3N2（香港型）であったが，パンデミック以降はH1N1（ソ連型）は姿を消し，H1N1（2009パンデミック型）とH3N2（香港型）が流行している．

d 治療

- かぜ症候群の原因となるウイルスの中で治療法が確立しているのはインフルエンザのみである．細胞内で増殖したインフルエンザウイルスが細胞外に遊離する過程を阻害するNA阻害薬が現在のところ主流となっており，内服薬や吸入薬，注射製剤など様々な選択肢がある．

- NA 阻害薬は，症状発現から 48 時間以内に投与すれば発熱期間を 1〜2 日短縮でき，ウイルス排泄量を減少させ感染拡大を防ぐことができる．症状発現から 48 時間以上経過している患者への投与は，その有効性を裏づけるデータがなく通常は行われない．
- オセルタミビルとザナミビルは症状が改善しても途中で自己中断せず，5 日間きちんと内服（吸入）するよう患者に指導する．これは，解熱後も体内に残存し排泄されるウイルスの量を減少させ，感染拡大を防ぐ目的がある．
- オセルタミビルの 10 歳以上の未成年者に対する投与は，因果関係は不明であるが異常行動発現の報告があるため控えたほうがよい．
- 重症例にはオセルタミビル内服か，ペラミビル点滴を使用する．
- 内服が困難な場合や確実な投与が必要と判断される場合には，ペラミビル点滴を使用し，重症度に応じて連日反復投与する．
- インフルエンザウイルスのシーズンごとの各種 NA 阻害薬への耐性化率は国立感染症研究所のウェブサイトで確認することができる．
- 漢方薬の麻黄湯はインフルエンザの初期に保険適用がある．
- 2018 年 3 月に，新しい作用機序であるキャップ依存性エンドヌクレアーゼ阻害薬が上市された．単回内服の薬であり，今後処方が増えると思われる．

> - オセルタミビル（タミフル®）：75 mg，1 日 2 回，5 日間，内服
> - ザナミビル（リレンザ®）：2 ブリスター（10 mg），1 日 2 回，5 日間，吸入
> - ラニナミビル（イナビル®）：2 容器（40 mg），単回，吸入
> - 麻黄湯：1 回 1 包（2.5 g），1 日 3 回，内服
> 内服が困難な場合
> - ペラミビル（ラピアクタ®）：300 mg（重症例 600 mg），24 時間ごと，必要に応じて連日反復投与，30 分以上かけて点滴

e 効果判定・予後

- NA 阻害薬投与後の平均解熱時間（投与開始から 37.5℃ を切るまでの時間）は，A 型で 20 数〜30 数時間程度，B 型で 30 数〜40 数時間前後であり，A 型に比べ B 型インフルエンザでは NA 阻害薬の有効性がやや低いことが知られている[4]．
- インフルエンザ罹患後に細菌性肺炎を合併することがある．特に慢性呼吸器疾患など基礎疾患をもつ高齢者においては，肺炎の合併に十分な注意を払う．インフルエンザに合併する細菌性肺炎の起炎

呼吸器感染症 71

菌として，肺炎球菌，インフルエンザ菌，黄色ブドウ球菌の頻度が高い．

■f 感染対策

■ 学校保健安全法では，インフルエンザ発症後5日が経過し，かつ，解熱後2日が経過するまでは登校は控えることとなっている．日数の数え方に注意が必要で，症状が出た日を0日目とし，その翌日を第1日として算定する．

■ 出勤停止期間については各企業や組織ごとに定められているのが現状であるが，最低でも解熱後2日経過するまでは出勤を自粛することが望ましい．

●文 献

1) Call SA et al：Does this patient have influenza? JAMA **293**：987-997, 2005
2) Miyamoto A et al：Posterior pharyngeal wall follicles as early diagnostic marker for seasonal and novel influenza. Gen Med **12**：51-60, 2011
3) Keitel K et al：Performance characteristics of a rapid immunochromatographic assay for detection of pandemic influenza A（H1N1）virus in children. Eur J Pediatr **170**：511-517, 2011
4) 日本臨床内科医会（編）：インフルエンザ診療マニュアル 2016-2017 年シーズン版，第 11 版，p9-p26，日本臨床内科医会，東京，2016

7 市中肺炎

community–acquired pneumonia：CAP

診療の 肝

- 市中肺炎は自立して生活しているほぼ健常な人々に発症する肺炎である.
- 肺炎球菌の頻度が最も高い.
- 重症度に応じてエンピリック治療を行う.
- 高齢者では抗酸菌検査も実施する.

■ 肺炎は主に肺実質における急性感染性炎症性疾患である.

■ 肺炎は起炎微生物，患者の臨床背景，基礎疾患，全身状態，によりきわめて多様な病態を呈する.

a 症状・身体所見 （表1）

■ 肺炎の臨床診断は急性の感染徴候と新たに出現した肺病変の存在に基づいてなされる. 健常な人が市中で生活している間に肺炎を発症した場合には，発症の経過は問診により確認できることがほとんどである.

■ 身体診察ではまずバイタルサインをみて，急性感染に合致する所見（体温上昇，頻脈，頻呼吸，意識状態の変化など）を確認する. さらに，肺病変を示唆する所見［頻呼吸，経皮的動脈血酸素飽和度（SpO_2）低下，呼吸音の異常・左右差・ラ音の存在，胸膜摩擦音など］を確認する.

■ 問診および診察では他臓器の感染徴候がないことを確認することもきわめて重要である.

b 検査所見・鑑別診断 （表2）

■ 血液検査では炎症所見［白血球数の増加あるいは減少，好中球の核の左方移動，C反応性蛋白（C-reactive protein：CRP）高値など］を認める. 電解質異常や他臓器障害の合併について評価することも重要である. 動脈血液ガス分析では低酸素血症および酸塩基平衡障害の有無について評価する.

■ 胸部X線で肺区域の分布に一致した異常陰影を認める場合には，肺炎の臨床診断を支持する.

■ 鑑別診断として，肺結核，肺癌，間質性肺炎，心不全，他臓器の感染症，膠原病などが重要である.

■ 肺炎の診療においては重症度を判定し，予後を予測することが必要である. 米国肺炎診療ガイドラインは大規模市中肺炎研究によ

呼吸器感染症 73

表1　市中肺炎の症状・身体所見

- 現病歴：臨床経過の把握，悪寒戦慄，発熱，全身倦怠，咳，痰，胸痛，呼吸困難感，神経症状（頭痛，めまい，意識障害など），消化器症状（腹痛，下痢など）
- 既往歴：併存疾患，内服薬など
- 家族歴，生活歴，職業歴，旅行歴，動物飼育・接触歴
- 意識状態およびその変化
- チアノーゼの有無
- バイタルサイン：脈拍，血圧，体温，呼吸数，SpO$_2$
- 胸部聴診所見：呼吸音（左右差・変化，ラ音の有無など），心雑音，過剰心音
- 全身の診察：合併症，他臓器病変の推定

表2　市中肺炎の検査所見

- 血液検査：白血球増多あるいは減少，好中球の核の左方移動，血沈亢進，凝固異常など
- 血清学的検査：CRP 高値
- 生化学検査：臓器障害，電解質異常
- 動脈血液ガス分析
- 胸部単純 X 線：肺炎の確認
- 胸部 CT：病変をより正確に評価できるため，他疾患との鑑別を要する際に実施

るスコアリング・システム（Pneumonia Severity Index：PSI）を用いており，エビデンスに基づいた患者群別と入院基準を示している（表3）[1]．

■ A-DROP スコア[2] は，年齢，脱水，呼吸状態，意識障害，血圧の5項目を用いて重症度をより迅速かつ簡便に判定できる（図1）が，PSI の判定と一致しない場合もある．

C　起炎微生物（表4）

■ 肺炎患者を適切に治療するには患者の臨床背景，肺炎の重症度，臓器障害の程度を把握するとともに，起炎微生物の特定を進めていくことが重要である．

■ 喀痰検査では良質な喀痰を得て喀痰塗抹のグラム染色および培養をあわせて評価することが必要である．

■ 高齢者では抗酸菌塗抹培養検査も必ず実施する．

■ 肺炎球菌の頻度が最も高く，次にマイコプラズマ，インフルエンザ菌が多く，モラクセラ，肺炎クラミドフィラ，クレブシエラ，嫌気性菌，連鎖球菌なども原因となる．流行期にはライノウイルス，インフルエンザウイルス，ヒトメタニューモウイルス，ヒト RS ウイルス，パラインフルエンザウイルスなど呼吸器系ウイルスの関与も大きくなる[3]．

表3 Pneumonia Severity Index

ステップ1

以下のいずれにも該当しない場合には　クラス1と判定
一つでも該当する場合にはステップ2でスコア算出
1. 50歳以上
2. 基礎疾患（肝疾患，うっ血性心不全，脳血管疾患，腎疾患）を有する
3. 意識障害の存在，呼吸数30回/分以上，収縮期血圧90 mmHg未満，体温35℃未満あるいは40℃超，脈拍数125/分以上

ステップ2

項目		ポイント	項目		ポイント
年齢	男性	年齢数	身体所見	精神状態の変化	+20
	女性	年齢数−10		呼吸数≧30回/分	+20
ナーシングホーム居住者		+10		収縮期血圧＜90 mmHg	+20
基礎疾患	悪性腫瘍	+30		体温＜35℃または≧40℃	+15
	肝疾患	+20		脈拍数≧125/分	+10
	うっ血性心不全	+10	検査：胸部Ｘ線所見	動脈血 pH＜7.35	+30
	脳血管障害	+10		BUN≧30 mg/dL	+20
	腎疾患	+10		Na＜130 mEq/L	+20
				血糖≧250 mg/dL	+10
				ヘマトクリット＜30%	+10
				PaO_2＜60 Torr（SpO_2＜90%）	+10
				胸水の存在	+10

危険度	点数	患者数	死亡率	推奨される治療の場
I	点数なし	3,034	0.1	外来
II	70以下	5,778	0.6	外来
III	71〜90	6,790	2.8	入院（短期）
IV	91〜130	13,104	8.2	入院
V	130以上	9,333	29.2	入院

［Fine MJ et al：N Engl J Med **336**：246-247，1997を参考に著者作成］

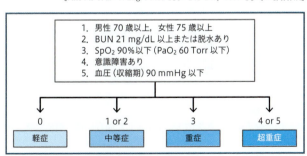

図1　A-DROPスコア

［日本呼吸器学会（編）：成人肺炎診療ガイドライン2017, p12, 日本呼吸器学会, 東京, 2017より許諾を得て改変して転載］

表4　起炎微生物に関する検査

- 細菌学的検査：膿性痰が得られれば，塗抹グラム染色および好気培養を行う．痰の性状にかかわらず抗酸菌検査は実施する
- 迅速診断：当該感染症が疑われた場合には以下の検査を実施する．インフルエンザウイルス抗原検査，ヒトメタニューモウイルス抗原検査，ヒトRSウイルス抗原検査，マイコプラズマ抗原検査，肺炎球菌抗原検査
- 尿検査：肺炎球菌尿中抗原検査，レジオネラ尿中抗原検査
- 血清抗体価測定：マイコプラズマ，クラミジア

d 治　療

1）エンピリック治療

■ 起炎微生物が確定できていない・できない場合には，推定される起炎微生物をカバーする抗菌薬を選択する．

■ 細菌性肺炎を主と考えられる場合：β-ラクタマーゼ阻害薬配合ペニシリン，第三世代セフェム系薬．

- スルバクタム・アンピシリン（ユナシン®-S）：3g，6～8時間ごと，点滴
- セフトリアキソン（ロセフィン®）：2g，24時間ごと，点滴
- セフォタキシム（セフォタックス®）：1～2g，8時間ごと，点滴

■ マイコプラズマ肺炎が強く疑われる場合：マクロライド系薬，アザライド系薬，テトラサイクリン．

- アジスロマイシン（ジスロマック®）：500mg，24時間ごと，点滴
- ミノサイクリン（ミノマイシン®）：100mg，12時間ごと，点滴

■ 重症肺炎：第三世代セフェム系薬あるいはカルバペネム系薬＋アザライド系薬あるいはキノロン系薬．

メロペネム（メロペン®，0.5～1g，8時間ごと，点滴）＋アジスロマイシン（ジスロマック®，500mg，24時間ごと，点滴）またはレボフロキサシン（クラビット®，500mg，24時間ごと，点滴）

■ インフルエンザの関与：抗インフルエンザウイルス薬．

2）標的治療

■ 初期治療開始後に起炎微生物が確定した場合には，標的治療に移行する．

■ 標的治療ではできるだけ狭域抗菌薬を選択する．

■ 初期治療において，広域抗菌薬や抗菌薬の併用が行われている場

合には，標的治療にて推奨されている抗菌薬の単剤投与に変更する（de-escalation）．

3) スイッチ療法

■ 静注薬から経口薬へのスイッチ療法は，入院期間を短縮して患者の生活の質（quality of life：QOL）を改善することが期待される．可能であればスイッチ療法を実施する．

■ スイッチ療法導入の目安として，以下を満たすことが必要である．

①呼吸器症状（咳，呼吸困難など）の改善
②バイタルサインの改善
③血液検査における炎症所見の改善
④経口摂取の十分な改善

e 治療効果の判定・予後

■ 診断時の予後予測には PSI などを用いる（表3）．

■ 治療の効果判定は，自覚症状の改善および他覚所見の改善を評価して行う．

■ 治療効果の改善が得られない場合には，抗菌薬の変更を考慮するとともに，鑑別診断を改めて行う．

■ 治療期間は抗菌薬の投与期間は症状および検査所見の改善に応じて決定する．5〜7日間が目安となる．

■ レジオネラ肺炎やクラミジア肺炎では治療期間の目安を2週間とする．

f 感染対策など

■ 飛沫感染対策を要する疾患：インフルエンザなどの呼吸器系ウイルス感染症，マイコプラズマ肺炎．

■ 感染症法による届出を要する疾患：侵襲性肺炎球菌感染症，侵襲性インフルエンザ菌感染症，レジオネラ症．

■ 集団感染が問題となる疾患：レジオネラ症（感染源の特定に努める），呼吸器系ウイルス感染症．

● 文　献

1) Fine MJ et al：A prediction rule to identify low-risk patients with community-acquired pneumonia. N Engl J Med **336**：243-250, 1997
2) 日本呼吸器学会（編）：成人肺炎診療ガイドライン 2017，日本呼吸器学会，東京，2017
3) Jain S et al：Community-acquired pneumonia requiring hospitalization among U.S. adults. N Engl J Med **373**：415-427, 2015

8 院内肺炎，医療・介護関連肺炎
hospital-acquired pneumonia, nursing and healthcare-associated pneumonia

診療の 肝

- 院内肺炎の代表的な起炎菌を知っておく．
- 重症度判定をする．
- 耐性菌の危険因子を把握する．
- 院内肺炎，医療・介護関連肺炎の予防について理解する．

A 院内肺炎（HAP）

- 入院後 48 時間以上を経てから発症した肺炎であり，入院時すでに感染していたものを除く．入院 4 日以内発症例を早期発症，5 日以上での発症例を晩期発症と定義する[1]．
- 院内肺炎の存在は平均 7～9 日の入院日数の増加につながる．入院 1,000 人あたり 5～10 人の割合ともいわれる．集中治療室（intensive care unit：ICU）におけるすべての感染症の約 25％を占める．
- 早期発症例では一般に予後良好で抗菌薬感受性菌が原因となることが多いが，抗菌薬既使用例や 90 日以内に入院歴がある場合には耐性菌が原因の可能性があり，注意が必要である．
- 致死率は 30～70％と幅があり，菌血症例，特に緑膿菌やアシネトバクター属菌が原因の際には予後不良である[1]．
- 緑膿菌，大腸菌，クレブシエラ，アシネトバクター属菌などの好気性グラム陰性菌やブドウ球菌などが代表的なものであげられる（表 1）．
- ブドウ球菌肺炎は特に糖尿病，頭部外傷，ICU 入室患者などで原因となる．レジオネラ肺炎については給湯などに問題があれば Sero group 1 が原因となる可能性がある．

a 診 断

- 問診と身体所見を行う．
- 胸部 X 線写真を 2 方向から撮る．
- 酸素飽和度の測定は必須である．
- 一般的な血液検査も必要である．
- 下気道の検体はできるだけ採取する．
- 塗抹検鏡法で優勢な菌種や好中球の貪食像などの確認は重要である．肉眼的評価は Miller & Jones の分類と Geckler の分類にて行う．

表1　院内肺炎，医療・介護関連肺炎における主な検出菌

耐性菌リスクなし	・肺炎球菌 ・MSSA ・グラム陰性腸内細菌科細菌（クレブシエラ属，大腸菌など） ・インフルエンザ菌 ・口腔内レンサ球菌
耐性菌リスクあり	（上記の菌種に加え，下記の菌を考慮する） ・MRSA ・緑膿菌 ・ESBL 産生菌 ・AmpC 型β-ラクタマーゼ産生菌

［日本呼吸器学会（編）：成人肺炎診療ガイドライン 2017，p37，日本呼吸器学会，東京，2017 より許諾を得て転載］

■喀痰培養は，院内肺炎での起炎菌の頻度の把握にもつながり治療戦略を考えるうえで重要である．

b 重症度分類

■5 つの生命予後予測因子（①悪性腫瘍または免疫抑制状態，②酸素化，③意識レベル，④年齢，⑤乏尿または脱水）と肺炎重症度規定因子（CRP 20 mg/dL 以上であること，胸部 X 線写真での陰影の広がりが一側肺の 2/3 以上であること）の 2 項目から判定する（図1）．

c 治療

■初期治療にあたりまず多剤耐性菌の危険因子の評価が重要である．初期治療が適切な場合の致死率は変更を余儀なくされた場合に比較し低下するという報告もある（16.2% vs. 24.7%）[2]．

■表2 のような耐性菌の危険因子があれば，過去の培養も参考にしながら抗菌薬を選択する．

■肺炎が軽症から中等症で危険因子を有すると判断される患者．

> ・セフォチアム（パンスポリン®）：1 g，6 時間ごと，点滴
> または
> ・抗緑膿菌作用をもたないセフォタキシム（セフォタックス®）：1 g，6 時間ごと，点滴
> または
> ・レボフロキサシン（クラビット®）500 mg，24 時間ごと，点滴
> または
> ・クリンダマイシン（ダラシン®S，600 mg，8 時間ごと，点滴）
> ＋アズトレオナム（アザクタム®，1 g，8 時間ごと，点滴）

■肺炎は軽症であるが，危険因子を有すると判断される患者には抗緑膿菌作用を有する抗菌薬を使用する．

呼吸器感染症　**79**

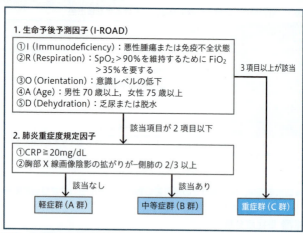

図1 院内肺炎の重症度分類
[日本呼吸器学会（編）：成人肺炎診療ガイドライン2017，p41，日本呼吸器学会，東京，2017より許諾を得て転載]

表2 耐性菌の危険因子

1) 過去90日以内の経静脈的抗菌薬の使用歴
2) 過去90日以内に2日以上の入院歴
3) 免疫抑制状態
4) 活動性の低下：PS≧3，バーセル指数*＜50，歩行不能，経管栄養または中心静脈栄養法
→ 2項目以上で耐性菌の高リスク群

*：バーセル指数：1．食事，2．移動，3．整容，4．トイレ動作，5．入浴，6．歩行，7．階段昇降，8．着替え，9．排便，10．排尿について各々0〜15点で評価し，0〜100点でスコアリングする．

[日本呼吸器学会（編）：成人肺炎診療ガイドライン2017，p41，日本呼吸器学会，東京，2017より許諾を得て転載]

- ピペラシリン（ペントシリン®，2g，6時間ごと，点滴）＋トブラマイシン（トブラシン®，2〜3mg/kg，腎機能正常であれば24時間ごと，点滴）
または
- セフタジジム（モダシン®）：1g，6〜8時間ごと，点滴

■ 肺炎が中等症以上で危険因子を有すると判断される患者および重症と判断される患者には，抗緑膿菌作用を有する β-ラクタム系薬±フルオロキノロン系薬またはアミノグリコシド系薬を使用する．

- セフタジジム（モダシン®，1g，6〜8時間ごと，点滴）＋レボフロキサシン（クラビット，500mg，24時間ごと，点滴）またはトブラマイシン（トブラシン®，2〜3mg/kg，腎機能正常であれば24時間ごと，点滴）

〈MRSAを原因として否定できない場合〉

- バンコマイシン（塩酸バンコマイシン®）：腎機能正常であれば0.5g，6時間ごと，点滴
または
- リネゾリド（ザイボックス®）：600mg，12時間ごと，点滴

〈レジオネラ肺炎を否定できない場合〉

- セフォタキシム（セフォタックス®，1g，6時間ごと，点滴）＋アジスロマイシン（ジスロマック®，500mg，24時間ごと，点滴）
または
- セフォタキシム（セフォタックス®，1g，6時間ごと，点滴）＋シプロフロキサシン（シプロキサン®，300〜400mg，12時間ごと，点滴）

■ 適切な抗菌薬の選択と至適量：ほとんどのβ-ラクタム系薬は肺内濃度は血中の50%にも満たない．一方，フルオロキノロン系薬やリネゾリドは気道分泌液濃度は血中と同等以上の濃度の達成が可能である．また，グラム陰性桿菌においてはアミノ配糖体系薬やフルオロキノロン系薬でpost antibiotic effectが期待される．このような薬物動態や特性も考慮して抗菌薬選択の参考にするのも大切である．

B 人工呼吸器関連肺炎（ventilator-associated pneumonia：VAP）

■ VAPは気管挿管による人工呼吸開始48時間以降に発症する肺炎と定義される．ただし，挿管前に肺炎がないことが条件である．
■ 発症率は9〜24%で，内科系成人でICUでのVAP発症率は1%/日で上昇する．

a 診 断
■ 臨床的に発熱，白血球増加，酸素分圧の低下，胸部X線写真での異常陰影の出現と持続，膿性分泌物などから総合的に判断する．

b 予 防
■ フルオロキノロン系薬の使用制限はMRSAの頻度を減少させる．レジオネラ肺炎の院内感染の予防という観点からは給湯系の環境

呼吸器感染症　81

表3　NHCAP の定義

1. 長期療養型病床群もしくは介護施設に入所している
2. 90 日以内に病院を退院した
3. 介護を必要とする高齢者，身障者
4. 通院にて継続的に血管内治療（透析，抗菌薬，化学療法，免疫抑制薬等による治療）を受けている

介護の基準
PS3：限られた自分の身の回りのことしかできない．日中の 50％以上をベッドか椅子で過ごす．以上を目安とする
1. には精神病床も含む

［日本呼吸器学会（編）：医療・介護関連肺炎診療ガイドライン，p7，日本呼吸器学会，東京，2011 より許諾を得て転載］

管理も重要となる．

■ 患者の頭位については特に人工呼吸管理中あるいは経管栄養中の場合に 30〜45℃に保持するのが VAP の減少に有効である．

■ 血糖に関しては 80〜110 mg/dL のレベルで厳格に管理すると外科系 ICU 患者において致死率を減少させるという報告がある（4.6％ vs. 8％）．

■ 栄養に関しては経管栄養のほうが経静脈栄養より VAP の減少には有効である．

■ ストレス潰瘍の予防に関しては H_2 受容体拮抗薬とプロトンポンプ阻害薬のほうがスクラルファートよりも優る．

■ 輸血を最小限にし，口腔ケアをしっかり行うことも大切である．

■ 7 日以内の早期の気管切開は肺炎の頻度を下げない．

■ 鎮静に関しては日中は中断して覚醒させるほうが持続使用より合併症が少ない．

■ 最近の研究で，喉頭下の持続分泌物吸引が VAP を半減させることが判明した[3]．

C　医療・介護関連肺炎（NHCAP）

■ NHCAP は 2005 年に米国から世界ではじめて紹介された疾患概念であり，ここには日本でいう市中肺炎と院内肺炎の患者が混在している．そこで日本呼吸器学会がわが国の実情にあわせて医療・介護関連肺炎を定義した（表3）[4]．NHCAP は市中肺炎と院内肺炎の中間の概念で，市中肺炎より耐性菌の関与が想定される群ととらえることができる．

■ 発症機序としては以下のようなものがあげられる[4, 5]．

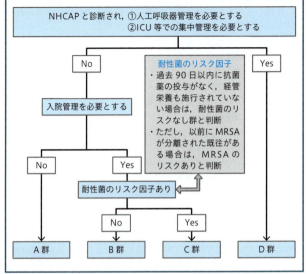

図2 NHCAPの治療区分アルゴリズム
[日本呼吸器学会（編）：医療・介護関連肺炎診療ガイドライン，p9，日本呼吸器学会，東京，2011より許諾を得て転載]

- 入所患者や介護度の高い患者に多い脳血管障害の後遺症，認知機能低下
- 神経筋疾患などを背景とした嚥下機能の低下
- 抵抗力の低下に付随して，インフルエンザウイルス罹患後の二次性の細菌性肺炎
- 透析患者での血管に親和性の高い微生物による耐性菌肺炎
- 免疫抑制薬内服下の日和見感染症としての肺炎など

a 治療区分の考え方

■ NHCAPの患者は患者背景も様々で，一律に重症度設定することが困難と考えられ，予後予測も難しい．したがって，耐性菌の危険因子を判断材料としながら治療の必要性を吟味して治療区分のアルゴリズム（図2）が作成されている．

b 起炎菌の検査

■ 一般的な白血球，CRPなどの炎症を反映した項目，胸部単純X線写真と喀痰が喀出されれば，培養が主な検査項目となる．

- 患者は介護度が高く自力で喀痰の喀出ができないことが市中肺炎に比較して多く，気管挿管して膿性な部分を含む検体が得られれば，グラム染色をして同時に培養も提出する．
- 免疫抑制状態の患者も多いので，結核の可能性も常に念頭において抗酸菌の培養も提出する．
- 胸部単純X線写真は指示に従えない患者も多く，ポータブル写真や吸気不十分で撮影されることも多い．過去の写真と比較しながら新しい陰影の有無を評価する．

C 抗菌薬の選択

- A群：最近90日以内に抗菌薬の投与がなく，経管栄養も施行されていない場合．耐性菌のリスクがないとして市中肺炎の原因微生物に近いものが想定される．
- B群：呼吸不全や全身状態が悪い場合には入院が必要になるが，耐性菌リスクがないもの．誤嚥性肺炎の可能性があれば嫌気性菌を意識した抗菌薬，そうでない場合には第三世代セフェム系薬などを中心に使用する．
- C群：入院かつ耐性菌リスクがあるので，嫌気性菌のみならず必要に応じて抗緑膿菌作用のある薬剤を使用する．あるいはMRSAのリスクがあって気管支肺炎の形をとっていたりグラム染色でも単一菌でグラム陽性球菌がみられる場合にはバンコマイシンなどの抗MRSA作用のある薬剤を使用する．筆者の施設の福山らのデータでは，入院を必要とした医療・介護関連肺炎においても良質な喀痰が得られた患者のおおよそ1/3は肺炎球菌が起炎菌であった（表4）[6]．
- D群：重症群で一般の重症肺炎に準じて2剤の広域抗菌薬を使用せざるをえないことが多くなる．
- 投与期間は7〜10日間が一般的である．
- 抗菌薬の効果判定は血液検査に頼るのではなく，バイタルサインでの呼吸数の低下や活気・食欲の回復などが実臨床では指標になる．
- 誤嚥性肺炎の患者では，食事の量や経鼻チューブからの水分投与が多くなっても発熱に関与する場合が多く，栄養のつけ方と水分調整も管理上きわめて大切である．
- 呼吸器感染症の起炎菌や薬剤感受性は各施設で異なることが多い．ガイドラインで大枠の考えを参考にしながらも，1例1例の患者背景を丁寧に突き詰めて原因微生物と対応する抗菌薬を考えていく地道な作業が最も核になることを強調しておく．

表4 医療・介護関連肺炎の起炎菌

	NHCAP (n=118)	CAP (n=66)	P値
Streptococcus pneumoniae	40 (33.9)	23 (34.8)	0.896
Streptococcus spp.	12 (10.2)	2 (3.0)	0.080
MSSA	3 (2.5)	0	0.261
MRSA	2 (1.7)	0	0.410
Moraxella catarrhalis	9 (7.6)	8 (12.1)	0.313
Acinetobacter baumannii	1 (0.8)	1 (1.5)	0.463
Haemophilus influenzae	37 (31.4)	14 (21.2)	0.140
BLNAR	12 (10.2)	5 (7.6)	0.560
Haemophilus spp.	5 (4.2)	1 (1.5)	0.233
Pseudomonas aeruginosa	9 (7.6)	2 (3.0)	0.127
Stenotrophomonas maltophilia	1 (0.8)	0	0.641
Klebsiella pneumoniae[a]	19 (16.1)	3 (4.5)	0.020*
Escherichia coli	2 (1.7)	0	0.410
Mycoplasma pneumoniae	1 (0.8)	4 (6.1)	0.051
Chlamydophila pneumoniae	1 (0.8)	3 (4.5)	0.117
Legionella pneumophila	0	1 (1.5)	0.359
Anaerobic organisms	0	4 (6.1)	0.016*
Other organisms[b]	4 (3.4)	5 (7.6)	0.126
Polymicrobial pathogens[c]	28 (23.7)	5 (7.6)	0.006*
Atypical pathogens	2 (1.7)	8 (12.1)	0.003*
MDR pathogens[d]	13 (11.0)	3 (4.5)	0.135

*有意差あり.
[a]：1例はESBL産生菌. [b]：シトロバクターなど9種類の細菌やウイルス.
[c]：最も多かった組み合わせは肺炎球菌とインフルエンザ菌. [d]：MRSAなど4菌種.
[Fukuyama H et al：Infect Chemother **19**：722，2013 より引用]

●文　献

1) 日本呼吸器学会（編）：成人肺炎診療ガイドライン2017，日本呼吸器学会，東京，2017
2) Maruyama T et al：A prospective comparison of nursing home-acquired pneumonia with hospital-acquired pneumonia in non-intubated elderly. Respir Med **102**：1287-1295, 2008
3) Li Bassi G et al：Prevention of ventilator-associated pneumonia. Curr Opin Infect Dis **30**：214-220, 2017
4) 日本呼吸器学会（編）：医療・介護関連肺炎診療ガイドライン，日本呼吸器学会，東京，2011
5) Shindo Y et al：Health-care-associated pneumonia among hospitalized patients in a Japanese community hospital. Chest **135**：633-640, 2009
6) Fukuyama H et al：A prospective comparison of nursing- and healthcare-associated pneumonia（NHCAP）with community-acquired pneumonia（CAP）. J Infect Chemother **19**：719-726, 2013

呼吸器感染症　**85**

9 胸水，膿胸

pleural effusion, empyema

診療の肝

- 胸水貯留をみたらまず胸腔穿刺を行う．
- 滲出性胸水の鑑別疾患は多数あり，胸水検査のみでは診断に至らないことも多々ある．
- 膿胸の死亡率は 6〜20% と依然として高い．
- 膿胸患者の背景には年齢，基礎疾患，免疫低下，ステロイド使用など多くの因子が絡むことも多いため，胸腔内に限局した疾患としてではなく，全身疾患に伴う病態としてとらえ診療にあたる必要がある．

A 胸 水

- 胸腔には正常でも少量の胸水（10〜15 mL 程度）が存在しており，肺と壁側胸膜の摩擦を防ぐ．
- 胸水は胸膜の毛細血管や肺実質から産生され（1 日約 15 mL），壁側胸膜のリンパ管にて同程度吸収されるが，そのバランスが崩れると胸水が増加する．
- 胸水が増加する病態：①静水圧の上昇，②胸腔内圧の低下，③リンパ管圧の上昇，④血管透過性の亢進，⑤膠質浸透圧の低下など．

a 症状・身体所見

1) 症 状
- 少量（500 mL 以下）ではほとんど症状はない．ただし，胸膜炎や膿胸の場合は少量でも胸痛を生じる．
- 胸水が増加し呼吸運動の障害などをきたした場合，呼吸困難や咳嗽などが出現する．
- 肺炎随伴性胸水のように肺実質の炎症を伴う場合は湿性咳嗽となる．

2) 身体所見
- 患側で打診上，濁音界を認め，聴診では呼吸音の減弱，声音振盪の減弱を認める．
- 大量胸水では山羊音（egophony）を聴取することもある．
- 胸膜摩擦音は胸水貯留の早期や再吸収時期に聴取する．

b 検 査

1) 胸部 X 線
- 立位側面像で後部肋骨横隔膜角の鈍化，立位側面像で肋骨横隔膜

角の鈍化を認める．側面像が鋭敏であり，75 mL 程度の貯留で後部肋骨横隔膜角の鈍化が出現する．

2) 胸水穿刺

■ **最も重要な検査は胸水穿刺である**．胸水を評価するにあたりまず漏出性胸水か滲出性胸水かに分ける．その方法として 1972 年に提唱された Light の基準があげられる．すなわち，①胸水の総蛋白/血清総蛋白>0.5，②胸水の LDH/血清総 LDH>0.6，③胸水の LDH>血清 LDH 正常上限の 2/3 の 3 項目のうち，いずれか 1 項目を満たせば滲出性胸水の診断となる．ただ漏出性胸水でも 15～20％は本基準を満たす例があるため[1]，それを補うために胸水および血清中の総蛋白の差を計算し，その差が 3.1 g/dL 以上であれば漏出性胸水と判断する．

■ **胸水細胞診**：胸水細胞診で悪性細胞が確認されれば，その時点で癌性胸膜炎の診断となる．

■ **細胞分画**：多核白血球優位の場合は細菌感染が示唆される．特に，肺実質に浸潤影があれば肺炎随伴性胸水が考えられるが，浸潤影を伴わない場合は肺塞栓症，悪性疾患，ウイルス性疾患，アスベストによる胸膜病変などを考える．単核球優位となるのは結核，悪性疾患などがあげられる．

■ **グルコース**：胸水中のグルコースが低い場合（<60 mg/dL），鑑別疾患はかなり少なくなる．すなわち肺炎随伴性胸水～膿胸，悪性疾患，結核性胸膜炎，リウマチ性疾患に伴う胸水のいずれかに絞られる．

■ **アデノシンデアミナーゼ（ADA）**：ADA は結核性胸膜炎の診断に有用である．カットオフは 40～45 U/L であり，感度，特異度とも 92％と良好である[2]．高値であるほど結核の可能性が高くなるが，同疾患以外に ADA が上昇するものとして膿胸とリウマチ性胸膜炎があげられる．**結核菌の PCR が陽性であれば，その時点で診断となるが，陰性であっても否定できない**．

3) 胸膜生検

■ 胸膜生検を行う方法として Cope 針を用いて盲目的に行う経皮的針生検や胸腔鏡を用いた生検などがあげられる．

■ 診断率や，手技の習熟が必要なことなどから最近では経皮的針生検よりも胸腔鏡下の胸膜生検が主流となってきている．

■ 胸腔鏡には外科医が行う全身麻酔下胸腔鏡と，主に呼吸器内科が行う局所麻酔下胸腔鏡がある．

C 鑑別診断

■ 漏出性胸水は静脈圧の上昇や膠質浸透圧の低下で生じる，文字通りの漏れ出た胸水であり鑑別疾患は限られてくる（うっ血性心不

呼吸器感染症 **87**

全, 肝性胸水, ネフローゼ症候群, 低アルブミン血症など).

■ 一方で滲出性胸水は胸膜の炎症によって出現するため数多くの鑑別疾患が存在する. 滲出性胸水と判明した場合は, 上記に示した検査を追加して胸水貯留の原因となる疾患を検索する.

d 治 療

■ 漏出性胸水の多くは原疾患のコントロールで改善される. 大量胸水で症状を有する場合は胸腔ドレーンを用いての排液も考慮する.

■ 滲出性胸水でも原疾患の治療が基本であるが, 悪性疾患や膿胸など胸腔ドレーンを用いた排液が必要になる疾患もある.

B 膿 胸

■ 膿胸は胸腔内に細菌感染が成立し, 膿が貯留した状態である.

■ 原因としては細菌性肺炎, 肺膿瘍のような経気道的な感染が主であるが, 外科的処置後, 外傷後, 敗血症など直接的な波及や血流感染症が原因となることもある.

■ 経気道的な微生物の侵入を契機に胸水が貯留する場合を肺炎随伴性胸水と呼ぶ. 肺炎随伴性胸水には, 胸水内に微生物を伴わない単純性肺炎随伴性胸水と微生物を認める複雑性肺炎随伴性胸水に分けられるが, 複雑性肺炎随伴性胸水の中でも胸水自体が明らかに膿であり, 被包化する場合を膿胸と呼ぶ.

a 症状, 身体所見

■ 初発の症状は胸痛を伴う発熱, 咳嗽である.

■ 最近では高齢者やステロイド, 非ステロイド抗炎症薬 (NSAIDs) 使用患者など, 症状が出にくい症例もしばしば存在するため, 症状がないからといって膿胸を除外することはできない. むしろそのような背景をもつ患者が重症化しやすく注意を要する.

■ 身体所見は前述「A. 胸水」(p86) を参照.

b 検 査

1) 臨床検査

■ 血液検査で白血球の増加 (好中球増加) や CRP 上昇, 赤沈亢進などを認める.

2) 胸部 CT

■ 膿胸では胸膜の肥厚を認める.

■ 胸膜癒着のため被包化された場合は内側に凸方を呈する.

3) 胸水検査

■ 肺炎随伴性胸水や膿胸を疑う場合, 積極的に胸水穿刺を施行する.

■ 肉眼的性状 (色, 混濁, 出血の有無) やにおいを確認する. 嫌気性菌が関与している場合は独特な腐敗臭がする.

表1　肺炎随伴性胸水患者の予後不良因子（ACCPの分類）

胸腔内の状態		微生物学的検査		pH	カテゴリー	予後不良リスク	ドレナージの適応
少量で被包化なし（側臥位胸写で10 mm以下）	および	不明	および	不明	1	非常に低い	不要
中等量で被包化なし（胸郭の半分以下）	および	培養、グラム染色とも陰性	および	7.2以上*	2	低い	不要
・大量で被包化なし（胸郭の半分以上）・多房性の胸水・臓側胸膜の肥厚を伴う胸水	もしくは	培養、グラム染色のいずれかが陽性	もしくは	7.2未満**	3	中等度	必要
		明らかな膿			4	高い	必要

pHが測定できない場合は胸水中のグルコースで代用可（*60 mg/dL以上，**60 mg/dL未満）.

■ 細菌培養を提出する際は，嫌気性菌も検出できるよう嫌気ポーターも準備しておく．嫌気ポーターがない場合は，血液培養用の嫌気ボトルで代用可能である.

■ pHも重要であり血液ガス分析器での測定が望ましい（表1）.

c 起炎菌

■ 起炎菌の特徴として好気性菌のほうが嫌気性菌よりもやや多く，グラム陽性菌では市中肺炎では連鎖球菌，院内肺炎では黄色ブドウ球菌が多い．好気性グラム陰性桿菌では大腸菌，インフルエンザ菌，クレブシエラ属，緑膿菌が主であり，嫌気性菌ではバクテロイデス属とペプトストレプトコッカス属が多い.

■ Maskellらが報告した膿胸における起炎菌では口腔内に存在する細菌の頻度も高くなっている[3]．このような患者の背景として脳血管障害や頭頸部腫瘍の存在などによって嚥下機能が低下し恒常的に誤嚥が存在することが，膿胸の原因となっていることが考えられる[4].

d 治療

■ 抗菌薬投与および胸腔ドレーン留置が治療の柱である.

■ 胸腔ドレーン留置の必要性は予後不良因子によって決める.

■ 表1に米国胸部医学会（American College of Chest Physicians：ACCP）が示した予後不良因子を示す.

1) 抗菌薬

■ しばしば菌が複数検出されるため，培養検査が出るまでは嫌気性菌も含めてカバーする必要がある.

■ アミノ配糖体は酸性の環境では抗菌活性が著しく低下するため膿

呼吸器感染症　89

胸では推奨されない.

■ 院内肺炎を原因とした肺炎随伴性胸水，膿胸では緑膿菌を含めた耐性菌の関与を考慮して広域抗菌薬を選択する.

〈耐性菌リスクなし〉

> スルバクタム・アンピシリン (ユナシン®-S)：3 g，6〜8 時間ごと，点滴

〈耐性菌リスクあり〉

> ・タゾバクタム・ピペラシリン (ゾシン®)：4.5 g，6〜8 時間ごと，点滴
> または
> ・メロペネム (メロペン®)：1 g，8 時間ごと，点滴
> または
> ・ドリペネム (フィニバックス®)：1 g，8 時間ごと，点滴

2) 胸腔ドレナージ

■ ドレーンの太さに関しては一定した見解がない.

■ 慣習的に膿胸の場合，太いドレーンが選択されているがドレーンの太さによって死亡率や手術への移行率に差はなく，細いドレーンのほうが挿入時の疼痛が軽微であったとの報告がある[5].

3) その他

■ 上述の治療でも改善を認めない場合は線維素溶解療法や外科的治療を考慮する.

e 効果判定・予後

■ 抗菌薬の投与期間については明確なエビデンスはなく，患者それぞれの状況に応じて決めていくのが実情である.

■ 胸部 X 線写真上の陰影が完全に固定するまで抗菌薬を継続するのも一つの目安であり，一般的に数週間から 1 ヵ月以上を要する.

■ 胸水の排液量が 50 mL 以下にまで減少すれば，二次感染を防ぐためにも速やかにドレーンを抜去する.

■ 膿胸の死亡率は現在でも約 6〜20％と高い.

● 文 献

1) Light RW：胸膜疾患のすべて，第 2 版，診断と治療社，東京，2010
2) Goto M et al：Diagnostic value of adenosine deaminase in tuberculous pleural effusion：a meta-analysis. Ann Clin Biochem **40**：374-381, 2003
3) Maskell NA et al：The bacteriology of pleural infection by genetic and standard methods and its mortality significance. Am J Respir Crit Care Med **174**：817-823, 2006
4) 森永芳智ほか：膿胸・肺炎随伴性胸水. 呼吸器内科 **24**：465, 2013
5) Rahman NM et al：The relationship between chest tube size and clinical outcome in pleural infection. Chest **137**：536-543, 2010

10 肺結核

pulmonary tuberculosis

診療の 肝

- 高齢者，外国生まれの結核患者が増加している．
- 結核菌の検出が診断のゴールドスタンダードである．
- 治療は多剤併用療法，直接監視下短期化学療法（directly observed treatment short：DOTS）が基本である．

a 疫 学[1]

- 2000年以降罹患率は減少しているが，高齢者や合併症を有する患者の発病が多い．また若年層では外国生まれの結核患者数が増えている．

b 感染と発病形式（図1）

- 排菌者から喀出される痰のしぶきを吸入して起こる飛沫核感染．
- 初感染から引き続き発病する一次結核と，内因性再燃による二次結核は，感染局所での菌の毒力と宿主の細胞性免疫能とのバランスで時間差によって決定されると考えられている．

c 診 断[2]

- 典型的な症状：2週間以上続く咳，痰，微熱．
- 結核の基礎疾患または結核のハイリスク集団：糖尿病，胃潰瘍（胃切除），塵肺，人工透析（腎不全），悪性腫瘍，免疫抑制薬治療（生物学的製剤，ステロイドなど），HIV/AIDS，排菌患者接触者，路上生活者，高齢者，精神障害者，医療従事者など．
- 画像所見：S^1，S^2，S^6 に多い空洞病変，気道散布性の小結節影や小粒状影，微細分枝影（tree-in-bud pattern），結核腫を示唆する腫瘤性病変，結核性肺炎といわれる air-bronchogram を伴う浸潤影，粟粒結核の際のびまん性粒状影，胸水など多彩．免疫不全時には典型的な画像所見を呈しないことも多い．
- 抗酸菌検査：肺結核を疑ったら，喀痰（胃液でも可）検査の場合は原則として3回行う（菌陽性例でも1回では60%程度の陽性率）．検体の抗酸菌塗抹・培養，結核菌核酸増幅法検査，インターフェロンγ遊離試験（IGRA）などがある[3]．気管支鏡検査も有用なことがある．

d 治 療

1) 治療目標

- 速やかな殺菌：菌量が多い初期に強化療法．

呼吸器感染症 **91**

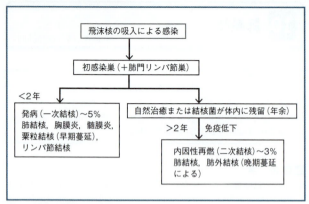

図1 結核の感染と発病形式

- 病巣部の完全滅菌:菌量が減少した時期に維持療法(二相治療方式).
- 耐性菌出現の防止:多剤併用化学療法.
- 外科治療:多剤耐性結核で主病巣が限局例.大量喀血や気胸の制御困難例など.

2) 治療の実際

a) 抗結核薬

- 以下の3群に分類する(表1)[2〜4].
  - first line drugs (a):強力な抗菌作用.菌の撲滅に必須の薬剤(リファンピシン,イソニアジド,ピラジナミド).リファンピシンが使用できない場合はリファブチンが使用できる.
  - first line drugs (b):first line drugs (a) との併用で効果が期待できる薬剤(ストレプトマイシン,エタンブトール).
  - second line drugs:first line drugs に比べ抗菌力は劣るが,多剤併用で効果が期待される薬剤(レボフロキサシン,カナマイシン,エチオナミド,エンビオマイシン,パラアミノサリチル酸,サイクロセリン).
- 新薬として多剤耐性結核のみを対象としてデラマニド,ベダキリンが使用できるようになった.

b) 治療のポイント

- first line drugs は有効血中濃度の確保と DOTS の普及,促進の観点から1日1回の投与が原則.
- イソニアジド,リファピシン,ストレプトマイシン,エタンブ

表1 抗結核薬の成人の標準投与量，最大投与量と主な副作用

	薬剤名（略号）	標準量 （mg/kg/日）	最大量 （mg/body/日）	主な副作用
1a	リファンピシン（RFP）	10	600	肝機能障害，発疹，熱，白血球・血小板↓
	リファブチン（RBT）	5	300	
	イソニアジド（INH）	5	300	肝機能障害，発疹，熱，末梢神経炎
	ピラジナミド（PZA）	25	1,500	肝機能障害，高尿酸血症
1b	ストレプトマイシン（SM[*1]）	15	750（1,000）	平衡・聴力，腎機能障害
	エタンブトール（EB[*2]）	15（20）	750（1,000）	視力障害，発疹
2nd	レボフロキサシン（LVFX[*3]）	1日量500 mg （40 kg未満は375 mg）		肝機能障害，光過敏，低血糖，関節痛
	カナマイシン（KM[*1]）	15	750（1,000）	聴覚，腎機能障害
	エチオナミド（TH[*4]）	10	600	肝機能障害
	エンビオマイシン（EVM[*5]）	20	1000	腎機能障害
	パラアミノサリチル酸（PAS）	200	12 g/日	肝・腎機能障害
	サイクロセリン（CS）	10	500	精神神経系副作用
MDR-TB のみ	デラマニド（DLM）	1回100 mg，1日2回		QT延長
	ベダキリン（BDQ）	1日1回400 mg，2週間 →1回200 mg，週3回		QT延長，肝機能障害

表は上から下に優先選択すべき薬剤の順に記載されている．RBTはRFP使用不可の場合選択．DLMとBDQの優先選択の順位付けなし．なおSM，KM，EVMの同時併用は不可．抗菌力や交差耐性などから，SM→KM→EVMの順に選択．
[*1] SM，KMは最初の2ヵ月以内は毎日投与可能．SM週3回，KM週2回投与時は1日最大1 g/bodyとする．
[*2] EBは最初の2ヵ月間は20 mg/kg（1,000 mg/日）投与可（視力障害に注意）．3ヵ月以後も継続投与する場合には15 mg/kg（750 mg/日）とする．
[*3] LVFXは小児や妊婦は禁忌．
[*4] THは200 mg/日より漸増する．
[*5] EVMは最初の2ヵ月間は毎日，以後は週2〜3回投与する．
MDR-TB：multidrug-resistant tuberculosis，多剤耐性結核．

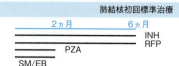

図2 治療のプロトコール
リファンピシン(RFP),イソニアジド(INH),ピラジナミド(PZA)が投与できない場合は成書参照,もしくは専門家へ相談.

トールのいずれか1剤に対する耐性頻度は8.5%,各薬剤ではイソニアジド(3.1%),リファンピシン(0.7%),ストレプトマイシン(4.5%),エタンブトール(1.3%),また,イソニアジドとリファンピシンに耐性(多剤耐性)は0.4%との報告があり,薬剤耐性の有無を確認する.

- リファンピシン,イソニアジドのアレルギー様の副作用(発疹・発熱など)が疑われる場合には投与を中止し,副作用の回復後に減感作療法を試みる(両剤は抗菌活性強化のため使用したい).必要に応じてステロイドを併用する場合もある.その他結核性髄膜炎,結核性心膜炎では,治療初期にステロイドの併用は勧められる.

- 抗結核薬と併用薬剤との相互作用に留意:リファピシンは以下の薬剤の血中濃度を低下させる.(ステロイド,カルシウム拮抗薬,経口糖尿病治療薬,シクロスポリン,クラリスロマイシン,クマリン系薬,プロテアーゼ阻害薬など)イソニアジドはフェニトイン,カルバマゼピンなどの血中濃度を上昇させる.

c) 治療のプロトコール
- 図2[2,4]に感受性例の治療のプロトコールを示す.

表2 入退院治療の基準

1 入院の基準
(1) 肺結核，咽頭結核，喉頭結核又は気管・気管支結核の患者であり，喀痰塗抹検査の結果が陽性である．
(2) (1) の喀痰塗抹検査の結果が陰性であった場合に，喀痰，胃液又は気管支検体を用いた塗抹検査，培養検査又は核酸増幅法の検査のいずれかの結果が陽性であり，以下のア，イ又はウに該当する．
　ア　感染防止のために入院が必要と判断される呼吸器等の症状がある．
　イ　外来治療中に排菌量の増加がみられている．
　ウ　不規則治療や治療中断により再発している．
2 退院の基準
　ア　2週間以上の標準的化学療法が実施され，咳，発熱，痰等の臨床症状が消失している．
　イ　2週間以上の標準的化学療法を実施した後の異なった日の喀痰の塗抹検査又は培養検査の結果が連続して3回陰性である．
　ウ　患者が治療の継続及び感染拡大の防止の重要性を理解し，かつ，退院後の治療の継続及び他者への感染の防止が可能であると確認できている．

[厚生労働省：感染症の予防及び感染症の患者に対する医療に関する法律における結核患者の入退院及び就業制限の取扱いについて　一部改正．健感発第 0907001 号，2014 より引用]

d) 入退院治療の基準（表2）[5]

■ 結核と診断したら直ちに最寄の保健所長に発生届け（感染症予防法第12条）を提出する義務がある．死亡後の結核診断例についても届出が必要である．

■ 医療費公費負担（第37条：入所命令患者対象，第37条の2：一般患者対象）を申請することで治療を受けやすくなるように支援する．

■ 排菌者は原則入院治療となる．

●文　献

1) 結核予防会疫学情報センター：結核の統計　年報2016
2) 日本結核病学会（編）：結核診療ガイドライン，第3版，南江堂，東京，2015
3) 日本結核病学会：インターフェロンγ遊離試験使用指針2014年5月．結核 **89**：717-725，2014
4) 日本結核病学会：「結核医療の基準」の改訂― 2018年．結核 **93**：61-68，2018
5) 厚生労働省：感染症の予防及び感染症の患者に対する医療に関する法律における結核患者の入退院及び就業制限の取扱いについて　一部改正．健感発第 0907001 号，2014

呼吸器感染症

11 非結核性抗酸菌症

nontuberculous mycobacteria：NTM

診療の 肝

- 非結核性抗酸菌（NTM）は，結核菌群を除いた培養可能な抗酸菌群の総称である．
- 近年，NTM による感染症が世界的に増加している．
- NTM 症のほとんどは慢性肺感染症である．まれに皮膚疾患，リンパ節炎や全身播種型など肺外疾患を起こす．
- 肺 NTM 症の起炎菌は，*Mycobacterium intracellulare, M. avium*［一括して *M. avium* complex（MAC）と呼ばれる］が 80％を占める．
- 肺感染症では慢性に経過し，中には肺構造が破壊され呼吸不全に至る例がみられる．

a 症状・身体所見

- 健診や人間ドックなどの画像診断にて，症状出現前の早期に診断される症例も増加している．
- 病勢が進行すると，肺の慢性感染症に伴う典型的な症状（咳嗽，喀痰，血痰，息切れ，全身倦怠感など）や身体所見（発熱，体重減少など）が認められる．

b 検査・診断

1) 画像所見

- 起炎菌として最も頻度の高い肺 MAC 症の画像所見としては，結核と同様に肺尖や上肺野中心に空洞が多発する線維空洞型と，中葉・舌区を中心に気管支拡張と小結節が多発する結節・気管支拡張型の 2 つのタイプがある．
- 線維空洞型は喫煙男性に多く，結節・気管支拡張型は 50 歳台以降の非喫煙女性に多い．
- 現在わが国で診断する肺 MAC 症の 90％以上は，結節・気管支拡張型である．

2) 診 断

- 肺 NTM 症は，症状，画像所見，組織所見だけで肺結核と確実に鑑別することはできない．
- 症状や画像所見から NTM 症が疑われる場合，確定診断には起炎菌の分離，同定が必須である．
- 喀痰の抗酸菌染色で塗抹が陽性であれば，結核か MAC 症かの鑑

表1 肺非結核性抗酸菌症の診断基準（日本結核病学会・日本呼吸器学会基準）

A．臨床的基準（以下の2項目を満たす）
　1．胸部画像所見（HRCTを含む）で，結節性陰影，小結節性陰影や分枝状陰影の散布，均等性陰影，空洞性陰影，気管支または細気管支拡張所見のいずれか（複数可）を示す．
　　　但し，先行疾患による陰影が既にある場合は，この限りではない
　2．他の疾患を除外できる
B．細菌学的基準（菌種の区別なく，以下のいずれか1項目を満たす）
　1．2回以上の異なった喀痰検体での培養陽性
　2．1回以上の気管支洗浄液での培養陽性
　3．経気管支肺生検または肺生検組織の場合は，抗酸菌症に合致する組織学的所見と同時に組織，または気管支洗浄液，または喀痰での1回以上の培養陽性
　4．稀な菌種や環境から高頻度に分離される菌種の場合は，検体種類を問わず2回以上の培養陽性と菌種同定検査を原則とし，専門家の見解を必要とする
以上のA，Bを満たす

［日本結核病学会ほか：肺非結核性抗酸菌症診断に関する指針― 2008年．結核 **83**：525，2008より許諾を得て転載］

別に喀痰の核酸増幅検査が有用である．

■ MAC以外のNTMでは，喀痰の核酸増幅検査はできないので，抗酸菌培養陽性を待ち，同定検査を実施する．

■ NTMは自然界の常在菌であり検出例のすべてが本症と診断されるわけではない．

■ 日本結核病学会・日本呼吸器学会[1] や米国胸部学会（ATS）・米国感染症学会（IDSA）[2] などから肺NTM症の診断基準が提唱されている．表1に日本結核病学会・日本呼吸器学会の診断基準[1] を示す．

c 起炎菌

■ 肺NTM症の起炎菌はMACが80％，*M. kansasii* が10％を占め，次いで *M. abscessus* を代表とする迅速発育菌群（rapidly growing mycobacteria）が多い．

d 治療

■ 肺NTM症は診断基準合致例すべてが治療開始の対象となるわけではない．排菌量や症状の程度，患者の年齢，治療薬の副作用などを総合的に判断して，治療開始時期を決定する[3]．

■ 治療開始が推奨されるのは，70歳未満の症例や，線維空洞型，病巣が広範囲の結節・気管支拡張型，血痰・喀血など自覚症状がある症例などである．

1）MAC症

■ MAC症の治療は，クラリスロマイシン，エタンブトール，リ

呼吸器感染症　97

ファンピシンの3薬剤による多剤併用療法が基本である.

■ 広範陰影例などでは治療開始2～3ヵ月間，ストレプトマイシンまたはカナマイシンを併用する.

■ 治療期間ははっきり決まっていない．空洞がなければ喀痰培養陰性化から1年，空洞があれば喀痰培養陰性から2年が現状の目安の一つとされる.

> 1)～3)の3剤を併用する.
> 1) リファンピシン（リファジン®）：450mg，1日1回，内服
> 2) エタンブトール（エサンブトール®）：750mg，1日1回，内服
> 3) クラリスロマイシン（クラリス®）：600mg，1日1回，内服
> 重症例では，1)～3)の内服併用に加え，初期2～3ヵ月間，4)または5)を週2～3回，筋注する.
> 4) ストレプトマイシン（硫酸ストレプトマイシン®）：750mg，筋注
> 5) カナマイシン（硫酸カナマイシン®）：750mg，筋注

2) M. kansasii 症

■ イソニアジド，リファンピシン，エタンブトールの3剤併用療法が有効.

■ 治療期間は排菌陰性化から1年間継続することでほとんどの症例を治癒させることが可能である[3].

> 1)～3)の3剤を併用する.
> 1) リファンピシン（リファジン®）：450mg，1日1回，内服
> 2) イソニアジド（イスコチン®）：300mg，1日1回，内服
> 3) エタンブトール（エサンブトール®）：750mg，1日1回，内服

3) その他の肺 NTM 症

■ 肺 MAC 症，M. kansasii 症以外の肺 NTM 症の治療に関しては，まだはっきり確立されていない.

■ 今後さらに知見が増え治療法が確立されるまでは，2007年のATS/IDSA の公式ガイドライン[1] などを参考に治療を実施する.

e 効果判定・予後

■ 肺 MAC 症のうち線維空洞型は結節・気管支拡張型と比べて予後の悪いことが多く，診断後は速やかに最大限の化学療法を実施し，外科適応も積極的に考慮する.

■ 肺感染症では慢性に経過し，なかには肺構造が破壊され呼吸不全に至る例がみられる.

■ 治療終了後も再燃がよくみられるので慎重な経過観察が必要である.

f 感染対策

■NTM は，塵埃，土壌，水系などの自然界に由来し，ヒトからヒトへ感染はしない．早期に診断して結核と鑑別すれば隔離入院は不要．

■NTM の感染予防として，感染源となりうるシャワー水や加湿器などの曝露を避けることが検討されているが，実際には感染率が下げられたとするデータはまだない．

●文　献
1) 日本結核病学会ほか：肺非結核性抗酸菌症診断に関する指針— 2008 年．結核 **83**：525-526，2008
2) Griffith DE et al：An official ATS/IDSA statement：diagnosis, treatment, and prevention of nontuberculous mycobacterial diseases. Am J Respir Crit Care Med **175**：367-416, 2007
3) 日本結核病学会ほか：肺非結核性抗酸菌症化学療法に関する見解— 2012 年改訂．結核 **87**：83-86，2012

B 消化器感染症

1 *Helicobacter pylori* 感染症
Helicobacter pylori infection

診療の 肝

- *H. pylori* 感染診断の前にプロトンポンプ阻害薬（PPI）内服の有無をチェックする．
- *H. pylori* 除菌に際してはクラリスロマイシン（CAM）耐性を考慮する．
- *H. pylori* 除菌後の効果判定は尿素呼気試験，糞便中抗原測定，抗体測定が有用である．

a 症状・身体所見

- *H. pylori* は胃粘膜に感染し，萎縮性胃炎，胃・十二指腸潰瘍，胃癌，胃 mucosa associated lymphoid tissue（MALT）リンパ腫，胃過形成性ポリープなどを惹起する．
- 症状，身体所見は惹起された疾患による．胃十二指腸潰瘍では心窩部痛，黒色便，心窩部圧痛などが認められるが，その他の疾患では無症状，無所見が多い．

b 感染診断法

- 迅速ウレアーゼ試験，鏡検法，培養法，抗体測定，尿素呼気試験，糞便中抗原測定が保険適用である．
- 培養法は最も特異度が高く，薬剤感受性試験が可能であるが，判定に時間を要する．
- 内視鏡検査時に生検ができる場合には，迅速ウレアーゼ試験が迅速で簡便である．
- 尿素呼気試験は感度，特異度ともに高く有用である．
- 抗体測定法はスクリーニングには有用であるが，感度，特異度はやや低い．
- 糞便中抗原測定は感度，特異度とも高く，小児でも検査が可能である．
- 保険上は1種類の検査法しか許可されていない．陰性の場合はもう1種類の方法を行うことが認められている．
- 抗体測定以外の診断法では，抗菌薬，PPIが投与されている場合には偽陰性となる可能性があり，感染診断にあたってはこれらの

表1　*H. pylori* 除菌療法適応疾患

H. pylori 感染症
A．*H. pylori* 除菌が強く勧められる疾患
  1．*H. pylori* 感染胃炎
  2．胃潰瘍・十二指腸潰瘍
  3．早期胃癌に対する内視鏡的治療後胃
  4．胃 MALT リンパ腫
  5．胃過形成性ポリープ
  6．機能性ディスペプシア（*H. pylori* 関連ディスペプシア）
  7．胃食道逆流症
  8．免疫性（特発性）血小板減少性紫斑病（ITP）
  9．鉄欠乏性貧血
B．*H. pylori* 感染との関連が推測されている疾患
  1．慢性蕁麻疹
  2．Cap polyposis
  3．胃びまん性大細胞型 B 細胞性リンパ腫（DLBCL）
  4．直腸 MALT リンパ腫
  5．パーキンソン症候群
  6．アルツハイマー病
  7．糖尿病

［日本ヘリコバクター学会（編）：*H. pylori* 感染の診断と治療のガイドライン 2016 改訂版，p10，先端医学社，東京，2016，日本ヘリコバクター学会より許可を得て転載］

薬剤は少なくとも 2 週間中止する必要がある．

C　治　療

■日本ヘリコバクター学会の『*H. pylori* 感染の診断と治療のガイドライン』には，*H. pylori* 除菌が勧められる疾患には表1のものがあげられている．

■*H. pylori* 感染診断が保険適用となるものは，①内視鏡または造影検査において胃潰瘍または十二指腸潰瘍の確定診断がなされた患者，②胃 MALT リンパ腫の患者，③特発性血小板減少性紫斑病（idiopathic thrombocytopenic purpura：ITP）の患者，④早期胃癌に対する内視鏡的治療後の患者，⑤内視鏡検査において胃炎の確定診断がなされた患者のみである．

■*H. pylori* 除菌の保険適用は上記①～⑤で感染診断がなされた患者のみである．

■*H. pylori* の除菌療法は，一次除菌として PPI ＋アモキシシリン（AMPC）＋CAM，二次除菌として PPI ＋AMPC ＋メトロニダゾール（MNZ）を 1 週間投与する 3 剤併用療法が標準である．

■保険上は一次除菌が不成功の場合，二次除菌が認められている．

■除菌率は一次除菌 67.5～92.6％，二次除菌 83.9～98％とされている．

■使用する PPI による直接比較試験はなく除菌率の比較は困難であるが，ボノプラザン（VPZ）使用群での除菌率が高い．

消化器感染症　**101**

- 近年一次除菌による除菌率は，CAM 耐性菌の増加に伴い低下してきている．CAM 耐性が判明している場合には，一次除菌であっても MNZ を使用するのが望ましい．可能であれば除菌前に薬剤感受性試験を行うことが推奨される．
- 服薬アドヒアランスの低下は除菌率を低下させるので注意が必要．1 週間投与のパック製剤を用いることで服薬アドヒアランスの向上が期待できる．
- 二次除菌が不成功の場合には，三次除菌が試みられる場合があるが，いまだ研究段階であり，保険適用外である．主に PPI ＋ AMPC ＋シタフロキサシン（STFX）で行われている．
- 除菌療法の副作用の主なものは下痢，軟便，味覚異常である．

〈一次除菌〉

1) ランソプラゾール（LPZ，タケプロン®）30 mg ＋ AMPC（サワシリン®）750 mg ＋ CAM（クラリス®）200 mg または 400 mg：1 日 2 回，1 週間
2) オメプラゾール（OPZ，オメプラール®）20 mg ＋ AMPC 750 mg ＋ CAM 200 mg または 400 mg：1 日 2 回，1 週間
3) ラベプラゾール（RPZ，パリエット®）10 mg ＋ AMPC 750 mg ＋ CAM 200 mg または 400 mg：1 日 2 回，1 週間
4) エソメプラゾール（EPZ，ネキシウム®）20 mg ＋ AMPC 750 mg ＋ CAM 200 mg または 400 mg：1 日 2 回，1 週間
5) VPZ（タケキャブ®）20 mg ＋ AMPC 750 mg ＋ CAM 200 mg または 400 mg：1 日 2 回，1 週間

〈二次除菌〉

1) LPZ 30 mg ＋ AMPC 750 mg ＋ MNZ（フラジール®）250 mg：1 日 2 回，1 週間
2) OPZ 20 mg ＋ AMPC 750 mg ＋ MNZ 250 mg：1 日 2 回，1 週間
3) RPZ 10 mg ＋ AMPC 750 mg ＋ MNZ 250 mg：1 日 2 回，1 週間
4) EPZ 20 mg ＋ AMPC 750 mg ＋ MNZ 250 mg：1 日 2 回，1 週間
5) VPZ 20 mg ＋ AMPC 750 mg ＋ MNZ 250 mg：1 日 2 回，1 週間

〈三次除菌（保険適用外）〉

1) RPZ 10 mg を 1 日 2 回，AMPC 500 mg を 1 日 4 回，STFX（グレースビット®）100 mg を 1 日 2 回，1 週間
2) RPZ 10 mg を 1 日 4 回，MNZ 250 mg を 1 日 2 回，STFX 100 mg を 1 日 2 回，1 週間

d 治療効果判定（図 1）

- 除菌後の感染診断には尿素呼気試験，糞便中抗原測定，抗体測定

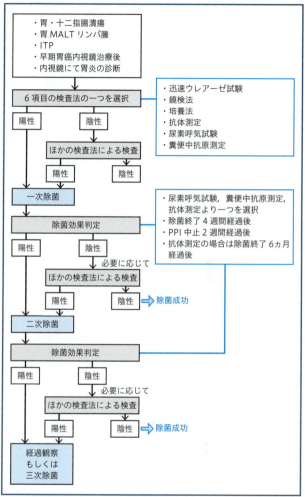

図1 *H. pylori* 感染診断および除菌療法のフローチャート

が有用である．
■抗体測定以外の方法で効果判定をする場合は治療終了4週間経過

後に行う．また前述の通り，PPI を服用している場合には 2 週間中止してから行う．

■ PPI が中止できない場合には抗体測定が有用である．

■ 除菌成功後も血清抗体の陰性化には 1 年以上の期間を要するとされている．抗体測定で除菌効果判定を行う場合には，除菌前と後の血清抗体価を測定し，治療後の抗体価が前の半分以下に低下した場合に除菌成功と判断する．

e 感染対策

■ H. pylori の感染時期は乳幼児期であり，家族内感染が多いことが示唆されている．

■ わが国の H. pylori 感染率は 60 歳以上では 60％以上と高率であるが，衛生環境の向上とともに低下し，10 歳台では 10％以下となっている．

■ H. pylori 感染者の胃癌発生リスクは未感染者と比較し 15 倍以上とされており，わが国の胃癌の原因のほとんどは H. pylori 感染である．

■ H. pylori 除菌により胃癌リスクは 2/3 程度に低下すると報告されている．

■ 感染早期での除菌はより胃癌リスクを低下させると推測されており，青少年期での H. pylori 感染スクリーニングを今後考慮すべきである．

■ 高齢者においても除菌で胃癌リスクを低下することができ，子・孫の世代への感染拡大を防止する点からも H. pylori 感染スクリーニングは有用である．

●文　献

1) 日本ヘリコバクター学会（編）：H. pylori 感染の診断と治療のガイドライン 2016 改訂版，先端医学社，東京，2016
2) Suzuki S et al：The efficacy and tolerability of a triple therapy containing a potassium-competitive acid blocker compared with a 7-day PPI-based low-dose clarithromycin triple therapy. Am J Gastroenterol 111：949-956, 2016
3) Ford AC et al：Helicobacter pylori eradication therapy to prevent gastric cancer in healthy asymptomatic infected individuals：systematic review and meta-analysis of randomised controlled trials. BMJ 348：g3174, 2014

2 感染性腸炎

infectious enteritis

診療の 肝

○ 詳細な問診が重要である.
○ 感染性腸炎の一部は重症度に応じて抗菌薬が必要となるが, 多くは対症療法で改善する.

■ 感染性腸炎は細菌, ウイルス, 寄生虫・原虫といった各種微生物が腸管内に侵入し炎症性変化を惹起し, 下痢症状などをきたす疾患群である.

a 症状・身体所見

■ 感染症に特徴的である発熱を伴うことがあるが, 下痢や嘔吐, 腹痛が主症状である.
■ 小児や高齢者の場合は脱水を伴い重症化しやすい.
■ 腸管外合併症をきたす病原微生物が存在し, 腸管出血性大腸菌による溶血性尿毒症症候群 (hemolytic uremic syndrome : HUS), カンピロバクターによる Guillain-Barré 症候群, サルモネラやチフスなどによる菌血症 (心内膜炎や骨髄炎の原因), 赤痢アメーバによる肝膿瘍, ボツリヌス菌による眼症状, 球麻痺などがある.

b 問診のポイント

■ 問診による臨床症状やその経過を十分に把握することが重要.
■ 特に食中毒が疑われる場合, 感染源と推定される食品の種類とその摂取から発症までの期間 (潜伏期間)(表1), また食事をともにした家族や集団内に同様の症状が発症した患者の有無などが診断のポイントとなる.
■ 海外渡航歴やペットとの接触あるいは飼育状況も参考となる.
■ 主症状は下痢であり, 排便回数や便の性状が血性かどうかも鑑別診断のポイントとなる.
■ 特に血便や粘血便の場合はウイルス性腸炎よりも細菌性腸炎や赤痢アメーバ腸炎が強く疑われる.
■ 腹痛の性状が間欠痛か持続痛か, 部位が局所的か全体的かなど, しぶり腹 (テネスムス) も診断に有用である.
■ 感染症の特徴である発熱の有無や程度を知ることも鑑別診断の参考となる.
■ 基礎疾患に免疫不全状態がある場合, サイトメガロウイルス腸炎

消化器感染症 **105**

表1 感染性腸炎の分類

	病原微生物	原　因	潜伏期	抗菌薬
2 類感染症 （全数把握）	結核菌	飛沫感染（潜在性が多い）	不明	要
3 類感染症 （全数把握）	コレラ菌	魚介類・水	1～5 日	要
	赤痢菌	食品・水	1～5 日	要
	腸管出血性大腸菌	牛肉・レバー・野菜	2～9 日	*2
	チフス菌・パラチフス A 菌	食品・水	10～14 日	要
4 類感染症 （全数把握）	ボツリヌス菌*1	蜂蜜・缶詰・ビン詰	8～36 時間	不要
5 類感染症 （全数把握）	赤痢アメーバ	性感染・糞便・水	数日～数年	要
	クリプトスポリジウム	食品・水	3～10 日	不要
	ランブル鞭毛虫	食品・水	1～4 週	要
5 類感染症 （小児定点把握として「感染性胃腸炎」が対象）	カンピロバクター	鶏肉・鶏レバー	2～10 日	*3
	サルモネラ（非チフス）	鶏卵・乳製品・牛肉・ペット（ミドリガメ）	8～48 時間	*3
	腸炎ビブリオ	魚介類	4～28 時間	不要
	エルシニア	豚肉・水・ペット（イヌやネコ）	1～10 日	不要
	病原性大腸菌（その他）*1	食品・水	12～120 時間	不要
	ウェルシュ菌	調理後長時間経過した肉・魚介類	6～18 時間	不要
	エロモナス	魚介類・水	8～18 時間	不要
	黄色ブドウ球菌*1	おにぎり・弁当	1～6 時間	不要
	セレウス菌*1	穀類・複合調理食品	0.5～15 時間	不要
	ノロウイルス	生牡蠣・糞便・吐物	3～48 時間	不要
	ロタウイルス	糞便	2～3 日	不要
抗菌薬起因性腸炎	*Clostridioides difficile*	抗菌薬（キノロン・ラクタム系薬など）	7～20 日	要
	MRSA	抗菌薬	2～5 日	要
	Klebsiella oxytoca	抗菌薬（合成ペニシリン）	3～5 日	不要

*1 毒素性.
*2 抗菌薬投与は議論が分かれる. 欧米では HUS 発症リスクのため否定的. 本邦では早期の抗菌薬使用が HUS 発症を低下させると報告あり.
*3 重症度に応じて抗菌薬を用いる.

などの日和見感染症を鑑別する必要がある.

c 検査・鑑別診断

■ 糞便検査は感染性腸炎の確定診断を得るうえで最も大切であり, 抗菌薬を考慮する前には必ず**糞便の性状を把握し, 細菌学的検査を怠ってはいけない**.

■ 便中白血球は細菌性腸炎や *Clostridioides difficile* 関連性腸炎, 炎症性腸疾患のような腸管粘膜傷害で認められるため, ほかの検査などと組み合わせて考慮する必要がある.

■ ウイルス性腸炎が疑われる場合は PCR 法や抗原キットで確定診断が可能だが, 流行期に下痢症全員に対して行う意義はない.

■ 小児や高齢者のように脱水症状が著明な場合は一般的な血液・生化学的の検査を行い, 下痢症状以外に発熱や血便, 強い腹痛を伴い, 長引く場合は血清学的検査 (赤痢アメーバ抗体など) や血液培養, 腹部 X 線や CT, 下部消化管内視鏡検査などが鑑別に有用である.

■ 鑑別疾患としては虚血性大腸炎や炎症性腸疾患, 虫垂炎, 結腸憩室炎がある.

d 起炎菌 (表1)

1) 細菌性腸炎

■ サルモネラ (非チフス) 腸炎は食中毒として鶏卵に関連した食品による *Salmonella enteritidis* が多く, サルモネラ属菌の保菌率が高いペットのミドリガメも感染源となりうる.

■ カンピロバクター腸炎は加熱が不十分または生の鶏肉が原因で, 起炎菌は *Campylobacter jejuni* が多い. ペットのイヌやネコも保菌率が高く感染源となりうる.

■ 腸管出血性大腸菌腸炎の起炎菌は enterohemorrhagic *Escherichia coli* (EHEC) であり, ベロ毒素 (志賀毒素ファミリー) 産生能を有する病原性大腸菌である. 代表的な血清型に O157, ついで O26, O111 がある. EHEC 腸炎全体のうち 5～10% に HUS を起こすことが報告されている.

2) ウイルス性腸炎

■ 食中毒の多くは汚染された加熱不十分な二枚貝の摂食により感染するノロウイルスであり, 冬場に多い. ヒトからヒトへの感染も少なくない.

■ ロタウイルスは乳児嘔吐白色下痢症の起炎菌である.

3) 赤痢アメーバ腸炎

■ *Entamoeba histolytica* (赤痢アメーバ) の感染による.

■ 汚染された食物や水の経口摂取をした海外渡航歴者やヒト免疫不全ウイルス (human immunodeficiency virus：HIV) による免疫

消化器感染症　**107**

不全者に多くみられる糞口感染症で，慢性の経過をたどることから炎症性腸疾患との鑑別を要する．

4）腸結核
- 慢性の経過をたどることが多く，回盲部に好発する輪状潰瘍が特徴的である．

e 治 療
- 感染性腸炎の多くは急性下痢症が主症状であり，自然軽快することが多く，二次的な脱水症に対する輸液療法のみで，抗菌薬を必要としないことが多い．
- 生菌整腸薬を投与し，内服が困難な二次的な脱水症がある場合は細胞外液を主とした輸液療法を行う．

> ・乳酸菌製剤（ビオフェルミン®）：1〜3 g，1日3回，3〜5日間，内服
> ・酪酸菌製剤（ミヤBM®）：0.5〜1 g，1日3回，3〜5日間，内服

- 病原微生物の排泄遅延や毒素の吸収を助長するような止痢薬や鎮痙剤は避ける．
- 血圧の低下や悪寒戦慄など菌血症が疑われる場合や乳幼児，高齢者，免疫不全患者，体内に人工物を有するものの場合は抗菌薬の投与を考慮する．

1）カンピロバクター腸炎
- 基本的に抗菌薬は不要．輸液療法が必要な血圧低下例やCD4陽性リンパ球数が低値のHIV感染症，ステロイドや免疫抑制薬を使用中の細胞性免疫不全患者，人工血管や人工弁を使用しているような患者の場合は抗菌薬のマクロライド系薬の投与を検討する．

> クラリスロマイシン（クラリス®）：200 mg，1日2回，食後，3〜5日間[1]，内服

2）サルモネラ（非チフス）腸炎
- 基本的に抗菌薬は不要．しかし，3ヵ月未満の小児や65歳以上の高齢者，ステロイドおよび免疫抑制薬使用中の細胞性免疫不全患者，炎症性腸疾患患者，血液透析患者，鎌状赤血球症などのヘモグロビン異常症，腹部大動脈瘤を有する患者，心臓人工弁置換術後の患者の場合は抗菌薬の使用を検討する[2]．
- 抗菌薬投与終了後に再排菌されることがあり，10日以上経過後に再度便培養で排菌を確認する[3]．

第一選択
- レボフロキサシン（クラビット®）：500 mg，1日1回，3〜7日間，内服

第二選択（フルオロキノロン低感受性株またはアレルギーがある場合）
- セフトリアキソン（ロセフィン®）：1〜2 g，24時間ごと，3〜7日間，点滴
- アジスロマイシン（ジスロマック®）：500 mg，1日1回，3〜7日間，内服

3) 赤痢アメーバ腸炎[1]

- メトロニダゾール（フラジール®）：250 mg，1日4回または500 mg，1日3回，10日間，内服

後療法（再発予防，感染予防のための抗嚢子薬）
- パロモマイシン（アメパロモ®）：500 mg，1日3回，10日間，内服

f 感染対策

■ 感染性腸炎患者の糞便や吐物は感染源となりうるため，処理時の接触による感染拡大に注意する必要がある．

■ 吐物の処理時にはアイシールドやマスクを用いて保護する．特に**ノロウイルスが疑われる場合，吐物処理後は塩素消毒液（薄めた次亜塩素酸ナトリウム）による消毒が有効である**．

■ 感染性腸炎罹患者や汚物処理をした者は，石鹸や流水による手洗いを十分に行うことで感染予防となる．

● 文　献
1) 日本化学療法学会ほか：JAID/JSC 感染症治療ガイドライン 2015―腸管感染症．日化療会誌 **64**：31-65, 2016
2) 厚生労働省：抗微生物薬適正使用の手引き 第一版，2017 [http://www.mhlw.go.jp/file/06-Seisakujouhou-10900000-Kenkoukyoku/0000166612.pdf]（2008-5-7参照）
3) 大川清孝：サルモネラ腸炎．感染性腸炎A to Z，第2版，p24-p27，医学書院，東京，2012

3 虫垂炎，大腸憩室炎
appendicitis, colonic diverticulitis

A 虫垂炎（appendicitis）

診療の肝

- 虫垂炎は最も頻度の高い急性腹症である．
- 炎症の程度によってカタル性，蜂窩織炎性，壊疽性，穿孔性虫垂炎に分類される．
- 診断の遅れは穿孔や腹膜炎に至る．疑ったら早急に外科にコンサルトする．

a 症状・身体所見（図1）

- 悪心，嘔吐がみられ，上腹部や臍部から腹痛が始まり，次第に増

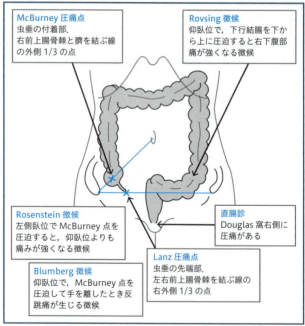

図1 虫垂炎の身体所見

強して右下腹部に限局する.

■ 発熱は軽度が多いが，高熱は腹膜炎を疑う. **便秘と下痢は両方ありうる**.

■ 右下腹部の圧痛：McBurney 圧痛点，Lanz 圧痛点.

■ 腹膜刺激症状：Blumberg 徴候，Rosenstein 徴候，Rovsing 徴候.

■ 筋性防御. 直腸診で Douglas 窩右側に圧痛.

b 検査・鑑別診断

■ 白血球数増加（1 万～2 万/μL が多い），好中球の核の左方移動，CRP 上昇. 白血球数が正常の場合もある.

■ 膀胱への炎症の波及で血尿や白血球尿を呈する場合もある.

■ 腹部単純 X 線：回盲部の局所的麻痺性イレウス像，右腸腰筋縁の不鮮明化，まれに糞石. 穿孔していれば遊離ガス像.

■ 腹部エコーや CT：虫垂の腫大，虫垂壁の層構造の乱れ，糞石. 炎症が悪化すると腹水，回盲部周囲の膿瘍.

■ 鑑別診断：成人では，結腸憩室炎，細菌性腸炎，結腸・虫垂腫瘍，便秘症，クローン病，胆嚢炎，尿路結石症など. 女性では，骨盤腹膜炎，卵巣嚢腫茎捻転，子宮外妊娠，子宮内膜症など. 小児では，メッケル憩室炎，腸重積，急性胃腸炎などを考える.

〈非典型例のポイント〉

- 高齢者，免疫不全状態：症状が漠然，白血球数増加が軽微，重篤化しやすい
- 小児：訴えや腹壁緊張が明瞭でない，進行が早く穿孔しやすい
- 妊婦：子宮の圧迫により虫垂が右上方に移動. CT 検査が躊躇され確定診断が困難

c 起炎菌

■ 大腸菌，クレブシエラ属などの腸内細菌科細菌やバクテロイデス属などの嫌気性菌による複数菌感染.

d 治療

■ 外科へのコンサルトにより，手術か保存的治療かを決める. 蜂窩織炎性，壊疽性と穿孔性虫垂炎は手術が大原則である.

■ 軽症（主にカタル性虫垂炎）で保存的治療となった場合は，絶食による腸管安静，補液管理，抗菌薬投与. ただし，保存的治療後の再発は高率である.

以下のいずれかを選択.
1) セフメタゾール（セフメタゾン®）：1g，6～8 時間ごと，点滴
2) メロペネム（メロペン®）：0.5～1g，8 時間ごと，点滴

消化器感染症　111

B 大腸憩室炎 (colonic diverticulitis)

診療の肝

- S状結腸と右側結腸に好発する.
- 加齢とともに増加し，多くは保存的に軽快するが，虫垂炎との鑑別が難しい場合があり，注意を要する.

a 症状・身体所見

- 左側結腸では臍部から左下腹部痛（左側虫垂炎とも呼ばれる）.
- 右側結腸では臍部から右下腹部痛が生じ，虫垂炎に酷似.
- 比較的限局した腹部の圧痛，腹膜刺激症状，筋性防御，発熱.

b 検査・鑑別診断

- 白血球数の増加，好中球の核の左方移動，CRP上昇.
- 腹部単純X線：糞石や以前のバリウムの残存，局所的麻痺性イレウス像.
- 腹部エコーやCT：結腸壁から突出する限局性の空気像（憩室），毛羽だった憩室周囲脂肪織の炎症，腸管壁の肥厚や血流増加，腹水，腸間膜リンパ節腫脹.
- 画像検査による正常虫垂の同定が虫垂炎との鑑別に有用.
- 鑑別診断：成人では，虫垂炎，細菌性腸炎，結腸・虫垂腫瘍，便秘症，クローン病，胆嚢炎，尿路結石症など．女性では，骨盤腹膜炎，卵巣嚢腫茎捻転，子宮外妊娠，子宮内膜症などを考える.

c 起炎菌

- 大腸菌，クレブシエラ属などの腸内細菌科細菌やバクテロイデス属などの嫌気性細菌による複数菌感染.

d 治療

- 穿孔，腹膜炎，高度の狭窄，瘻孔が生じれば手術の適応.
- 保存的治療となった場合は，絶食による腸管安静，補液管理．抗菌薬投与.

以下のいずれかを選択.
1) セフメタゾール（セフメタゾン®）：1g，6〜8時間ごと，点滴
2) メロペネム（メロペン®）：0.5〜1g，8時間ごと，点滴

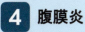

4 腹膜炎

peritonitis

診療の 肝

- 腹水を有する患者では常に特発性細菌性腹膜炎の存在を想起する.
- 特発性細菌性腹膜炎の腹水中より複数の細菌を検出した場合は続発性細菌性腹膜炎も疑う.
- 続発性細菌性腹膜炎と診断した際は早急に外科にコンサルトする.
- 急性冠症候群や大動脈解離など重篤な疾患の鑑別も怠ってはならない.

- 腹膜炎は腹膜に何らかの原因で炎症を生じた病態であり, 期間 (急性, 慢性), 原因 [細菌性腹膜炎 (特発性, 続発性), 結核性腹膜炎, 持続携行式腹膜透析 (CAPD) に伴う腹膜炎, 癌性腹膜炎, 無菌性腹膜炎], 範囲 (限局性腹膜炎, 汎発性腹膜炎), 次性 (一次性, 二次性, 三次性) などによる分類法がある.
- 本項では, 特発性・続発性細菌性腹膜炎に関して記載する.

A 特発性細菌性腹膜炎 (spontaneous bacterial peritonitis：SBP)

- 主に肝疾患 (非代償性肝硬変) で腹水を伴う患者で, 腹腔内に明らかな感染源を認めないにもかかわらず腹水に感染が生じ発症する腹膜炎.
- 基礎疾患は成人では肝硬変が最多であるが, ネフローゼ症候群, 全身性エリテマトーデス (systemic lupus erythematosus：SLE), うっ血性心不全, リンパ浮腫にて腹水を有する患者にも発症しうる.
- 腸管からの bacterial translocation が関与していると考えられている.

a 症状・身体所見

- 腹水の存在を疑う徴候として腹囲増加, 最近の体重増加, 足関節の浮腫がある.
- 典型的な症状として発熱, 腹痛, 意識障害, 腹部膨満, 下痢を認めるが, 全く症状を認めない症例も 10％存在するとされている.
- 倦怠感や疲労感といった非特異的な症状を訴えることもあり腹水を有する症例では積極的に本疾患を疑う.
- 腹部の波動を触知する. 腹部圧痛や腹膜刺激症状を呈することもあるが, 大量の腹水を有する場合これらの所見に乏しいことも多い.

消化器感染症 113

b 検査・鑑別診断

- 腹水穿刺にて腹水中の好中球数＞250/μL，腹水培養陽性で診断となる．
- 腹水中の好中球数＞250/μL であれば，培養結果を待たずに抗菌薬による治療を開始する．
- 腹水を血液培養ボトルを用い 10 mL 採取提出すると陽性率が増加する．
- 腹水培養より嫌気性菌や 2 種以上の菌が検出された場合は続発性細菌性腹膜炎の存在を疑う．
- 既往歴などにより疑われる場合は結核性腹膜炎も鑑別に入れる．

c 起炎菌

- 大腸菌が最も多く腸内細菌科細菌で約 7 割を占める．ほかにクレブシエラ，エンテロコッカス属，肺炎球菌，黄色ブドウ球菌が原因の場合もある．嫌気性菌はまれである．

d 治 療

- 抗菌薬による保存的加療を主体とする．手術の対象にはならない．
- 経験的な嫌気性菌カバーは不要である．

> 1) セフォタシキム（セフォタックス®）：1〜2 g，6 時間ごと，点滴
> 2) セフトリアキソン（ロセフィン®）：2 g，24 時間ごと，点滴

〈セフェム系薬アレルギーがある場合〉

> 1) シプロフロキサシン（シプロキサン®）：300 mg，8〜12 時間ごと，点滴
> 2) パズフロキサシン（パシル®）：500〜1,000 mg，12 時間ごと，点滴

e 治療判定・予後

- 治療開始 48 時間後の腹水所見にて好中球の減少が不十分な場合には，抗菌薬の変更も考慮する．
- 治療反応がよくても少なくとも 5 日は抗菌薬による治療を行う．
- 適切な治療が行われれば比較的予後は良好である．

f 感染対策（発症予防）

〈特発性細菌性腹膜炎を繰り返す肝硬変の患者に対して（保険適用外）〉

> ST 合剤（バクタ®）：2 錠，5〜7 日間，内服

B 続発性（二次性）細菌性腹膜炎（secondary bacterial peritionitis）

- ①消化管潰瘍，腸閉塞，虫垂炎，憩室炎，炎症性腸疾患などによる腸管穿孔，②膵炎，胆嚢炎，卵管炎などによる腹膜への炎症波及，③外傷などの腹壁損傷，などによる腹膜炎.
- 急性腹症の主な原因の一つであり早急な対応を要する.

a 症状・身体所見

- 急性に起こる激しい腹痛，発熱，下痢.
- 腹痛は抗コリン薬の反応に乏しい体性痛.
- 打診痛，反跳痛，筋性防御，筋硬直などの腹膜刺激症状を呈し，ショック状態を呈することも多い.
- 腸蠕動音は約半数で減弱または消失する.
- 腸間膜動脈塞栓症の初期は腹膜刺激症状に乏しい場合がある.

b 検査・鑑別診断

- 既往歴や詳細な病歴聴取（付き添いの方にも聞くこと），身体所見［腹部手術痕の有無，腹部色素沈着（出血斑：Cullen 徴候）など］が診断を進めるうえで重要である.
- 画像検査：腹部エコー，腹部 X 線，腹部 CT.
- 一般検査：血液（血算，生化学，凝固，血液ガス，血液培養），腹水採取（腹水白血球数，蛋白，LDH，培養検査）.
- プロカルシトニンは重症度評価に有用とされている.
- 鑑別診断として急性冠症候群や大動脈解離，尿管結石，腎梗塞，腸腰筋膿瘍，糖尿病性ケトアシドーシス，アルコール性ケトアシドーシス，急性ポルフィリン症，急性緑内障による腹痛などがある.

c 起炎菌

- 消化管に関連する場合は大腸菌などの腸内細菌科細菌，エンテロコッカス属，嫌気性菌が多い.
- 上部消化管穿孔の場合にはストレプトコッカスなどのグラム陽性球菌も検出される.
- 院内発症や抗菌薬使用例では耐性傾向の強いグラム陰性桿菌（エンテロバクター属，セラチア属，アシネトバクター属，緑膿菌）および真菌（カンジダ属）の関与を想定する.
- 女性生殖器に関連する場合は嫌気性菌（*Bacteroides fragilis* など），腸内細菌科細菌，連鎖球菌属，淋菌などが問題となる.

d 治療

- 手術による炎症部位の除去が最優先であり，外科へのコンサルトを最優先に行う.

消化器感染症　**115**

- 診断時に早急に抗菌薬治療を開始する．グラム陰性好気性菌とグラム陰性嫌気性菌の両方をカバーする．
- 汎発性腹膜炎の場合には電解質補正，中心静脈ライン確保，気管挿管，ICU 入室などの全身管理が必要となる．

〈初期治療〉

1) セフメタゾール (セフメタゾン®)：1 g，6〜8 時間ごと，点滴
2) スルバクタム・アンピシリン (ユナシン®-S)：3 g，6〜8 時間ごと，点滴

〈重症，院内発症の場合〉

1) タゾバクタム・ピペラシリン (ゾシン®)：4.5 g，6〜8 時間ごと，点滴
2) イミペネム・シラスタチン (チエナム®)：0.5〜1 g，6〜8 時間ごと，点滴

〈β- ラクタム系薬アレルギーの場合〉

シプロフロキサシン (シプロキサン®，300 mg，8〜12 時間ごと，点滴) ＋メトロニダゾール (アネメトロ®，500 mg，6〜8 時間ごと，点滴)

e 治療判定・予後

- 適切な手術が行われれば，通常は 5〜7 日間抗菌薬を投与する．
- 合併症のない腹膜炎で全身状態が良好な場合の死亡率は 10％未満であるが，高齢で基礎疾患を有する場合，腹膜炎発症から 48 時間以上経過後に治療開始した場合の死亡率は 40％以上と報告されている．

5 *Clostridioides difficile* 感染症
Clostridioides difficile infection

診療の肝

- *Clostridioides difficile* 感染症は，最も頻度の高い医療関連感染症である．
- 抗菌薬使用中，または最近の使用歴がある患者が急性下痢症をきたした場合は疑う．
- あらゆる抗菌薬が原因となりうる．
- 中止可能な抗菌薬がないか検討する．
- 疑った時点で接触感染予防策を考慮する．

- *Clostridioides difficile* の産生するトキシン A またはトキシン B によって引き起こされる．
- 北米，ヨーロッパでは 2000 年代前半より 027 型 (ribotype 027) と呼ばれる毒性の強い株の検出が増え世界的な広がりをみせており，日本国内でも報告が増えている[1]．

a 症状・身体所見

- 無症候性キャリアから中毒性巨大結腸症 (toxic megacolon) を併発して死亡するケースまで，臨床像のスペクトラムは幅広い．
- 水様性下痢，下腹部痛，発熱が典型的な症状だが，最重症の中毒性巨大結腸症では麻痺性イレウスをきたし下痢を伴わないことがある．

b 鑑別診断

- 入院中または入院歴のある患者に発症する下痢症として重要であるが，近年は市中感染例も増加している．
- 一般的な細菌，ウイルス，寄生虫による感染性下痢症や食中毒に加え，抗菌薬そのものの副作用，その他の薬剤使用に伴う下痢症，経管栄養の注入速度の影響など，鑑別診断は幅広く考える．

c 検 査

- 下痢便のみを検査の対象とする（固形便の検査は行わない）．
- 施設によって異なるが，基本的には便中のトキシン A・B の検出 [enzyme immunoassay (EIA) 法]，またはトキシン遺伝子の検出 (PCR 法) で診断する．
- 一般的な診断の流れとして，まず *Clostridioides difficile* の特異抗原である glutamate dehydrogenase (GDH) 抗原検査 (EIA 法) およびトキシン A・B (EIA 法) を施行し，両方とも陽性で診断確定，

消化器感染症 117

陰性なら否定できる．一方のみ陽性の場合は，トキシン遺伝子（PCR法）が陽性なら臨床症状を考慮して判定する（保菌状態の可能性がある）．

■ PCR陽性はトキシンの産生を意味するものではなく，臨床像とあわせて判断する．

■ 便のグラム染色により，芽胞を有する特徴的な大型グラム陽性桿菌や，炎症の存在を示唆する便中白血球を認めることがあり，その他の急性下痢症の鑑別をするうえでも有用である．

■ 重症度を判断するために，血液検査で白血球数（分画），クレアチニン，アルブミンおよび乳酸値を測定する．

■ 著明な白血球増多を呈することがあり，入院中の患者が原因不明の急性白血球増多を認めたら本症を想起する[2]．

■ 大腸内視鏡検査で典型的な偽膜性腸炎の所見を認めることがある．

d 起炎菌

■ *Clostridioides difficile*，偏性嫌気性菌，大型のグラム陽性桿菌，アルコール製剤に抵抗性の芽胞を形成する菌．

e 治療

■ 無症状（無症候性キャリア）であれば治療を行わない．

■ 可能であれば，使用中の抗菌薬の中止を検討する．

■ 止痢剤は使用しない．

■ 米国感染症学会（IDSA）と米国病院疫学学会（SHEA）による合同ガイドラインは，重症度と再発の有無によって表1のように治療薬を推奨している[3]．

■ 重症例および再発例に対するフィダキソマイシンの使用が本邦でも承認申請中である．

■ 近年，再発例に対する抗体製剤（トキシンBに対する中和抗体）や便移植治療（fecal microbiota transplantation：FMT，本邦では保険適用なし）の高い効果が注目されている[4, 5]．

f 効果判定・予後

■ 治療による症状消失後でも検査が陽性になることがあるため，治癒判定のための再検査は行わない[6]．

■ 初回感染後の再発率は約20%と報告されている．

■ 再発は治療終了後2週間以降かつ12週間以内に再び症状を認める場合を指す．それ以降の発症は新規感染と考える．

g 感染対策

■ 病院や介護施設で集団発生がみられることがある．

■ 入院患者・入所者に対し，接触感染予防策を確実に実施する．

■ *Clostridioides difficile* が産生する芽胞はアルコール製剤が無効のため，

表1 *Clostridioides difficile* 感染症の治療

重症度および罹患回数	臨床症状と所見	治　療
無症候性キャリア	無症状，無所見	適応なし
軽症～中等症	血球数増多なし（15,000/μL 以下），急性腎機能障害なし（血清クレアチニン値が通常の 1.5 倍以下）	メトロニダゾール 500 mg，1 日 3 回，10～14 日間，内服
重症	血球数増多あり（15,000/μL 以下），急性腎機能障害あり（血清クレアチニンが通常の 1.5 倍以上）	バンコマイシン 125 mg，1 日 4 回，10～14 日間，内服
非常に重症	上記に加え，バイタルサインの異常，麻痺性イレウス，中毒性巨大結腸症	全身管理，バンコマイシン（125 mg，1日 4 回，内服）に加え，メトロニダゾール（500 mg，　点滴，8 時間ごと）．バンコマイシンの，内服投与が難しい場合，注腸を考慮（500 mg，1 日 4 回）．結腸切除術が必要な場合もある
初回再発例		重症度に応じて，初回治療と同じ
2 回目以降の再発例		バンコマイシンの漸減療法を考慮（合計 6 週間）．125 mg，1 日 4 回，1 週間，内服→ 125 mg，1 日 3 回，1 週間，内服→ 125 mg，1 日 2 回，1 週間，内服→ 125 mg，1 日 1 回，1 週間，内服→ 125 mg 隔日，1 週間，内服→ 125 mg，3 日おき，1 週間

流水と石鹸での手洗いが重要である．

■ 発症のリスクとなる抗菌薬を適切に使用する．抗菌薬は適応のある感染症にのみ投与し，できるだけ狭域なものを選び，必要な期間だけ使用する．

● 文　献

1) Leffler DA et al：*Clostridium difficile* Infection. NEJM **372**：1539-1548, 2015
2) Wanahita A et al：*Clostridium difficile* infection in patients with unexplained leukocytosis. Am J Med **115**：543-546, 2003
3) Cohen SH et al：Clinical practice guidelines for *Clostridium difficile* infection in adults：2010 update by the society for healthcare epidemiology of America（SHEA）and the infectious diseases society of America（IDSA）. Infect Control Hosp Epidemiol **31**：431-455, 2010
4) Smits W et al：*Clostridium difficile* infection. Nat Rev Dis Primers **2**：16021, 2016
5) Wilcox MH et al：Bezlotoxumab for Prevention of Recurrent *Clostridium difficile* Infection. NEJM **376**：305-317, 2017
6) Polage CR et al：Overdiagnosis of *Clostridium difficile* Infection in the Molecular Test Era. JAMA Intern Med **175**：1792-1801, 2015

消化器感染症　**119**

6 ウイルス性肝炎

viral hepatitis

診療の肝

- 肝炎ウイルス感染症は，特に近年の抗ウイルス療法の進歩によってウイルスの増殖抑制，排除が十分に期待できるが，薬剤耐性変異株では治療に難渋することもまれではない．
- 治療は比較的簡単になってきているが，失敗した際の問題の大きさを考えると，漫然と治療を行うのではなく，遺伝子型や前治療歴，薬剤耐性変異などを詳細に検討したうえで治療法を選択すべきである．
- 急性肝不全への危険性とあわせて肝臓専門医と十分な連携をとりながら診療する．

■ 肝親和性ウイルス増殖への免疫応答によって引き起こされた肝機能障害．

■ 原因ウイルスが最近感染し急な肝炎を惹起した急性肝炎の状態か，長期間感染が持続する持続感染者（キャリア）に分けることができる．特に持続感染者の中には肝炎が発症していない非活動性肝炎状態（無症候性キャリア）の時期もあり，逆に経過中で6ヵ月以上の肝炎が持続する慢性肝炎，進行した肝硬変，肝癌などもありうる．ウイルス性肝疾患を疑った場合にはその原因検索だけではなく，おのおのの病態を把握する．

■ 主な原因ウイルスはA〜E型肝炎ウイルス．

■ A型肝炎ウイルス（HAV），E型肝炎ウイルス（HEV）は経口感染で，一過性感染．B型肝炎ウイルス（HBV），C型肝炎ウイルス（HCV），D型肝炎ウイルス（HDV，HBVとの重感染．頻度低）は血液感染で急性〜慢性肝炎を生じる．

■ 急性肝炎および持続性感染者の急性増悪と診断されたら，特に急性肝不全，劇症肝不全進行の危険性を把握する．

A 急性ウイルス性肝炎

a 症状・身体所見

■ 無症状から劇症肝不全まで多様．

■ 全身倦怠感，発熱，食欲低下，黄疸が一般的．

■ 黄疸，圧痛を伴う肝腫大．脾腫は比較的まれ．

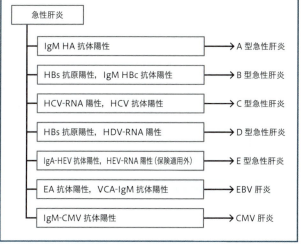

図1　急性肝炎の原因診断に必要なウイルスマーカー
IgM：免疫グロブリン M.

b 検　査
- 肝酵素（ALT，AST）の上昇，胆道系酵素（ALP，LAP，γ-GTP）の上昇，ビリルビンの上昇，prothrombin time（PT）延長.
- 原因診断のためウイルスマーカーの評価を行う（図1）.

c 肝炎ウイルス以外のウイルス
- Epstein-Barr ウイルス（EBV），サイトメガロウイルス（CMV）など.
- 免疫抑制療法中，治療終了後の再活性化に注意.

d 治療（肝臓専門医のコンサルタントを行いながら）
- 基本的には対症療法.
- 急性肝不全や，劇症化の危険性が高いと判断された場合には，免疫抑制療法，HBV や HCV に対する抗ウイルス療法も検討される.
- 急性肝不全昏睡型への進行などを認めれば，原疾患治療とともに人工肝補助療法などが必要になる.

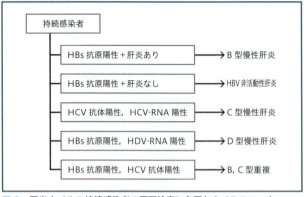

図2 肝炎ウイルス持続感染者の原因検索に必要なウイルスマーカー

B 肝炎ウイルス持続感染者

- ウイルスへの免疫応答の違いにより,肝炎のない状態から,急性増悪,慢性肝炎,肝硬変,肝癌など多くの病態がある.
- 年齢や線維化の程度などをみきわめながら治療適応を決定する.

a 症状・身体所見
- 全身倦怠感,食欲低下などを認めることもあるが,多くは無症状.
- 線維化の進行に伴い肝の萎縮,脾腫を認める.

b 検 査
1) 血液検査(代表的な項目)
- 肝機能障害の評価:(AST, ALT),肝線維化の評価(PLT, Ⅳ型コラーゲン 7s, M2BPGi),肝予備能の評価(T-Bil, ALB, PT),肝癌のマーカー(AFP, PIVKA-Ⅱ),原因検索目的の肝炎ウイルスマーカー.
- 診断のためウイルスマーカーによる評価を行う(図2).

2) 組織学的検査
- 肝生検で診断および線維化評価.

3) 画像検査
- 腹部エコー・腹部CT・MRI(肝の形態変化,肝癌の監視,腹水の評価),非侵襲的線維化評価(フィブロスキャン,肝硬度).

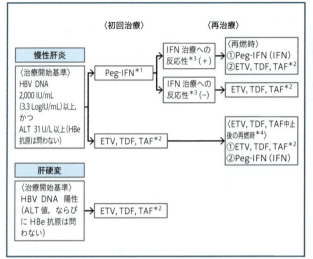

図3 B型慢性肝炎・肝硬変に対する抗ウイルス療法の基本方針

*[1] HBe抗原セロコンバージョン率やHBV DNA陰性化率が必ずしも高くはないこと,個々の症例における治療前の効果予測が困難であること,予想される副反応などを十分に説明すること.
*[2] 挙児希望がないことを確認した上で,長期継続投与が必要なこと,耐性変異のリスクがあることを十分に説明すること.核酸アナログ製剤の選択においては,それぞれの薬剤の特性を参考にする.
*[3] ALT正常化,HBV DNA量低下(HBs抗原量低下),さらにHBe抗原陽性例ではHBe抗原陰性化を参考とし,治療終了後24~48週時点で判定する.
*[4] ETV中止後再燃時の再治療基準:HBV DNA 100,000 IU/mL(5.0 LogIU/mL)以上,またはALT 80 U/L以上.

[日本肝臓学会(編):B型肝炎治療ガイドライン(第3版),p59,2017年8月(http://www.jsh.or.jp/medical/guidelines/jsh_guidlines/hepatitis_b)(2018年4月参照)より許諾を得て転載]

C 治療(肝臓専門医に相談しながら)

- HBV持続感染者に対しては,自然経過を念頭に,年齢,HBV-DNA値,または線維化の程度などを考慮して治療適応を決定する(図3).
- 近年,C型慢性肝炎の治療にはインターフェロン(IFN)を使用しない,direct acting antivirals(DAA)の治療法が主流となっている.
- DAAを用いた治療法は複数あり,HCV遺伝子型,薬剤耐性変異の状態,患者の年齢や腎機能,肝機能,治療歴などを考慮したうえで決定する.
- 1回の治療で失敗すると,次の治療法に悪影響を及ぼす危険性も

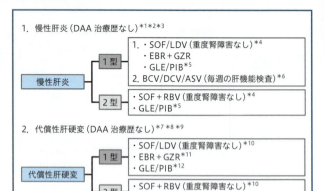

図4 C型慢性肝疾患（ゲノタイプ1型・2型）に対する治療フローチャート

*1 高齢者，線維化進展例などの高発癌リスク群は早期に抗ウイルス治療を行う．
*2 治療前のNS5A変異測定が推奨されていない治療レジメンにおいても，同変異が及ぼす治療効果への影響については，市販後十分に検討される必要がある．
*3 1型と2型の混合感染に対しては，すべてのゲノタイプに有効なGLE/PIBで治療する．
*4 重度の腎機能障害（eGFR＜30 mL/分/1.73 m²）又は透析を必要とする腎不全の患者に対するSOFの投与は禁忌である．
*5 国内臨床試験におけるGLE/PIBの投与期間は，DAA治療歴のない慢性肝炎では8週間である．
*6 BCV/DCV/ASV投与中は毎週必ず肝機能検査を実施し，肝機能の悪化を認めた場合にはより頻回の検査を行い，投与中止を検討する．
*7 非代償性肝硬変に対するDAA治療の安全性と有効性は確認されていないことから，投与すべきではない．また，いずれの国内第3相試験においてもChild-Pugh分類grade B症例は対象となっておらず，安全性は確認されていない．
*8 治療前のNS5A変異測定が推奨されていない治療レジメンにおいても，同変異が及ぼす治療効果への影響については，市販後十分に検討される必要がある．
*9 1型と2型の混合感染に対してはすべてのゲノタイプに有効なGLE/PIBで治療する．
*10 重度の腎機能障害（eGFR＜30 mL/分/1.73 m²）または透析を必要とする腎不全の患者に対するSOFの投与は禁忌である．
*11 Child-Pugh分類grade Bに対する投与は禁忌である．
*12 国内臨床試験におけるGLE/PIBの投与期間は，代償性肝硬変では12週間である．

［日本肝臓学会（編）：C型肝炎治療ガイドライン（第6.1版），p123-124，2018年3月（http://www.jsh.or.jp/medical/guidelines/jsh_guidlines/hepatitis_c）（2018年4月参照）より許諾を得て転載］

あるため，治療法を決める際には上記に関して肝臓専門医の意見をもらいながら十分に検討して決定する（図4）.

■ DAA 治療歴がある場合には厳密な薬剤選択が必要となるため，最新のガイドラインを参照されたい.

〈B 型慢性肝炎〉

薬剤耐性変異や治療歴を考慮しながら選択.
1) エンテカビル (ETV，バラクルード®)
2) テノホビル ジソプロキシルフマル酸塩 (TDF，テノゼット®)
3) テノホビル アラフェナミド (TAF，ベムリディ®)
4) アデホビル ピボキシル (ADV，ヘプセラ®)
上記 1)〜3) の単剤，または 1) +2) or 3) or 4)

〈C 型慢性肝炎〉

遺伝子型，薬剤耐性変異，腎機能，併用薬を考慮して選択.
1) ダクラタスビル (DCV，ダクルインザ®) +アスナプレビル (ASV，スンベプラ®)
2) レジパスビル・ソホスブビル (LDV/SOF，ハーボニー®)
3) オムビタスビル・パリタプレビル・リトナビル (OBV/PTV/r，ヴィキラックス®)
4) エルバスビル (EBR，エレルサ®) +グラゾプレビル (GZR，グラジナ®)
5) ダクラタスビル・アスナプレビル・ベクラブビル (BCV/DCV/ASV，ジメンシー®)
6) ソホスブビル (SOF，ソバルディ®) +リバビリン (RBV，レベトール®，コペガス®)
7) グレカプレビル・ピブレンタスビル (GLE/PIB，マヴィレット®)

● 文 献
1) 日本肝臓学会（編）：B 型肝炎治療ガイドライン，第3版，2017
2) 日本肝臓学会（編）：C 型肝炎治療ガイドライン，第6.1版，2018

7 肝膿瘍

liver abscess

診療の 肝

○ 細菌性肝膿瘍とアメーバ性肝膿瘍の2つに大別される.

○ 細菌性肝膿瘍は経門脈的感染と経胆道的感染が主な感染経路であるが,ほかに敗血症に伴うもの(経動脈的),内視鏡的逆行性胆管造影後の逆行感染(医原性),隣接臓器の炎症の波及に伴うもの(直達性),外傷性などがある.

○ 治療の基本は経皮的ドレナージと抗菌薬投与である.

○ アメーバ性肝膿瘍は病歴から疑うことが大切であり,血清赤痢アメーバ抗体が診断に有用である.

a 症状・身体所見

■ 発熱・右季肋部痛・肝腫大が三主徴である.

■ 右季肋部痛は持続的な鈍痛で叩打痛が肝全体に認められる.

■ アメーバ性肝膿瘍の場合はアメーバ性大腸炎合併による下腹部痛,血便を認めることがある.

b 検査・鑑別診断

■ 血液検査:白血球数増多,CRP上昇,肝胆道系酵素上昇.アメーバ性肝膿瘍の場合は,血清赤痢アメーバ抗体が95%以上の症例で陽性であり診断に有用である.

■ 画像検査:腹部エコー,腹部造影CTが有用である.腹部エコーでは初期は充実性で時間経過とともに内部が液状,嚢胞性を呈する.造影CTで周辺の炎症波及部がリング状に濃染する.

■ 肝膿瘍では細菌性肝膿瘍とアメーバ性肝膿瘍の2つに鑑別される(表1).また肝腫瘍性病変との鑑別を要し,臨床症状,検査所見,画像所見などをふまえて総合的に判断する.アメーバ性肝膿瘍の場合は,アメーバ性大腸炎の合併やHIV感染の合併がないか精査する.

c 起炎菌

■ 細菌性肝膿瘍:クレブシエラ,大腸菌,*Streptococcus* spp. *Bacteroides fragilis* などが多い.糖尿病を有する患者でクレブシエラ(特に血清型K1)による肝膿瘍がアジア系人種で増加傾向であり,敗血症から眼内炎,髄膜炎,壊死性筋膜炎を合併し重症化することがあり,invasive *Klebsiella pneumoniae* syndrome や invasive liver abscess syndrome と呼ばれ注意を要する[1].

表1　細菌性肝膿瘍とアメーバ性肝膿瘍の鑑別

	細菌性肝膿瘍	アメーバ性肝膿瘍
性別	男女差なし	男性に多い
病歴	腹腔内臓器の手術歴，虫垂炎，大腸憩室炎，胆管炎，肝癌術後，胆道造影後	海外渡航者，男性同性愛者
膿瘍の形態，局在	多発性＞単発性．多房性，不整形	単発で右葉に多い．単房性，類円形

■ アメーバ性肝膿瘍：原虫である赤痢アメーバ（*Entamoeba histolytica*）が多い．

d 治　療

1) 細菌性肝膿瘍

■ 経皮的ドレナージ＋抗菌薬投与が基本．

■ 経皮的ドレナージは2 cm以上で内部が液状化，囊胞化しているものがよい適応である．5 cm以下の膿瘍であれば，1回穿刺もしくはドレナージチューブ留置，5 cmを超える膿瘍であればドレナージチューブ留置が望ましい．穿刺液は膿性，クリーム状で強い腐敗臭を伴うことが多い[2]．

■ 抗菌薬治療に関しては，グラム陰性桿菌と嫌気性細菌をカバーした薬剤を初期に投与して，血液培養や穿刺液培養の結果を参考に抗菌薬変更を考慮する．抗菌薬は4～6週間と長期に投与する．

■ 保存的治療で治療効果に乏しいとき（1週間以内に判断）には速やかに外科にコンサルトする．隔壁が多い多発性膿瘍，粘性が強いドレナージ不良例などでは外科的治療を考慮する．

> 1) タゾバクタム・ピペラシリン（ゾシン®）：4.5 g，6時間ごと，点滴
> 2) セフトリアキソン（ロセフィン®，2 g，24時間ごと，点滴）＋メトロニダゾール（アネメトロ®，500 mg，6～8時間ごと，点滴）
> 3) メロペネム（メロペン®）：1 g，8時間ごと，点滴

2) アメーバ性肝膿瘍

■ 治療の第一選択は抗菌薬の内服投与である．

■ アメーバ原虫が腹腔内に漏出するリスクがあり一般的に経皮的ドレナージは推奨されていない．ただ治療抵抗例（抗菌薬内服後5～7日経過しても改善なし），直径5 cm以上，左葉の膿瘍で破裂の危険があるときにはドレナージや外科的治療を検討する．ドレナージ液はチョコレート様，アンチョビーペースト様で無臭である．

消化器感染症

メトロニダゾール（フラジール®）：500 mg，1日3回，10日間，内服

e 効果判定・予後

■ 発熱，右季肋部痛などの臨床症状，腹部エコーや造影CTでの画像所見，白血球数やCRPなどの炎症反応の推移をみてドレナージや抗菌薬の治療効果を判定する．

■ 一般的に保存的治療で改善することが多いが，前述のように治療抵抗例に関しては外科的治療も考慮し速やかに外科にコンサルトする．

f 感染対策

■ 基本的に標準予防策で構わない．赤痢アメーバによるアメーバ大腸炎を合併しているときは標準予防策に接触予防策を加えて対応する．

● 文　献

1) Siu LK et al：*Klebsiella peumoniae* liver abscess：a new invasive syndrome.Lancet Infect Dis **12**：881-887, 2012
2) Daivis J et al：Pyogenic liver abscess. 2016 [https:www.uptodate.com]（2018-5-7参照）

8 急性胆嚢炎，急性胆管炎
acute cholecystitis, acute cholangitis

診療の 肝

- 急性胆嚢炎は①上腹部痛，②発熱・炎症所見，③画像検査から診断する．
- 急性胆管炎は①炎症（発熱，白血球数，CRP），②胆汁うっ滞（黄疸，肝胆道系酵素異常），③画像検査（胆管拡張，胆管狭窄，胆管結石，ステント）から診断する．
- いずれも絶食・補液・疼痛コントロールを行いながら抗菌薬を速やかに投与する．
- 重症度を判定し，手術・ドレナージの適応を消化器内科・外科に相談する．

A 急性胆嚢炎 (表1)

a 症状・身体所見

- 右季肋部（ときに心窩部）の疼痛，悪心・嘔吐，発熱が典型的な症状．
- 身体所見としては心窩部～右季肋部に圧痛を認める．
- Murphy 徴候（右季肋部を圧迫することで深吸気時に痛みで呼吸が止まる）が陽性なら胆嚢炎の可能性は高いが，感度は高くない．

b 検査・鑑別診断

- 血液検査：白血球数増加，CRP の上昇を認める．肝胆道系酵素やビリルビンの上昇は軽度のことが多い．
- 画像検査：腹部エコー（第一選択），腹部 CT にて胆嚢腫大，壁肥厚，胆嚢結石・胆泥などを認める．プローブによる胆嚢圧迫時の疼痛は胆嚢炎に特異的な所見である．胆嚢周囲や肝臓の膿瘍，胆嚢内ガス像，胆嚢壁の造影効果不良・断裂・胆汁性腹膜炎などを認めれば中等症（以上）と判断する．
- 鑑別診断：胃十二指腸潰瘍，急性膵炎，肝膿瘍，Fitz-Hugh-Curtis 症候群などがあげられるが，腹部エコー・CT にて鑑別可能である．

c 起炎菌

- 大腸菌，クレブシエラ属，エンテロコッカス属が多い．
- その他，シュードモナス属，嫌気性菌や複数菌感染などを認める場合もある．

消化器感染症 **129**

表1　急性胆嚢炎の診断基準

A. 局所の臨床徴候
　　1）　Murphy 徴候
　　2）　右上腹部の腫瘤触知・自発痛・圧痛
B. 全身の炎症所見
　　1）　発熱
　　2）　CRP の上昇
　　3）　白血球数の上昇
C. 急性胆嚢炎の特徴的画像検査所見

確診：A のいずれか＋B のいずれか＋C のいずれかを認めるもの.
疑診：A のいずれか＋B もしくは C のいずれかを認めるもの.
[Yokoe M et al：J Hepatobiliary Pancreat Sci **19**：580, 2012 より引用]

表2　急性胆嚢炎の重症度判定基準

重症急性胆嚢炎（Grade Ⅲ）
急性胆嚢炎のうち，以下のいずれかを伴う場合は「重症」である. （1）循環障害（ドーパミン≧5 μg/kg/分，もしくはノルアドレナリンの使用） （2）中枢神経障害（意識障害） （3）呼吸機能障害（PaO$_2$/FiO$_2$ 比＜300） （4）腎機能障害（乏尿，もしくは Cr＞2.0 mg/dL） （5）肝機能障害（PT-INR＞1.5） （6）血液凝固異常（血小板＜10 万/mm^3）
中等症胆嚢炎（Grade Ⅱ）
急性胆嚢炎のうち，以下のいずれかを伴う場合は「中等症」である. （1）白血球数＞18,000/mm^3 （2）右季肋部の有痛性腫瘤触知 （3）症状出現後 72 時間以上の症状の持続 （4）顕著な局所炎症所見（壊疽性胆嚢炎，胆嚢周囲膿瘍，肝膿瘍，胆汁性腹膜炎，気腫性胆嚢炎などを示唆する所見）
軽症急性胆嚢炎（Grade Ⅰ）
急性胆嚢炎のうち，「中等症」，「重症」の基準を満たさないものを「軽症」とする

[Yokoe M et al：J Hepatobiliary Pancreat Sci **19**：580, 2012 より引用]

◼️d 治　療

◼︎ 急性胆嚢炎と診断された時点で絶食とし，重症度を判定し，抗菌薬を投与する.

◼︎ 重症度（表2）に応じて，①軽症であれば手術か経過観察，②中等症であれば手術か胆嚢ドレナージ，③重症であれば臓器サポートをしながら胆嚢ドレナージを行い，後日手術を原則的に行う.

〈軽　症〉

• セフメタゾール（セフメタゾン®）：1 g，8 時間ごと，点滴
• セフォペラゾン・スルバクタム（スルペラゾン®）：1 g，8 時間ごと，点滴

表3　急性胆管炎の診断基準

A．全身の炎症所見
　1)　発熱（悪寒戦慄を伴うこともある）
　2)　血液検査：炎症反応所見
B．胆汁うっ滞所見
　1)　黄疸
　2)　血液検査：肝機能検査異常
C．胆管病変の画像所見
　1)　胆管拡張
　2)　胆管炎の成因：胆管狭窄，胆管結石，胆管ステントなど

確診：Aのいずれか＋Bのいずれか＋Cのいずれかを認めるもの．
疑診：Aのいずれか＋BもしくはCのいずれかを認めるもの．
[Kiriyama S et al：J Hepatobiliary Pancreat Sci **19**：552，2012より引用]

〈中等症〉

- セフォペラゾン・スルバクタム（スルペラゾン®）：1g，8時間ごと，点滴
- タゾバクタム・ピペラシリン（ゾシン®）：4.5g，8時間ごと，点滴

〈重　症〉

- タゾバクタム・ピペラシリン（ゾシン®）：4.5g，8時間ごと，点滴
- メロペネム（メロペン®）：0.5〜1g，8時間ごと，点滴

e　効果判定・予後

- 治療開始後24時間ごとに重症度を再評価し，バイタル・腹痛・炎症の改善があるか評価を行う．
- 適切な治療が行われれば，死亡率は1%未満[1]．

B　急性胆管炎（表3）

a　症状・身体所見

- Charcotの三徴と呼ばれる発熱（しばしば悪寒・戦慄を伴う），腹痛（心窩部〜右上腹部），黄疸を認める．ただし，三徴すべてが揃う頻度は高くない．
- 重症になると，Reynoldの五徴（上記に加え，意識障害，ショック）を認めることがある．
- 悪心・嘔吐を認めることがある．

b　検査・鑑別診断

- 血液検査：白血球数増加，CRP，肝胆道系酵素やビリルビンの上昇が認められる．

消化器感染症　**131**

表4 急性胆管炎の重症度判定基準

重症急性胆管炎（Grade III）
急性胆管炎のうち，以下のいずれかを伴う場合は「重症」である． (1) 循環障害（ドーパミン≧5 µg/kg/分，もしくはノルアドレナリンの使用） (2) 中枢神経障害（意識障害） (3) 呼吸機能障害（PaO$_2$/FiO$_2$比＜300） (4) 腎機能障害（乏尿，もしくはCr＞2.0 mg/dL） (5) 肝機能障害（PT-INR＞1.5） (6) 血液凝固異常（血小板＜10万/mm^3）
中等症急性胆管炎（Grade II）
初診時に，以下の5項目のうち2つ該当するものがある場合には「中等症」とする． (1) WBC＞12,000または＜4,000/mm^3 (2) 発熱（体温≧39.0℃） (3) 年齢（75歳以上） (4) 黄疸（総ビリルビン≧5 mg/dL） (5) アルブミン（＜健常値下限×0.73 g/dL） 上記の項目に該当しないが，初期治療に反応しなかった急性胆管炎も「中等症」 とする
軽症急性胆管炎（Grade I）
急性胆管炎のうち，「中等症」，「重症」の基準を満たさないものを「軽症」とする

[Kiriyama S et al：J Hepatobiliary Pancreat Sci **19**：553, 2012 より引用]

- 画像検査：腹部エコー，腹部CTにて胆管の拡張，壁肥厚，狭窄や胆管結石，胆管ステントの留置がある場合は胆管炎を疑う．
- 鑑別診断：急性胆嚢炎，急性膵炎，肝膿瘍，胃十二指腸潰瘍など．

c 起炎菌（前述「A．急性胆嚢炎」の項を参照）

d 治 療

- 急性胆管炎と診断した時点で絶食とし，重症度（表4）を判定し抗菌薬を投与する．
- 処方例は前述「A．急性胆嚢炎」の項を参照．
- 中等症，重症では速やかに胆道ドレナージ（可能なら内視鏡的，困難であれば経皮的・外科的）を行い，全身状態改善後に成因に対する治療（内視鏡的胆道結石除去術など）を行う．

e 効果判定・予後

- 治療開始後24時間ごとに重症度を再評価し，バイタル・炎症・黄疸の改善があるか評価を行う．
- 胆嚢炎に比べ，菌血症になりやすい．死亡率は2.7～10％[1]．

● 文 献
1) 急性胆管炎・胆嚢炎診療ガイドライン改訂出版委員会（編）：急性胆管炎・胆嚢炎診療ガイドライン2013，第2版，p30，医学図書出版，東京，2013

C 血流感染症

1 感染性心内膜炎

infective endocarditis

診療の肝

- 血管内感染症の存在を見逃さない.
- 感染性心内膜炎の診断・治療・経過観察の概略について理解する.
- 外科手術の適応を理解する.

a 症状・身体所見

- 最も一般的な症状は発熱, 全身倦怠感, 心雑音などであるが, いずれも非特異的である.

- 新たに出現した心雑音, 特に拡張期雑音は感染性心内膜炎の存在を示唆する. 患者に過去の心雑音指摘の有無を確認し, 外来主治医ともコミュニケーションをとることが早期の診断の手がかりになることがある.

- 血管内デバイス (ペースメーカー, 皮下埋め込み型ポート, 中心静脈ライン) の使用に伴い増加傾向にある右心系の感染性心内膜炎では, 心雑音が目立たないことも多い. 病歴・身体所見のみでは血管内感染症の除外はできないと考えるべきである.

- 教科書的に有名な Osler 結節, Janeway 発疹, ばち状指, Roth 斑は, 現在では経験することが少なくなってきている[1, 2].

b 検査・鑑別診断

- 血液培養から典型的な起炎菌が検出されることが最も重要である. 特に, 適切な抗菌薬加療下での持続する血液培養陽性 (high-grade bacteremia) は, 血管内感染症 (感染性心内膜炎, 感染性動脈瘤, 化膿性血栓性静脈炎, 血管内デバイス感染症) の存在を強く示唆する. 治療開始前に, 1 時間以上間隔をあけた 3 セット以上の血液培養を採取することが勧められる.

- 感染性心内膜炎が疑われる症例では, 全例で経胸壁心エコー (transthoracic echocardiography:TTE) を行う.

- 診断基準として, 改訂 Duke 診断基準 (表 1)[3] が用いられることが多いが, 基準を満たさないからといって感染性心内膜炎を除外することはできない. high-grade bacteremia に対し, ほかの血

血流感染症　**133**

表1 改訂 Duke 診断基準

大基準	
血液培養陽性	別々に採取された2セットの血液培養から以下の菌種が陽性. ①典型的な起炎菌（Viridans streptococci, *Streptococcus gallolyticus* (*S. bovis*), HACEK群, 黄色ブドウ球菌） ②腸球菌（市中発症で, ほかに明らかな侵入門戸がない場合）
	感染性心内膜炎として矛盾しない菌種による, 持続する血液培養陽性. ①12時間以上間隔をあけた2セット以上の血液培養陽性 ②1時間以上間隔をあけた3セットすべて, もしくは4セット以上で大半の血液培養陽性
	Coxiella burnetii（Q熱の起炎菌）が, 血液培養から1セット陽性, もしくはIgG抗体価（phase 1）が800倍以上
心内膜障害	心エコー*で, 弁, 腱索, 逆流ジェット, 人工異物上に認められる可動性構造物, 膿瘍の形成, 人工弁の部分的逸脱
	新規の弁逆流（既知の心雑音の変化・増悪だけでは不十分）

小基準
・感染性心内膜炎のリスクとなる心疾患の既往, 静注薬物使用の病歴 ・発熱（38℃以上） ・血管合併症（感染性塞栓症, 感染性動脈瘤, 頭蓋内出血, 眼球結膜点状出血, Janeway発疹） ・免疫学的合併症（糸球体腎炎, Osler結節, Roth斑, リウマチ因子陽性） ・血液培養陽性であるが大基準を満たさない場合, 感染性心内膜炎を示唆するその他の血清学的異常所見

確定診断	大基準を2つ, 大基準1つと小基準3つ, 小基準5つを満たす場合
可能性あり	大基準を1つと小基準1つ, または, 小基準3つを満たす場合

*人工弁心内膜炎, 弁輪周囲膿瘍の形成, もしくは本基準で感染性心内膜炎の可能性ありと判定された場合は, TEEを行うべきある.

［Li SL et al : Clin Infect Dis **30** : 633–638, 2000 を参考に著者作成］

管内感染症が除外できた場合, 心エコーの結果にかかわらず感染性心内膜炎に準じて加療を行うことはまれではない.

■ 経食道心エコー（transesophageal echocardiography：TEE）を全例で行うべきか, またいつ行うべきかに関して統一した見解はない. 基本全例でTEEを行うことが望ましいが, 侵襲的な検査であり, 自施設のリソースも考慮に入れ, 適応とタイミングを総合的に判断する必要がある.

■ 臨床・エコー所見から感染性心内膜炎を疑う症例で, 血液培養陰性の場合は, バルトネラ, オウム病クラミジア, Q熱, ブルセラ症, レジオネラなどを念頭に, 社会歴（特に動物接触歴, 旅行歴など）を詳細に聴取する必要があるが, 実際はきわめてまれである. 血液培養陰性の原因として最も多いのは, 血液採取前の抗菌薬投与, 血液培養が1セットしか実施されていない, 至適採血量

（通常 8〜10 mL/ボトル）が守られていないといった人為的な要因である.

■ 担癌患者や全身性エリテマトーデス（SLE）患者の発熱精査の過程で，非細菌性血栓性心内膜炎をまれに認め，感染性心内膜炎との鑑別に苦慮する例がある.

■ 培養技術の進歩により，HACEK 群（*Haemophilus，Aggregatibacter，Cardiobacterium，Eikenella，Kingella*）も 5 日以内に陽性となることが多く，培養期間の延長は現在では推奨されていない.

■ 免疫学的な合併症としての糸球体腎炎はまれに認めることがあり，尿沈渣が診断に有用であることがある.

c 起炎菌

■ 黄色ブドウ球菌が最も多く，連鎖球菌，腸球菌，コアグラーゼ陰性ブドウ球菌（CNS）が続く.

■ 黄色ブドウ球菌が血液培養から 1 セットでも検出された場合は，汚染菌と判断せず積極的に血管内感染症の存在を疑う.

■ CNS の中で *Staphylococcus lugdunensis* は，黄色ブドウ球菌同様病原性が高く，安易に汚染菌と判断しない. CNS は，subspecies まで同定されないことが多く注意が必要である. ほかの CNS と異なり，ペニシリン系薬を含めた多くの抗菌薬に感受性である点が特徴的である.

■ *Streptococcus gallolyticus*（*S. bovis*）が検出された場合は，消化管悪性腫瘍の精査を検討する.

d 治 療

■ 使用する抗菌薬，治療期間は，起炎菌と抗菌薬感受性，人工弁の有無によって異なる. 治療の概略を表 2 にまとめる.

■ 一般的な外科手術（弁置換術）の適用（表 3）[2] を常に意識し，担当患者に早期手術の必要性があるか否かを検討する.

■ 右心系自己弁の感染性心内膜炎に対しては，予後良好であり，重篤な右心不全などを合併しない限り外科手術を必要としない場合が多い.

■ 適切な手術のタイミングに関しては専門家内でも意見が分かれるが，近年の報告では，抗菌薬加療中の早期の手術が予後の改善につながるとされる. 患者・家族の希望や全身状態をもとに，感染症医，循環器内科医，心臓血管外科医間で十分な検討を行う.

■ 治療期間は表 2 を参照. 経験的に，血液培養陰性化を確認した日から治療期間をカウントする. 弁置換を必要とした症例で，術中組織培養陽性または弁輪周囲膿瘍を認めた場合は，手術日を治療初日と計算する.

■ 可能であれば，入院中に歯科へのコンサルトが望まれる.

血流感染症　135

表 2　抗菌薬治療の概略（用量は腎機能・体重をもとに薬剤部と検討）

起炎菌		抗菌薬	
起炎菌が判明するまで		バンコマイシン 15 mg/kg（12 時間ごと） ± セフトリアキソン 2 g（24 時間ごと） ± ゲンタマイシン 1 mg/kg（8 時間ごと）	・急性の経過ではブドウ球菌を念頭にバンコマイシンを，亜急性の経過では，連鎖球菌，HACEK 群を念頭にさらにセフトリアキソンを追加することが多い．専門家によっては，メチシリン感受性黄色ブドウ球菌（MSSA）のよりよいカバーのため，バンコマイシンとセフトリアキソン併用での治療開始を好む場合もある ・敗血症性ショック，緊急で外科手術が必要な病態では，シナジー効果を期待し早期からアミノグリコシド系薬を併用する．このような重篤な病態では，腎機能障害に特に注意が必要である
MSSA・MSCNS	自己弁	セファゾリン 2 g（8 時間ごと） 6 週間	・セファゾリンのような第一世代セファロスポリンは，中枢神経移行性が悪い．したがって，脳膿瘍などの合併例では，中枢神経移行性のよいナフシリン，メチシリンなどの利用が好まれるが，国内未承認のため，バンコマイシンなどで代用することがある ・β-ラクタム系薬アレルギーでは，バンコマイシンの使用も可
	人工弁	セファゾリン 2 g（8 時間ごと） 6 週間 ＋ ゲンタマイシン 1 mg/kg（8 時間ごと） 2 週間 ＋ リファンピシン 300 mg［12 時間ごと （米国では 8 時間ごと）］	・アミノグリコシド系薬は，シナジー効果を期待し最初の 2 週間併用するが，黄色ブドウ球菌に対しては十分なエビデンスはない ・経験的に，血液培養陰性化後にリファンピシンを開始することが多い．リファンピシン耐性化を防ぐためと説明される ・アミノグリコシド感性を確認する．ゲンタマイシン耐性であれば，ほかのアミノグリコシド系薬，キノロン系薬などの使用を検討する
MRSA・MRCNS	自己弁	バンコマイシン 15 mg/kg（12 時間ごと） 6 週間	・バンコマイシンの至適トラフ値は，10〜20μg/mL
	人工弁	バンコマイシン 15 mg/kg（12 時間ごと） 6 週間 ＋ ゲンタマイシン 1 mg/kg（8 時間ごと） 2 週間 ＋ リファンピシン 300 mg［12 時間ごと （米国では 8 時間ごと）］ 6 週間	・バンコマイシンの至適トラフ値は，10〜20μg/mL ・メチシリン感受性菌と同様，アミノグリコシド系薬の併用は最初の 2 週間 ・経験的に，血液培養が陰性化してからリファンピシンを開始することが多い ・アミノグリコシド感性を確認する．ゲンタマイシン耐性であれば，ほかのアミノグリコシド系薬，キノロン系薬などの使用を検討する

次頁につづく

起炎菌		抗菌薬	
連鎖球菌*（ペニシリンMIC≦0.12 μg/mL）	自己弁	ペニシリンG 400万単位（4時間ごと）4週間	・アンピシリン2g・4時間ごとも可 ・血液培養陰性化後は，患者の利便性を考えセフトリアキソン2g・24時間ごとを使用することが多い ・心外合併症や腎機能障害のない患者で，アミノグリコシド系薬を併用して2週間で加療するという報告もあるが，あまり一般的ではない ・β-ラクタム系薬アレルギーなどでバンコマイシンを使用する際は，トラフ値10〜15 μg/mLを目標とする
	人工弁	ペニシリンG 400万単位（4時間ごと）4週間 ± ゲンタマイシン 3 mg/kg（24時間ごと）2週間	・ペニシリンGの代わりにアンピシリン2g（4時間ごと）も可 ・ペニシリン高度感受性菌（MIC≦0.12）に対しては，アミノグリコシド系薬の併用は必須ではない ・血液培養陰性化後は，患者の利便性を考えペニシリンGの代わりにセフトリアキソン2g（24時間ごと）を使用することが多い ・β-ラクタム系薬アレルギーでは，VCM単剤の使用も可
連鎖球菌*（0.12＜ペニシリンMIC≦0.5 μg/mL）	自己弁	ペニシリンG 400万単位（4時間ごと）4週間 ＋ ゲンタマイシン 3 mg/kg（24時間ごと）2週間	・ペニシリンGの代わりにアンピシリン2g（4時間ごと）も可 ・ゲンタマイシンは1 mg/kg（8時間ごと）の分割投与も可 ・セフトリアキソンに感受性があれば，ペニシリン系薬の代わりに単剤で使用可 ・β-ラクタム系薬アレルギーでは，バンコマイシン単剤の使用も可
	人工弁	ペニシリンG 400万単位（4時間ごと）6週間 ＋ ゲンタマイシン 3 mg/kg（24時間ごと）6週間	・ペニシリン耐性菌（MIC＞0.12 μg/mL）では，アミノグリコシド系薬は6週間併用 ・血液培養陰性化後は，患者利便性を考えペニシリンGの代わりにセフトリアキソン2g（24時間ごと）を使用することが多い ・β-ラクタム系薬アレルギーでは，バンコマイシン単剤の使用も可

次頁につづく

血流感染症　137

起炎菌		抗菌薬	
連鎖球菌*（ペニシリン MIC >0.5 μg/mL）	自己弁	ペニシリン G 400万単位（4時間ごと） 6週間 + ゲンタマイシン 1 mg/kg（8時間ごと）	・腸球菌の治療に準じペニシリン系薬に，アミノグリコシド系薬を併用可 ・ペニシリン系薬の代わりにアンピシリン 2 g（4時間ごと）も可 ・セントリアキソンに感受性があれば，ペニシリン系薬の代わりに使用可 ・治療期間に関しては，感染症科にコンサルトを行う．アミノグリコシド系薬に関しては，重篤な副作用（特に腎機能障害）が起こる直前まで使い続けることが多い
	人工弁		・MIC >0.12 μg/mL に準じる
ペニシリン感受性腸球菌		アンピシリン 2 g（4時間ごと） 4〜6週 + ゲンタマイシン 1 mg/kg（8時間ごと）	・人工弁や，自己弁でも治療前経過が長い（3ヵ月以上）症例では，6週間の加療が原則 ・アミノグリコシド高度耐性（ゲンタマイシン MIC>500 μg/mL）でなければシナジー効果を期待して使用することができる ・以前は，アミノグリコシド系薬も4〜6週間併用していたが，自己弁で内耳障害や腎機能障害などの副作用がメリットを上回ることが多く，特にベースに軽度の腎機能障害を認める症例では短期の使用（2〜3週間）が検討されている ・起炎菌が *E. faecalis* であれば，アミノグリコシド系薬の代わりに，セフトリアキソン 2 g（12時間ごと）を併用（dual β-lactam therapy）することが増えてきている
ペニシリン耐性腸球菌		バンコマイシン 15 mg/kg（12時間ごと） 6週間 + ゲンタマイシン 1 mg/kg（8時間ごと） 6週間	・アミノグリコシド高度耐性（ゲンタマイシン MIC>500 μg/mL）でなければシナジー効果を期待して使用することができる ・*E. faecium* が起炎菌であることが多い ・バンコマイシン耐性腸球菌（VRE）であれば，リネゾリド，もしくは高用量ダプトマイシンの使用を検討する．経験のある施設で加療することが望ましい

* Viridans streptococci, *Streptococcus gallolyticus* (*S. bovis*).

［Baddour LM et al：Circulation **132**：1435-1486, 2015 を参考に著者作成］

表3　一般的な外科手術（弁置換術）の適応（下線部はクラスI推奨）

- 弁機能不全に伴う，心原性ショック，心不全
- 真菌，高度耐性菌（VRE，多剤耐性グラム陰性桿菌など）による感染性心内膜炎
- 心ブロック，弁輪周囲膿瘍，穿孔病変（瘻孔など）の出現
- 適切な抗菌薬投与にかかわらず持続（5〜7日以上）する菌血症
- 繰り返す塞栓症
- 内科的治療にかかわらず増大する疣贅
- 疣贅のサイズが10 mm以上（特に人工弁感染，ないしは自己弁感染で重度の弁逆流を伴う場合，疣贅が僧帽弁前尖に位置しほかの外科手術の適応を合併する場合）
- 人工弁感染で再発例

[Baddour LM et al：Circulation **132**：1435-1486, 2015 を参考に著者作成]

e　効果判定・予後

■ 血液培養の陰性化を確認するため，通常24〜48時間おきの血液培養（2セット）のフォローが推奨される．

■ 治療終了前にTTEをリピートし，次回以降の検査の比較対象とする．

■ アミノグリコシド系薬の長期投与が必要な症例では必ず基準となる腎機能検査と聴力検査（オージオグラム）を行い，必要に応じてリピートする．ゲンタマイシン1 mg/kgを8時間ごとの分割投与で使用する際は，ピーク値3〜4 mg/mL，トラフ値＜1 mg/mLを目標に投与量を調節する．

■ 治療終了後に，悪寒，発熱などの症状が出現した際には，感染性心内膜炎の再発を念頭に，抗菌薬投与前に血液培養を行うため採血が必要な旨を患者に説明する．

f　感染性心内膜炎の予防

■ 感染性心内膜炎を発症するリスクの高い患者に対して，菌血症を起こすリスクの高い手技を行う際に抗菌薬の予防投与を行うが，現在まで，その予防効果を証明したランダム化比較試験は存在せず，どの患者・手技で抗菌薬の予防投与が必要かについては，いまだ統一した見解が得られていない．

■ アメリカ心臓協会（AHA）ガイドラインを表4にまとめる[4]．

血流感染症　**139**

表4　感染性心内膜炎の予防

ハイリスク患者	・人工弁置換の既往 ・感染性心内膜炎の既往 ・先天性心疾患（根治術の行われていないチアノーゼ性心疾患，手術後6ヵ月以内，上皮化が期待できない部位に生体異物を利用して行った根治手術後） ・弁膜症を生じた心移植患者	
ハイリスク手技	歯科	歯肉，歯周，および粘膜穿孔を伴う歯科処置
	呼吸器	扁桃切除，気道粘膜処置（切開・生検）
	皮膚・軟部組織	皮膚・筋・骨組織に対する外科的処置
使用抗菌薬	・アモキシシリン2g，処置1時間前に内服 ・β-ラクタム系薬アレルギーでは，クリンダマイシン600mg，ないしはクラリスロマイシン400mgを処置1時間前に内服 ・内服不可例では，アンピシリン2gを処置30分前に点滴 ・内服不可例で，β-ラクタム系薬アレルギーがある場合は，クリンダマイシン600mgを処置30分前に点滴	

〔Wilson W et al：Circulation **116**：1736-1754, 2007 を参考に著者作成〕

●文　献

1) Vance G et al：Mandell, Douglas, and Bennett's Principles and Practice of Infectious Diseases, 8th ed, John E. et al (eds), p990-p1040, Saunders, Philadelphia, 2015

2) Baddour LM et al：Infective Endocarditis in Adults：Diagnosis, Antimicrobial Therapy, and Management of Complications, Circulation **132**：1435-1486, 2015

3) Li SL et al：Proposed modifications to the Duke criteria for the diagnosis of Infective endocarditis. Clin Infect Dis **30**：633-638, 2000

4) Wilson W et al：Prevention of infective endocarditis. Circulation **116**：1736-1754, 2007

2 心外膜炎

pericarditis

診療の 肝

- 心膜に炎症がある状態で，原因は感染性，非感染性など多岐にわたる（表1）.
- 経過によって急性（4〜6週以内），亜急性，慢性（3ヵ月以上），再発性に分類される.
- 感染性の原因としてウイルス性が最も多い.
- 原因不明の心外膜炎をみた場合には結核を鑑別にあげる.

a 症 状

- 多くの例で発熱と胸痛を伴う.
- 胸痛（85〜90％以上）は鋭い痛みで胸骨に一致してみられることが多く，立ち上がり時や前屈みになると痛みが増強する.
- 一般的に細菌や真菌が原因の場合はウイルス性より症状が強いとされる. 結核性の場合は発症が緩徐で，体重減少や咳，夜間の発汗などの全身症状が慢性的に進行することが多い.

b 身体所見

- 多くの症例で頻脈がみられる.
- 聴診で心膜摩擦音（friction rub）聴取が特徴的とされるが，実際に聴取されるのは1/3以下程度である. 心膜摩擦音は通常は引っかかるような，こするような高い音で，胸骨左縁で聴診器の膜型でよく聴取できる. 前屈みや膝胸位（knee-chest position）で増強することがある.
- 大量に，もしくは急激に心嚢液が貯留した場合には奇脈（吸気時に収縮期血圧が10 mmHg以上低下）がみられる.

c 原因微生物

- ウイルス性が最も多い. 春〜夏にはエンテロウイルスの流行に伴いウイルス性心外膜炎の発症が増加する. 一方冬にはインフルエンザウイルスも原因となりうる（表1）.
- 化膿性（細菌性）心外膜炎や結核性心外膜炎，真菌が原因の心外膜炎はウイルス性心外膜炎と比べて非常にまれである. しかしわが国は結核の中蔓延国であり，原因不明の心外膜炎をみた場合には結核性心外膜炎を鑑別にあげる必要がある.

d 診 断

- 詳細な問診と身体所見：心外膜炎の可能性を考えることが重要で

血流感染症　141

表1 心外膜炎の原因

感染性	
ウイルス性 (最も多い)	コクサッキーウイルス, エコーウイルス, ヘルペスウイルス属 (EBV, CMV, HHV-6), アデノウイルス, パルボウイルス B19
細菌性	結核菌, *Coxiella burnetii*, *Borrelia burgdoferi*, 肺炎球菌, 骨膜炎菌など
真菌性	*Histoplasma* spp., *Aspergillus* spp., *Blastomyces* spp., *Candida* spp.
寄生虫	*Echinococcus* spp., *Toxoplasma* spp.
非感染性	
自己免疫疾患	SLE, Sjögren症候群, 関節リウマチ, 強皮症, 全身性血管炎 など
悪性腫瘍	原発性・転移性腫瘍
代謝性	尿毒症, 粘液水腫, 食欲不振症
外傷性	
薬剤性	ループス様症候群, ペニシリンなど
その他	アミロイドーシス, 大動脈解離, 肺高血圧症, 慢性心不全

[Adler Y et al：Eur Heart J **36**：2921-2964, 2015 より引用]

ある. 基礎疾患のない若い患者の急性の胸部痛では心外膜炎を鑑別診断に加える.

- 胸部X線：急性心外膜炎では通常正常のことが多い. 心嚢液が比較的大量(300 mL以上)に貯留している場合には心陰影の拡大がみられる.
- 心電図：急性心外膜炎の50～60％前後で早期にはST上昇や, PR低下などの心電図異常がみられる.
- 心エコー：心嚢液貯留評価や心筋炎合併の評価に有用である.
- 血液検査：CRPやCPK, トロポニンなどが炎症の程度や心筋障害(心筋炎)合併の程度評価に有用である.
- 心嚢液検査：原因微生物同定や感染以外の原因検索に非常に有用である.
- 結核性心外膜炎では培養陽性まで時間がかかり, 培養陽性となるのは疑い症例で75％程度とされる. そのため結核性心外膜炎が疑われた場合には, PCR法やadenosine deaminase (ADA), 心膜生検(組織で類上皮肉芽腫がみられる)などの検査を組み合わせて行う必要がある.

e 治　療

- 痛みのコントロールや，血行動態の安定化の治療が必要となる．化膿性心外膜炎や血行動態が不安定な場合には心囊液のドレナージを検討する．

- ウイルス性心外膜炎が疑われた場合の初期治療では NSAIDs を使用する．コルヒチン併用も考慮される．NSAIDs やコルヒチンでも効果不十分な場合や，NSAIDs が使用できない場合では第二選択薬としてステロイドの使用を考慮する．治療効果判断には症状や CRP が有用である．

- 化膿性心外膜炎が疑われた場合には抗菌薬を開始する．隣接する臓器の感染の有無や外科手術・外傷の既往などを考慮し初期抗菌薬を選択する．市中感染で外科治療歴や外傷歴がない場合には黄色ブドウ球菌をカバーできる薬剤（日本ではセファゾリンやバンコマイシン）と一般的な気道感染症をカバーする薬剤（セフトリアキソンなどのセフェム系薬）を開始する．抗菌薬治療期間は最低 4 週以上が必要となる．

- 結核性心外膜炎では肺結核に準じて複数の抗結核薬を組み合わせて治療を行う．収縮性心外膜炎の発生を抑制するため初期にステロイド投与も考慮する．

f 合併症と予後

- 大多数の急性心外膜炎では予後は良好である．心タンポナーデは急性心外膜炎では非常にまれである．収縮性心外膜炎はウイルス性では非常にまれ（＜1％）だが，細菌性心外膜炎や結核性心外膜炎ではリスクが高くなる（20〜30％）

● 文　献

1) Adler Y et al：2015 ESC Guidelines for the diagnosis and management of pericardial diseases：The Task Force for the Diagnosis and Management of Pericardial Diseases of the European Society of Cardiology（ESC）Endorsed by：The European Association for Cardio-Thoracic Surgery（EACTS）. Eur Heart J **36**：2921-2964, 2015

血流感染症　**143**

3 カテーテル関連血流感染症
catheter related blood stream infection：CRBSI

診療の肝

- 血管内カテーテルが入っている患者の発熱では，常にカテーテル関連血流感染症（CRBSI）を鑑別にあげる．
- 局所所見がなくても，CRBSI は否定できない．
- 診断，治療効果判定には血液培養が重要である．

a 症状・身体所見

- 発熱は感度が高いが特異度は低く，①カテーテル刺入部の発赤，②疼痛，③腫脹，④膿の流出は特異的だが，感度は低い（①〜④において，感度 0〜3%，特異度 94〜99% との報告もある）[1]．
- そのため，カテーテル留置患者でのほかに説明のつかない発熱は，常に CRBSI を鑑別にあげる．
- 中心静脈カテーテルに限らず，末梢静脈カテーテルでも同様である．
- 原因不明のショック，意識障害，アシドーシスで発症することもあるため，全身状態の変化があれば鑑別にあげる．

b 検査・鑑別診断

- 血液培養が診断の基本であり，抗菌薬投与前に必ず複数セット採取する．
- 末梢静脈から 2 セット以上採取し，培養結果がカテーテル先端培養と一致すれば CRBSI と確定できる．
- 末梢静脈から血液培養が採取できない場合や，カテーテルの抜去が難しい場合には，カテーテルから 1 セット，末梢から 1 セットずつ採取し，カテーテルからの培養が 2 時間以上早く陽性となる場合にはそのカテーテルが感染源であるといえる[2]．ただし，ほぼ同時に同じ血液量を採取することに注意する．
- 感染を疑っていないカテーテルは培養検査に提出しない．
- 「ほかに説明のつかない発熱」というために，肺炎や腎盂腎炎などといった感染症，薬剤熱や結晶性関節炎などの非感染性疾患まで，入院中に起こりうる発熱は一通り鑑別にあげて評価する．

c 起炎菌

- コアグラーゼ陰性ブドウ球菌，黄色ブドウ球菌，腸球菌などのグラム陽性球菌が最も多い．
- グラム陰性桿菌では，SPACE（*Serratia, Pseudomonas, Acinetobacter, Citrobacter, Enterobacter*）といわれる院内感染の原因とな

表1　グラム陰性桿菌，カンジダを初期から起炎菌として考えるべき状況

グラム陰性桿菌	カンジダ
・重症例（ショックなど） ・好中球減少 ・鼠径部カテーテル留置 ・グラム陰性菌が感染巣となりやすい部位の感染が否定できない例（腎盂腎炎など）	・好中球減少 ・鼠径部カテーテル留置 ・広域抗菌薬投与 ・中心静脈栄養 ・血液悪性腫瘍 ・移植後 ・術後（特に腹腔内） ・壊死性膵炎 ・腎代替療法 ・複数部位でカンジダを保菌している ・人工物埋め込み ・免疫抑制（ステロイド，抗がん剤治療，免疫抑制薬を含む）状態

［Mermel LA et al：Clin Infect Dis 49：1-45, 2009, Peter PG et al：Clin Infect Dis 62：e1-e50, 2016 を参考に著者作成］

る菌が多く，耐性菌も多い．
■ 真菌ではカンジダが多く，重症例が多い．
■ その他，バチルスなどのグラム陽性桿菌なども起炎菌となる．

d　治　療

■ 起炎菌，診断ともに不確かな状態で治療が始まることも多い．
■ 後日，血液培養陰性で CRBSI が否定され，治療終了することも少なくないが，それが許容される疾患でもある．
■ 治療の基本は抗菌薬（バンコマイシン±抗緑膿菌薬±抗真菌薬）＋カテーテル抜去．
■ グラム陽性球菌が多いため，必ずそれらをカバーするバンコマイシンを使用する．
■ グラム陰性菌，カンジダは，表1のようなリスクがある例では，初期から治療対象として考慮する[2,3]．
■ グラム陰性菌の初期治療では，院内のアンチバイオグラムを参考に，SPACE（主に緑膿菌）をカバーできる抗菌薬（ピペラシリン，セフェピム，カルバペネム系薬など）を選択する．
■ カンジダの初期治療ではミカファンギン，カスポファンギンを選択する．
■ 感染が疑われるカテーテルは原則抜去する．ただし，全身状態が落ち着いている場合や，ほかにより疑わしい感染巣がある場合には，培養結果を待ってから抜去してもよい．
■ 臨床的にどうしてもカテーテルの抜去が難しい場合には，専門医への相談が望ましい．

血流感染症　**145**

表2 起炎菌ごとの抗菌薬投与例と治療期間（長期・短期留置型カテーテルあわせて）

起炎菌	抗菌薬	治療期間（短期留置型カテーテル）	長期留置型カテーテル温存の考慮
黄色ブドウ球菌	バンコマイシン1g，12時間ごとまたはセファゾリン2g，8時間ごと	原則28日（14日にできる条件：糖尿病なし，免疫抑制なし，血管内人工デバイスなし，経食道心エコーで疣贅なし，血管エコーで刺入部血栓なし，臨床的に転移性病変なしをすべて満たす）	×
コアグラーゼ陰性ブドウ球菌	バンコマイシン1g，12時間ごと	5〜7日	○
腸球菌	バンコマイシン1g，12時間ごとまたはアンピシリン2g，6時間ごと	7〜14日	○
グラム陰性桿菌	ピペラシリン（ペントシリン®）4g，6時間ごとまたはセフェピム（マキシピーム®）2g，8時間ごとまたはメロペネム（メロペン®）2g，8時間ごと	7〜14日	○
カンジダ	ミカファンギン（ファンガード®）150mg，24時間ごとまたはカスポファンギン（カンサイダス®）初回70mg，以後24時間ごとに50mg	14日	×

治療期間は，合併症がなく，72時間以内に血液培養が陰性化し解熱することが前提である（満たさない場合は基本的に4〜6週間治療）．また，カテーテルを抜去する際の期間であり，カテーテルを温存する際の治療期間は定まっていない．

[Mermel LA et al：Clin Infect Dis **49**：1-45, 2009 を参考に著者作成]

- 起炎菌が判明し次第，抗菌薬を de-escalation し，治療期間を設定する（表2）．

e 効果判定・予後

- 血液培養の陰性化が最も重要な治療効果の指標となる．
- 治療期間は，血液培養が陰性化した最初の日を治療1日目とする．

- 改善不良時には，感染性心内膜炎，化膿性血栓性静脈炎，椎体炎，関節炎などの合併症を検索する．
- 合併症を認めた際には，合併症にあわせて治療期間を設定しなおす．

f 感染対策[4]

- 感染の合併症が多いため，鼠径部からのカテーテル挿入は可能な限り避ける．
- カテーテル挿入時はもちろん，日々の刺入部の管理においても手指衛生が重要である．
- 挿入時のマキシマル・バリアプリコーションを徹底する．
- 皮膚消毒はクロルヘキシジン製剤を使用する．
- カテーテルの必要性を毎日評価し，不要になったカテーテルは速やかに抜去する．
- カテーテル刺入部の清潔，乾燥，被覆を保つ．
- 点滴，静注の薬剤使用時にカテーテルハブを清潔に操作する．
- カテーテル管理のために，挿入時や挿入後に行うべきことについて，上記内容を含めたチェックリスト式のマニュアルがあるとよい．

●文献

1) Safdar N et al：Inflammation at the insertion site is not predictive of catheter-related bloodstream infection with short-term, noncuffed central venous catheters. Crit Care Med **30**：2632-2635, 2002
2) Mermel LA et al：Clinical practice guidelines for the diagnosis and management of intravascular catheter-related infection：2009 Update by the Infectious Diseases Society of America. Clin Infect Dis **49**：1-45, 2009
3) Peter PG et al：Clinical Practice Guideline for the Management of Candidiasis：2016 Update by the Infectious Diseases Society of America. Clin Infect Dis **62**：e1-e50, 2016
4) Goss L et al：Guide to preventing central line-associated blood stream infections. APIC, Washington, D.C., 2015

D 尿路・泌尿器感染症

1 膀胱炎

cystitis

診療の 肝

○ 尿路に基礎疾患がない若年の非妊娠女性に起こる単純性膀胱炎が大多数を占める.

○ 上記以外（高齢または妊娠中の女性，男性，尿路の解剖学的異常やカテーテル留置を伴う場合など）は複雑性膀胱炎として区別する.

○ 膀胱刺激症状を認めるものの，発熱を伴わないことが特徴である.

a 症状・身体所見

■ 頻尿，尿意切迫，残尿感，排尿時痛，下腹部の痛みや不快感などのいわゆる「膀胱刺激症状」を呈するが，すべてが揃うとは限らない.

■ 尿は混濁し，ときに肉眼的血尿を呈することもある.

■ 原則として発熱は伴わない.

b 検査・鑑別診断

■ 尿一般検査（定性・沈渣），尿細菌検査（グラム染色，培養検査）を行う.

■ 膿尿と細菌尿の存在を確認する. 定義や解釈，検査については表1, 2[1] に示す.

■ 病歴や身体所見から典型的な膀胱炎であれば，通常血液検査は不要である.

■ 図1[2] に示すような複雑性尿路感染症を疑う状況でなければ，画像検査も不要である.

■ 膀胱刺激症状に発熱や肋骨脊椎角の叩打痛（CVA knock pain）を伴う場合は腎盂腎炎の合併を考える.

■ 膿尿や細菌尿を認めたとしても，帯下の増加や陰部掻痒感，性交時痛などを伴っていれば，尿道炎や膣炎，子宮頸管炎などの性感染症や婦人科領域の疾患を疑う.

■ 特殊な病態として膀胱腸瘻がある. 膀胱炎所見に気尿や糞尿を認めた場合に疑う.

c 起炎菌

■ 単純性膀胱炎では，そのほとんどが尿路に親和性のある大腸菌

表1　膿尿，細菌尿の定義とグラム染色での評価

膿 尿	
定義	尿中に10個/μL以上の白血球が存在する状態 （尿沈渣で白血球5個/HPF[*2]以上に相当）
グラム染色での評価[*1]	1視野あたり1個以上の白血球が認められれば膿尿に相当する

細菌尿	
定義	尿中に10^5CFU/mL[*3]以上の細菌が存在する状態
グラム染色での評価[*1]	1視野あたり1個以上の細菌が認められれば細菌尿に相当する

[*1] 遠心分離していない尿を1滴スライドに滴下して標本を作製し，1,000倍で観察する．
[*2] HPF（high-power field）は400倍での鏡検を示す．
[*3] 10^5CFU（colony-forming unit）/mL は1mLの検体を$1/10^5$まで希釈して培養した際に1個のコロニーが形成されることを意味する．
[田里大輔ほか：尿路感染症．できる！見える！活かす！グラム染色からの感染症診断，p89，羊土社，東京，2013より引用]

表2　白血球エステラーゼ試験と亜硝酸塩試験

尿中白血球エステラーゼ試験…膿尿を検出	
原理	好中球がもつエステラーゼを試験紙で検出する
解釈	尿中の白血球数が10～25個/μL以上であれば陽性となる
注意点	・高濃度の糖質や蛋白質，高比重尿では「偽陰性」となる ・セフェム系抗菌薬やテトラサイクリン系抗菌薬の投与で「偽陰性」となる

尿中亜硝酸塩試験…細菌尿を検出	
原理	硝酸塩が細菌により還元され亜硝酸塩になる反応を試験紙で検出する
解釈	陽性であれば，その尿中の細菌数は10^5CFU/mLに相当する
注意点	・細菌による硝酸塩の還元には4時間以上を要するため，一定時間以上膀胱に貯留した尿でないと「偽陰性」となる ・もともと硝酸塩還元酵素をもたない細菌（グラム陽性球菌や緑膿菌など）では「陰性」となる ・ビタミンCの摂取で「偽陽性」となる

[田里大輔ほか：尿路感染症．できる！見える！活かす！グラム染色からの感染症診断，p89，羊土社，東京，p89，2013より引用]

［尿路病原性大腸菌（uropathogenic *E. coli*：UPEC）］が単一で起炎菌となる．
■ そのほかには，*Klebsiella pneumoniae* や *Proteus mirabilis* などのグ

尿路・泌尿器感染症　**149**

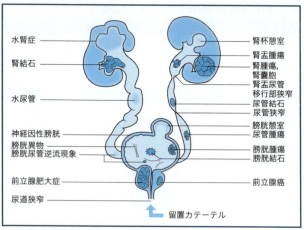

図1　複雑性尿路感染症の基礎疾患
[公文裕巳ほか：Q＆Aで読む細菌感染症の臨床と検査，五島瑳智子（監），p102，国際医学出版社，東京，2005より引用]

ラム陰性桿菌，グラム陽性球菌である *Staphylococcus saprophyticus* が起炎菌となる．
- 複雑性尿路感染症では，上記以外に *Proteus vulgaris* や *Pseudomonas aeruginosa*, *Enterococcus* spp. や *Staphylococcus aureus*, *Candida* spp. の頻度が増えてくる．

d 治　療

> - ST合剤（バクタ®）：2錠，1日2回，3日間，内服
> - セファレキシン（ケフレックス®）：250 mg，1日3回，7日間，内服

＊近年はキノロン耐性菌やESBL産生大腸菌の分離頻度が増加傾向にあるため，過去に尿路感染症の既往があれば，検出菌とその薬剤感受性を必ず確認する．また，ローカルファクター（院内や地域における菌の分離頻度や薬剤感受性のパターン）も参考にする．

e 効果判定・予後

- 自覚症状の改善をもって判断する．単純性膀胱炎であれば尿所見改善の確認は不要である．
- 一部に再燃，再感染を繰り返す症例がいる．その際は複雑性尿路感染症の要素がないか，生活習慣（性行為，排尿後の拭き方，長時間排尿を我慢する習慣など）に問題がないか，耐性菌の関与が

ないかを確認する.

f 感染対策

■ESBL 産生菌や多剤耐性緑膿菌などの耐性菌が検出されるような場合のみ接触感染対策を行う.

●文　献

1) 田里大輔ほか：尿路感染症. できる！見える！活かす！グラム染色からの感染症診断, p89, 羊土社, 東京, 2013
2) 公文裕巳ほか：尿路感染症. Q & A で読む細菌感染症の臨床と検査, 五島瑳智子（監）, p102, 国際医学出版社, 東京, 2005
3) Fihn SD：Clinical practice. Acute uncomplicated urinary tract infection in women. N Engl J Med **349**：259-266, 2003
4) Warren JW et al：Guidlines for antimicrobial treatment of uncomplicated acute bacterial cystitis and acute pyelonephritis in women. Clin Infect Dis **29**：745-758, 1999

2 急性腎盂腎炎，腎膿瘍
acute pyelonephritis, renal abscess

診療の 肝

- 腎盂腎炎は血管豊富な実質臓器である腎臓の感染症であり，同じ尿路感染症でも膀胱炎とは明らかに臨床像が異なる．
- 菌血症を伴うことが多いため，尿培養だけでなく必ず血液培養も行う．
- 有効な治療を開始しても解熱には2〜3日を要する．治療期間は14日間が基本である．

a 症状・身体所見

- 膀胱刺激症状に加え，発熱や腰痛，側腹部痛を呈するのが典型的な症状である．
- ただし，膀胱刺激症状を欠くこともあり，悪心・嘔吐，腹痛といった消化器症状が前面に出ることも少なくない．
- CVA knock painは腎盂腎炎の存在を示唆するが，ほかの疾患（虫垂炎や憩室炎，胆嚢炎，膵炎など）でも認めることがあるため参考所見とする．また，所見がなくても腎盂腎炎を否定してはならない．

b 検査・鑑別診断

- 尿一般検査（定性・沈渣），尿細菌検査（グラム染色，培養検査）を行う．血液培養も必ず行う．血液検査では炎症反応の上昇を認める．
- 症状が典型的でない場合や重篤感がある場合は，ほかの疾患（消化管穿孔による腹膜炎，胆嚢炎・胆管炎，急性膵炎などの消化器疾患）を鑑別するために画像検査（エコーやCT）を行う．
- 画像検査では，尿路の閉塞や腎盂腎炎に関連する特殊な病態（急性巣状細菌性腎炎や腎膿瘍，腎周囲膿瘍，膿腎症，気腫性腎盂腎炎）を評価することができる．

c 起炎菌

- ほとんどが大腸菌であり，クレブシエラ，*Proteus* spp. が続く．
- 複雑性尿路感染症では，その他のグラム陰性桿菌（緑膿菌，*Serratia marcescens*，*Enterobacter* spp.，*Citrobacter* spp. など）の頻度が増えてくる．

  ＊近年はキノロン耐性菌やESBL産生大腸菌の分離頻度が増加傾向にあるため，過去に尿路感染症の既往があれば，検出菌とその薬剤感受性を必ず確認する．また，ローカルファクター（院内や地域における菌の分離頻度や薬剤感受性のパターン）も参考にする．

152

d 治 療

1) 全身状態が良好かつ内服が可能な場合

- ST合剤 (バクタ®)：2錠，1日2回，14日間，内服
- セファレキシン (ケフレックス®)：500 mg，1日4回，14日間
- レボフロキサシン (クラビット®)：500 mg，1日1回，7〜10日間，内服

＊ただし，血液培養が陽性となった場合は，感受性のある抗菌薬を点滴で計14日間投与する．

2) 全身状態が不良 (意識状態が悪い，内服ができないなど) な場合

- セフォチアム (パンスポリン®)：1 g，6〜8時間ごと，14日間，点滴
- セフォタキシム (セフォタックス®)：1 g，6〜8時間ごと，14日間，点滴
- セフトリアキソン (ロセフィン®)：1 g，12時間ごと，14日間，点滴
- シプロフロキサシン (シプロキサン®)：400 mg，12時間ごと，静注，14日間，点滴

＊解熱後数日して全身状態が良好であれば，経口薬への変更を考慮してもよい．

3) 重症 (重篤な意識障害，ショック状態など) な場合

■上述の静注薬にアミノグリコシド系薬を併用する．

1) ゲンタマイシン (ゲンタシン®)：5 mg/kg，24時間ごと，7日以内，点滴
2) アミカシン (アミカシン硫酸塩®)：15 mg/kg，24時間ごと，7日以内，点滴

＊腎毒性など副作用の観点から，アミノグリコシド系薬は1週間以内を目途に投与する．また，可能な限り薬物治療モニタリング (TDM) を行う．静注薬に感受性菌であると判明したら併用は中止する．

メロペネム (メロペン®)：1 g，8時間ごと，14日間，点滴

＊緑膿菌やESBL産生菌の関与が疑われる場合に選択する．培養結果を確認して可能な限り de-escalation を行う．

4) 尿路の閉塞や腎膿瘍，腎周囲膿瘍，膿腎症，腎嚢胞内感染などを認める場合

■泌尿器科的な対応 (尿路閉塞に対するステント留置，膿貯留に対する経皮的ドレナージ，腎臓摘出など) が必要になるため，血液培養，尿培養を実施して速やかに抗菌薬を開始し，泌尿器科にコンサルトする．

尿路・泌尿器感染症　153

e 効果判定・予後

■ 単純性の急性腎盂腎炎でも解熱には 2～3 日を要するため，高熱が続いてもあわてない．

■ 抗菌薬開始から 72 時間以上経過しても解熱せず全身状態の改善もみられない場合は，耐性菌の関与や尿路の閉塞，膿瘍形成などを考え再評価する．

f 感染対策

■ ESBL 産生菌や多剤耐性緑膿菌などの耐性菌が検出されるような場合には接触感染対策を行う．

● 文　献

1) Fihn SD：Clinical practice. Acute uncomplicated urinary tract infection in women. N Engl J Med **349**：259-266, 2003

2) Warren JW et al：Guidlines for antimicrobial treatment of uncomplicated acute bacterial cystitis and acute pyelonephritis in women. Clin Infect Dis **29**：745-758, 1999

3) 藤田芳郎：尿路・泌尿器関連感染症．レジデントのための感染症診療マニュアル，第 3 版，p581-p607, 医学書院，東京，2015

3 無症候性細菌尿

asymptomatic bacteriuria

診療の 肝

○ 尿中に一定量以上の細菌が存在するものの，膀胱刺激症状を欠く状態である．
○ 原則として治療する必要はないが，妊婦や泌尿器科領域の手術前では例外的に治療を行う．

a 症状・身体所見

■ 膀胱刺激症状を欠くことが通常の尿路感染症との違いである．

b 検査・鑑別診断

■ 尿培養で 10^5 CFU/mL 以上の細菌が，女性では 2 回連続して，男性では 1 回検出される．症状がある場合は，通常の膀胱炎として対処する．

c 起炎菌

■ 通常は大腸菌などのグラム陰性桿菌が単一で認められる．
■ 施設に入所している高齢者や脊髄損傷患者などでは複数の細菌が検出される．

d 治療・具体的な処方例

■ 治療は行わない．例外的な状況では通常の膀胱炎に準じて治療を行う（妊婦の場合は ST 合剤やキノロン系薬は使用しない）．

e 効果判定・予後

■ 妊婦で治療を行った場合は，治療終了後 1～2 週間経ってから尿培養陰性を確認する．その後も定期的に尿培養検査を行い，培養陽性（定量培養で 10^5 CFU/mL 以上）の場合は再治療を行う．

f 感染対策

■ ESBL 産生菌や多剤耐性緑膿菌などの耐性菌が検出されるような場合には接触感染対策を行う．

● 文 献

1) Niccole LE et al：Infectious Disease Society of America guidelines for diagnosis and treatment of asymptomatic bacteriuria in adults. Clin Infect Dis **40**：643-654, 2005
2) 藤田芳郎：尿路・泌尿器関連感染症．レジデントのための感染症診療マニュアル，第 3 版，p607-p610，医学書院，東京，2015

尿路・泌尿器感染症 **155**

4 前立腺炎

prostatitis

診療の 肝

○ 前立腺炎における急性前立腺炎と慢性前立腺炎は異なる疾患概念であり，中間尿，前立腺圧出液，前立腺マッサージ後の尿で認める白血球・細菌の有無によって4つのカテゴリーに分類される（表1）[1].

■ 本項では主にカテゴリーⅠの急性細菌性前立腺炎について述べる．

a 症状・身体所見

■ 膀胱炎様症状（頻尿，排尿時違和感，排尿困難）や会陰部の不快感や疼痛，排尿速度の低下などを認める．急性細菌性前立腺炎では膀胱炎や尿道炎と異なり発熱を伴うことが多い．

■ 直腸疹を行うと前立腺の圧痛を認める．ただし，菌血症を誘発することがあるため，直腸疹は愛護的に行う（前立腺マッサージは禁忌）．

b 検査・鑑別診断

■ 尿検査で白血球および細菌を検出する（尿検査のみでは膀胱炎と区別することは困難）．

■ 血液検査では炎症反応の上昇，前立腺特異抗原（PSA）の上昇を認める．前立腺癌でみられるPSAの上昇とは抗菌薬投与で経時的に低下していくことで区別される．

■ 発熱を伴うことで膀胱炎と，CVA knock pain や尿閉症状を伴うことで急性腎盂腎炎と鑑別されるが，ほかの身体所見や検査所見

表1 前立腺炎の分類

カテゴリー		中間尿白血球 / 細菌	EPS あるいは VB3 白血球 / 細菌
Ⅰ．急性細菌性前立腺炎		+/+	前立腺マッサージは禁忌
Ⅱ．慢性細菌性前立腺炎		−/−	+/+
Ⅲ．慢性前立腺炎 / 慢性骨盤痛症候群	A．炎症性	−/−	+/−
	B．非炎症性	−/−	−/−
Ⅳ．無症候性前立腺炎		生検組織で炎症（+），精液中白血球（+）	

EPS：expressed prostatic secretion，前立腺圧出液．VB3：voided bladder urine 3，前立腺マッサージ後の初尿．

[Kriegar JN et al：JAMA **282**：236-237 より引用]

もあわせて総合的に診断する.

c 起炎菌

■ 多くは大腸菌に代表される腸内細菌科細菌が起炎菌となる.ときに *Enterococcus* spp. が起炎菌となることがある.

■ 性的活動性の高い男性で明らかな細菌が認められない場合は,*Chlamydia trachomatis* などの尿道炎(性感染症)をきたす微生物の関与も検討する.

d 治療

〈軽症～中等症〉

- ST 合剤(バクタ®):2 錠,1 日 2 回,14 日間,内服(治療効果をみながら 21～28 への延長も考慮)
- レボフロキサシン(クラビット®):500 mg,1 日 1 回,14 日間,内服(治療効果をみながら 21～28 日間に延長を考慮)

〈重症例(全身状態不良,菌血症を伴う場合)〉

- シプロフロキサシン(シプロキサン®):300～400 mg,12 時間ごと,14 日間,点滴(治療効果をみながら 21～28 日間に延長,経口薬への切り替えも考慮)
- レボフロキサシン(クラビット®):500 mg,24 時間ごと,14 日間,点滴(治療効果をみながら 21～28 日間に延長,経口薬への切り替えも考慮)

e 効果判定・予後

■ 症状や炎症反応の改善を参考にするが,最低でも 14 日間は治療する.

■ 治療効果が十分に得られない場合は,膿瘍の形成や腫瘍の合併がないかを画像検査などで評価する.

f 感染対策

■ 通常は特別な感染対策は不要である.

● 文 献

1) Krieger JN et al:NIH consensus definition and classification of prostatitis. JAMA **282**:236-237, 1999
2) 藤田芳郎:尿路・泌尿器関連感染症.レジデントのための感染症診療マニュアル,第 3 版,p612-p615,医学書院,東京,2015

5 精巣上体炎

epididymitis

診療の 肝

- 尿道炎や前立腺炎などに合併することがあるため，性的活動性の高い男性では性感染症の可能性を念頭に置く．
- 精巣捻転症や精巣腫瘍などを正確に鑑別する必要があるため，できる限り泌尿器科にコンサルトする．

a 症状・身体所見

- 急な発熱を伴って片側の陰嚢に痛みが生じ，腫脹やときに発赤を認める．
- 陰嚢を挙上すると疼痛が軽減する．

b 検査・鑑別診断

- 身体所見と他疾患の除外で診断される．
- エコー（カラードプラ法）で精巣動脈の血流を確認する（精索捻転症では血流が低下ないし途絶する）．
- 尿道炎や前立腺炎を合併している場合は尿から起炎菌が検出されるが，それ以外では起炎菌の同定は困難である．
- 精索捻転症以外の鑑別疾患としては，ムンプス精巣炎，精巣腫瘍，精巣上体結核，精巣静脈瘤などがある．

c 起炎菌

- 尿路感染症からの進展であれば大腸菌が，性感染症であれば淋菌やクラミジアが起炎菌となることが多いが，同定できない場合も多い．

d 治療

〈性的活動性の高い若年男性で性感染症の可能性が高い場合〉

> セフトリアキソン（ロセフィン®，1g，単回，点滴）＋アジスロマイシン（ジスロマック®，1,000 mg，単回，内服）

〈上記以外〉

> レボフロキサシン（クラビット®）：500 mg，1日1回，10～14日間，内服

- 陰嚢の挙上，氷嚢による局所の冷却といった対症療法もあわせて行う．

e 効果判定・予後

- 症状や炎症反応の改善を参考にする．通常は72時間以内に症状は改善する．
- 治療効果が十分に得られない場合は，精巣まで炎症が波及し膿瘍形成を伴っている場合があるため，外科的ドレナージや精巣摘出術の適応について泌尿器科の判断を仰ぐ．

f 感染対策

- 通常は特別な感染対策は不要である．

● 文　献
1) 重村克巳ほか：急性前立腺炎・急性精巣上体炎．感染症最新の治療 2016-2018，p612-p615，南江堂，東京，2016
2) 清田浩ほか：急性精巣上体炎．性感染症 診断・治療ガイドライン 2016．日性感染症会誌 27 (suppl 1)，2016

E 皮膚・軟部組織感染症

1 疱疹を認める疾患

診療の肝

o 単純疱疹，水痘，帯状疱疹の診断には Tzanck 試験が有用である．
o 免疫不全患者に生じた単純疱疹では深い難治性潰瘍を生じる．
o 三叉神経領域の帯状疱疹では眼合併症に注意する．
o アトピー性皮膚炎では単純ヘルペスウイルス（HSV）が播種性に多発し重症化する．

A 単純疱疹（herpes simplex）

■ HSV の感染または潜伏ウイルスの回帰発症で生じる水疱性病変で，紅暈を伴う小水疱の集簇を特徴とする．

a 症 状

■ 発症部位により，ヘルペス性歯肉口内炎（HSV-I の初感染），口唇ヘルペス，性器ヘルペス，ヘルペス性瘭疽，Kaposi 水痘様発疹症などがある．
■ 単純ヘルペスは I 型と II 型に分けられる．
■ 口唇ヘルペスは I 型，性器ヘルペスは II 型が多いとされるが，必ずしもこれに当てはまらない場合がある．
■ Kaposi 水痘様発疹症は，アトピー性皮膚炎など皮膚の基礎疾患上に HSV が経皮感染するもので，皮膚の広範囲に HSV 感染病巣がみられる．
■ 悪性腫瘍末期，免疫抑制療法中，HIV 感染症などで免疫不全状態にある患者では，HSV によって深い難治性潰瘍が口唇，顔面，外陰部，肛門周囲に発症する．

b 検査・診断

■ Tzanck 試験（水疱底の細胞をスライドに塗抹してギムザ染色を行い，ウイルス性巨細胞を検出する方法）によるウイルス性巨細胞の証明が役に立つ．
■ 血清学的診断は HSV の初感染の場合のみ有用で，ペア血清で抗体価の有意な上昇がみられる．
■ 再発の場合は IgG 抗体価測定値に有意な変動がみられることは

160

むしろ少ない.
- 患者血清は HSV-I/II 型の両者に交差反応を示すので，抗体価から HSV の型を判定できない.

c 治 療
- 重症度によって以下の薬剤を使い分ける.

〈軽症例から中等症例〉

> 1) バラシクロビル（バルトレックス®）：500 mg，1 日 2 回，5 日間，内服
> 2) ファムシクロビル（ファムビル®）：250 mg，1 日 3 回，5 日間，内服
> 3) ビダラビン（アラセナ–A®）：1 日 3～4 回，患部に塗布

〈重症例〉

> アシクロビル（ゾビラックス®）：5 mg/kg，8 時間ごと，5～7 日間，点滴

〈性器ヘルペスの再発抑制：年 6 回以上の頻度で再発する者〉

> バラシクロビル（バルトレックス®）：500 mg，1 日 1 回，内服

＊1 年間投与後，投与継続の必要性について検討する.

d 生活指導
- 口唇ヘルペス：過労，紫外線曝露，ストレスなどが再発の誘因となることを理解させる.
- 性器ヘルペス：HSV は症状がないときも陰部などへ排泄され，パートナーに感染するリスクがあるためコンドームの使用などが推奨される.
- 産道感染で新生児ヘルペスが生じることがある．性器ヘルペスの既往がある妊婦は再発に注意し，場合によっては帝王切開を考慮する.

B 水痘（varicella）

- 小児の代表的なウイルス発疹症で，水痘・帯状疱疹ウイルス（varicella-zoster virus：VZV）の初感染による．2014 年 10 月から水痘ワクチンは定期接種となり，今後重症の水痘は激減すると思われる.

a 症 状
- 潜伏期間は約 2 週間で，発疹は口腔粘膜を含む全身に出現し，水疱前紅斑，紅色丘疹，水疱，膿疱，びらん，痂皮の順に経過をたどる.
- 発熱は通常 38℃ 前後で，2～5 日間続く．小児より成人のほうが

皮膚・軟部組織感染症　**161**

重症になりやすい.

■ 年少児では発熱, 倦怠感などの前駆症状なしに発疹を生じること
がある.

ｂ 検　査

■ 細胞診：水疱蓋を切除し, ギムザ染色で多核巨細胞, 球状変性細
胞を確認.

■ ウイルス血清反応：酵素免疫測定法（ELISA 法）が最も感度がよ
く, ペア血清で IgG 抗体の上昇がみられる.

ｃ 治　療

■ 健常児水痘における抗ウイルス薬の使用に関しては意見が分かれ
ていたが, 最近では積極的に使用する傾向にある.

〈成　人〉

> バラシクロビル（バルトレックス®）：1,000 mg, 1 日 3 回, 5〜
> 7 日間, 内服

〈重症例・免疫不全例〉

> アシクロビル（ゾビラックス®）：5 mg/kg, 8 時間ごと, 5〜7
> 日間, 点滴

〈小　児〉

> アシクロビル（ゾビラックス®）：20 mg/kg, 1 日 4 回, 5 日間,
> 内服

ｄ 生活指導

■ 水痘の感染期間は発症の 1〜2 日前から皮疹が乾燥, 痂皮化する
までとされており, その間患者を隔離して空気感染対策を行うこ
とが望ましい.

Ｃ 帯状疱疹（herpes zoster）

■ 水痘に罹患後, 知覚神経節に潜伏感染する水痘・帯状疱疹ウイル
ス（VZV）の再活性化で生じる.

■ 再活性化は細胞性免疫不全などにより生じ, 神経節内で増殖, 知
覚神経に沿って皮膚に伝播し, 典型的な水疱を形成する.

ａ 症　状

■ 片側の一定の神経支配領域に神経痛様疼痛が生じ, 数日後, 同領
域に集簇性に小水疱が出現する.

■ 重症例では水疱は大きく, 膿疱, 潰瘍を生じる.

■ 本疾患自体の予後は良好であるが, 帯状疱疹後神経痛が後遺症と
して残ることがあり, 特に高齢者でその傾向が強い.

- 三叉神経第1枝領域の帯状疱疹では**眼合併症**に注意する.
- 耳介部の帯状疱疹では**顔面神経麻痺**, **内耳障害**を伴い（Ramsay-Hunt症候群）, 顔面神経麻痺が後遺症として残る場合がある.

b 検査・診断

- 一般に特徴的な臨床像で診断がつくが, 塗抹標本から**ウイルス性巨細胞**を観察する方法が簡単である.
- 血清VZV抗体価の上昇は診断の一助となる.

c 治療

- 抗ウイルス薬の全身投与を行う.
- 疼痛にはNSAIDsを主体とし, 疼痛の激しい例では神経ブロックやプレガバリンなどを併用する.

> ・バラシクロビル（バルトレックス®）：1,000 mg, 1日3回, 5～7日間, 内服
> ・ファムシクロビル（ファムビル®）：500 mg, 1日3回, 7日間, 内服

〈重症例・免疫不全例〉

> アシクロビル（ゾビラックス®）：5 mg/kg, 8時間ごと, 5～7日間, 点滴

＊精神神経症状などの副作用に注意する. 高齢者, 腎機能障害例では投与量を減量する.

d 生活指導

- 急性期では安静を保ち過労を避ける.
- 患部の冷却は急性期には有用だが, 帯状疱疹後神経痛では加温するほうがよい.
- 水疱部位にはウイルスが存在し**感染源**となる.
- 発疹が乾燥するまでは幼児など水痘の既往のない者とは接触を避ける.
- わが国でも2015年3月より, 50歳以上を対象に水痘ワクチンを帯状疱疹ワクチンとして予防接種することが認められた.

● 文 献

1) Wald A et al：Frequent genital herpes simplex virus 2 shedding in immunocompetent women. J Clin Invest **99**：1092-1097, 1997

皮膚・軟部組織感染症　**163**

2 水疱を認める疾患

診療の 肝

- わが国ではブドウ球菌性熱傷様皮膚症候群の起炎菌は MRSA が多い.
- 小外傷, 虫刺症, 湿疹病変などが伝染性膿痂疹の誘因となる.
- 黄色ブドウ球菌による伝染性膿痂疹では, 菌の産生する表皮脱毒素により水疱を生じる.

A ブドウ球菌性熱傷様皮膚症候群（staphylo-coccal scalded skin syndrome：SSSS）

- 鼻咽腔, ときに皮膚などの遠隔部位で増殖した黄色ブドウ球菌により産生された表皮脱毒素 (exfoliative toxin：ET) が血流を介して全身皮膚に達し, 表皮を顆粒層のレベルで剥離させることにより水疱, びらん, 表皮脱を生じる疾患である.
- 黄色ブドウ球菌の産生する ET が血流を介して全身性中毒反応を起こし, 表皮の顆粒層レベルに作用して棘融解・水疱を形成する.

a 症 状

- 新生児では高熱, 乳幼児では微熱とともに口囲・鼻入口・眼囲の潮紅と水疱形成に始まり, 数日のうちに口囲の放射状の亀裂やびらん, 痂皮を生じ, 眼脂も認め, 鼻入口部にも痂皮を付着し, 顔面は浮腫性となる.
- 次いで頸部・腋窩・鼠径部が発赤し, 次第に全身の表皮が熱傷様にシート状に剥離しびらんとなる (図 1).
- 接触痛があり, 健常様部位でも著明な Nikolsky 現象 (一見健常な皮膚に機械的刺激を加えると, 表皮の剥離または水疱が生じる現象) を認めるが, 口腔粘膜は侵されない (口唇唇紅部は侵される).
- 咽頭発赤, 頸部リンパ節腫脹も認められる.

b 検査・診断

- 初診時に必ず鼻腔・咽頭・眼脂の細菌培養と薬剤感受性試験を施行する.
- 可能であればファージ群, コアグラーゼ型, 産生 ET の種類も検索する.

c 治 療

- 乳幼児, 小児がほとんどであるので入院治療が必要である.

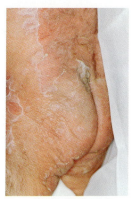

図1 ブドウ球菌性熱傷様皮膚症候群

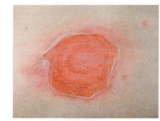

図2 伝染性膿痂症

- 高熱や滲出液のため脱水になるので補液を行う.
- わが国の小児報告例の SSSS の起炎菌としてのメチシリン耐性黄色ブドウ球菌（MRSA）の占有率が 80％を超えているため[2]，治療は MRSA 感染を想定して行う.
- メチシリン感受性黄色ブドウ球菌（MSSA）であることが判明した時点でセファゾリンに切り替える.

〈小　児〉

以下のいずれか一つを選択.
1) アルベカシン（ハベカシン®）：2～3 mg/kg，12 時間ごと，点滴
2) バンコマイシン（塩酸バンコマイシン®）：10～20 mg/kg，6～12 時間ごと，点滴

MSSA であることが判明したら
- セファゾリン（セファメジン®α）：6.7～16.7 mg/kg，8 時間ごと，点滴

B 伝染性膿痂疹（impetigo contagiosa）

- 表皮角層下の細菌感染症で，病巣は表皮浅層にとどまる.
- 黄色ブドウ球菌，A 群溶連菌（*Streptococcus pyogenes*）が主な起炎菌である.

- 臨床的には水疱型膿痂疹と非水疱型膿痂疹に分けられる.
- 水疱型膿痂疹は ET を産生する黄色ブドウ球菌の感染による.

a 症状 (図2)

- すり傷, 虫刺症, 湿疹病変などから発症する. その部位が湿潤し, びらんが拡大し, 辺縁に遠心性に水疱ができるとともに, 離れた部位に水疱が生じる.
- 水疱は弛緩性で容易に破れてびらんとなり, その辺縁をふちどるように水疱が"飛び火"していく.

b 検査・診断

- 一般細菌培養で水疱内容より黄色ブドウ球菌を検出する.

c 治療

- 抗菌薬の内服, 外用を行う.

〈内服 (小児)〉

> 以下のいずれか一つを選択.
> 1) スルタミシリン (ユナシン®):5～10 mg/kg, 1日3回, 内服
> 2) アモキシシリン・クラブラン酸 (クラバモックス®):48.2 mg/kg (アモキシシリン:45 mg/kg, クラブラン酸:3.2 mg/kg), 1日2回, 食直前, 内服
> 3) セファレキシン複粒 (L-ケフレックス® 顆粒):12.5～25 mg/kg, 1日2回, 内服

〈外用〉

> ナジフロキサシン (アクアチム®):1日数回, 塗布

d 生活指導

- 誘因となる虫刺症, 外傷, 湿疹などは速やかに治療する.
- 搔破しないよう注意し, 石鹸を用いたシャワー浴後に上記外用療法を行う.

e 難治例への対応

〈小児〉

> 以下のいずれか一つを選択.
> 1) ホスホマイシン (ホスミシン®):40 mg/kg, 1日3回, 内服 ±β-ラクタム系薬
> 2) ミノサイクリン (ミノマイシン®):1～2 mg/kg, 1日2回, 内服

＊ただし小児へのテトラサイクリン系薬の投与は歯牙の着色やエナメル質形成不全を起こすことがあるので慎重に行う.

C 白癬 (dermatophytosis)

■ 真菌の一種である皮膚糸状菌（白癬菌）の感染によって起こる皮膚炎である.

a 症 状

■ 足白癬：白癬の中で最も多い病型で，趾間型，小水疱型，角質増殖型に分類されるが，複数の病型を呈することも多い．小水疱型は足底から足側縁にかけて小水疱，膿疱を伴う局面を呈する.

■ 股部白癬：陰股部の白癬で半円形ないし連圏状の境界鮮明な中心治癒傾向がある紅斑ないし褐色斑を呈し，辺縁は堤防状に隆起し，鱗屑，漿液性丘疹，小水疱を認める（頑癬）.

■ 体部白癬：手足以外の生毛部に生じた白癬で，前述の股部白癬に類似した頑癬型と鱗屑や小水疱を伴う小さい環状の紅斑が多発する病型（斑状小水疱型）がある.

b 検 査

■ 直接鏡検で特徴的な菌要素を検出することで診断できる.

■ 菌種の同定には培養検査が必要である.

c 治 療

■ 外用薬が第一選択であるが，難治性，再発性の症例は経口薬を用いる.

> 以下のいずれか一つを選択.
> 1) ルリコナゾール (ルリコン® クリーム)：1 日 1 回，塗布
> 2) テルビナフィン (ラミシール® クリーム)：1 日 1 回，塗布

d 生活指導

■ いずれの病巣も石鹸を用いて洗浄し，清潔に努める.

■ 家族内に罹患者があればその治療を勧める.

●文 献
1) 山口由衣ほか：MRSA によるブドウ球菌性熱傷様皮膚症候群 (SSSS) の 1 例.
   皮の臨 **45**：535-539，2003

3 紅斑を認める疾患

診療の 肝

○ 丹毒は顔面に，蜂窩織炎は四肢に好発する．

○ 急速な病変の拡大，激烈な筋肉痛，血圧低下などの全身症状を伴う場合は壊死性筋膜炎との鑑別が重要である．

○ 皮膚カンジダ症は皮膚の湿潤が誘因となって発症する例が多いが，菌交代症，日和見感染として発症する例もある．

A 丹毒（erysipelas）

■ 顔面や下腿に好発し，真皮浅層を主病巣とする皮膚・軟部組織感染症である．

■ 主にA群溶連菌が原因である．他群の連鎖球菌属（新生児ではB群），黄色ブドウ球菌，肺炎球菌などでも類似の症状をきたす場合がある．

■ 皮表の軽微な創傷から感染すると考えられているが，実際には細菌の侵入門戸が明らかでない例も多い．

a 症 状

■ 顔面・下腿などに突然有痛性の発赤・腫脹を発し，悪寒，発熱，所属リンパ節腫脹なども伴う．

■ 発疹は最初は境界明瞭な紅斑だが，次第に拡大して浮腫状になり擦過痛や灼熱感を伴う（図1）．

■ 病勢が強い場合，ときに水疱や出血がみられる．

b 検 査

■ 細菌検査は組織の吸引液や水疱内容から試みられる場合もあるが，起炎菌の検出率は低い．

■ 血液検査でCRP上昇，左方移動を伴う白血球数の増加，ASO[注1]，ASK[注2] の上昇がみられる．

注1：anti-streptolysine O. 溶連菌の産生する溶血毒であるストレプトリジンOに対する抗体．

注2：anti-streptokinase. 溶連菌の産生する菌体外酵素であるストレプトキナーゼに対する抗体．

■ 水疱や出血斑を伴い，壊死性筋膜炎の初期像との鑑別が困難な場合は，病変の深度の判定にMRIが有用である．

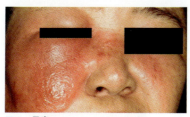

図 1　丹毒

c 治　療
- ペニシリン系薬を第一選択とする.

> アンピシリン（ビクシリン®）：1〜2 g，4〜6 時間ごと，点滴

〈ペニシリン系薬アレルギーの場合〉

> クリンダマイシン（ダラシン®S）：600 mg，8 時間ごと，点滴

d 生活指導
- 丹毒は入院安静のうえ十分な点滴治療をしないと完治せず，また再発しやすいので，自己判断で薬剤を中止しないことを説明する.
- 再発性丹毒で局所リンパ流うっ滞のある場合は，清潔保持，サポーター着用，患部挙上，長時間の立位・歩行を避ける疲労を避けるなどの生活を心がけるよう指導する.

B 蜂窩織炎 (cellulitis)

- 真皮深層から皮下組織にかけてみられる急性・びまん性の一般細菌感染症. 黄色ブドウ球菌と A 群溶連菌などの β 溶血性連鎖球菌によるものが多い.
- 新生児では B 群連鎖球菌の臍帯からの感染による腹壁の蜂窩織炎が，乳幼児ではインフルエンザ菌による顔面の蜂窩織炎が重要.
- 肺炎球菌による蜂窩織炎は糖尿病や免疫不全患者でみられる.
- 菌は経皮的に侵入し，外傷や皮膚潰瘍，毛包炎，足白癬などから続発性に生じるが，明らかな侵入門戸のない場合もある.
- リンパのうっ滞や浮腫が基盤となる場合もある.

a 症　状
- 境界不明瞭な紅斑，腫脹，局所熱感，圧痛を伴って始まり，次第に拡大性となる.

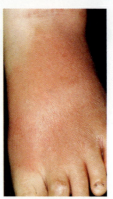

図 2 蜂窩織炎

- 四肢に好発し（図 2），発熱，頭痛，悪寒および関節痛を伴うことも多い．
- 重篤な蜂窩織炎では真皮の壊死のために水疱を形成する．

b 検　査
- 一般検査では左方移動を伴う白血球数の増加，CRP 上昇をみる．
- 組織片や吸引組織液からの細菌検出率は低く，膿瘍や潰瘍が形成されなければ起炎菌の検出は困難である．
- 膿瘍や潰瘍が存在すれば，滲出液や膿の培養を行う．

c 診断・鑑別診断
- 丹毒は病変部位が浅く，進行部位の境界が鮮明とされるが，必ずしも鑑別は容易ではない．
- 皮膚症状に比べ，激烈な筋肉痛・関節痛，呼吸促迫，血圧低下など全身症状が顕著である場合は壊死性筋膜炎の発症を考慮して対処する．

d 治　療
- 局所の安静や挙上，冷却を試みる．
- 抗菌薬の全身投与を行うが，菌が検出されにくく，急性感染症であることよりエンピリック治療として，まず黄色ブドウ球菌，A 群溶連菌を念頭に置いて治療を開始する．
- 48 時間経っても治療に反応しなければ，①耐性菌の存在，②壊死性筋膜炎の発症，③診断の間違いなどを考慮し，治療方針を再考する．

以下のいずれか一つを選択.
1) セファゾリン（セファメジン®α）：1g，8時間ごと，点滴
2) クリンダマイシン（ダラシン®S）：600mg，8時間ごと，点滴
3) セフトリアキソン（ロセフィン®）：1回1〜2g，12〜24時間ごと，点滴

e 生活指導
- 局所の安静を指導する.
- 日頃から菌の侵入しやすい病態（足白癬）などに留意する.

C 類丹毒（erysipeloid）
- ブタ丹毒の起炎菌である *Erysipelothrix rhusiopathiae* による感染症であり，人畜共通感染症.
- *E. rhusiopathiae* はブタ，ウマ，ヒツジや鳥類，海水魚などに寄生している．ヒトでは獣医，食肉加工業者，漁師など，動物，肉・魚介類を扱う人に経皮感染しやすい.

a 症 状
- 約3日の潜伏期を経て発症する.
- 好発部位は指，手の甲などであり，感染部位には境界鮮明な発赤・腫脹を伴う発疹が認められる.
- 全身症状は軽微であるが，まれに感染病巣部位から菌血症を生じ，発熱，関節炎などを生ずることがある.

b 診 断
- 患者の職業，臨床症状，菌の検出などにより診断する.

c 治 療
- ペニシリン系薬，セフェム系薬，マクロライド系薬いずれも有効.

以下のいずれか一つを選択.
1) アモキシシリン（サワシリン®）：250mg，1日4回，内服
2) セファレキシン（ケフレックス®）：250〜500mg，1日4回，内服

D 皮膚カンジダ症（superficial candidiasis of the skin）
- カンジダ属，特に *C. albicans* を起炎菌とする皮膚感染症である.
- 間擦部や絆創膏，おむつの使用などで生じた皮膚の湿潤が誘因になって発症する例が多いが，抗菌薬使用による菌交代症として，また全身的抵抗力の低下により日和見感染として発症する例もある.

皮膚・軟部組織感染症　171

a 症　状
- 境界明瞭な膜様の鱗屑をつける紅斑としてみられ，周辺に丘疹，膿疱が散在性に生じる．

b 検　査
- 鱗屑など臨床材料のKOH法[注3]と培養によって *C. albicans* を証明する．

  [注3]：KOH溶液で角質を軟化，透徹することにより，病巣中の真菌を無染色のままで検出する検査法．

c 治　療
- アゾール系抗真菌外用薬を用いて治療する．局所の清潔と乾燥に心がけ，再発を防止する．

以下のいずれか一つを選択．
1) ルリコナゾール（ルリコン®クリーム）：1日1回，塗布
2) テルビナフィン（ラミシール®クリーム）：1日1回，塗布

●文　献
1) Swartz MN：Clinical practice. Cellulitis. N Engl J Med **350**：904-912, 2004

4 膿疱を認める疾患

診療の肝

- せつは単一の毛包を，癰は隣接する複数の毛包を中心とした急性炎症である．
- わが国でも Panton-Valentine leukocidin (PVL) 産生市中感染型 MRSA (CA-MRSA) が分離される例が増えてきている．
- 循環式浴槽使用者では緑膿菌が起炎菌の毛包炎を生じることがある．

A せつ (furuncles)，癰 (carbuncles)

- せつは単一の毛包を中心とした毛包周囲の急性炎症を指し，ときに炎症は皮下組織にまで及ぶ．
- 長期にわたり複数のせつが存在する状態をせつ腫症という．
- 癰は隣接する複数の毛包を中心とした皮膚のより深部の急性炎症を指す．
- 皮膚への掻破，擦過あるいは発汗などが誘因となって，黄色ブドウ球菌やときに病原性のコアグラーゼ陰性ブドウ球菌が毛包や脂腺を侵襲し，炎症の拡大が周囲に及ぶ．最近，わが国でも PVL と呼ばれる白血球破壊毒素を産生する CA-MRSA が分離される例が増えてきており注意が必要である．

a 症 状

- せつも癰も初期では圧痛を伴う紅色の結節，硬結を形成し，やがて軟化し，発赤，腫脹を伴ってくる．CA-MRSA が起炎菌の場合，PVL を産生するため組織破壊が強いのが特徴である．
- せつ腫症では，次第に個疹中央に膿疱を形成するか，膿の排出部を認め，癰ではそれが複数になる．

b 検 査

- 膿からの黄色ブドウ球菌やときに病原性のコアグラーゼ陰性ブドウ球菌の検出をみる．

c 治 療

- 黄色ブドウ球菌に効果のある抗菌薬を選択する．
- 病巣が軟化し波動が触れれば切開排膿を行う．

以下のいずれか一つを選択.

1) セファレキシン（ケフレックス®）：250 mg，1日4回，内服
2) アモキシシリン・クラブラン酸（オーグメンチン®）：375 mg，
   1日4回，内服

〈CA-MRSA の場合〉

1) ミノサイクリン（ミノマイシン®）：100 mg，1日2回，内服
2) クリンダマイシン（ダラシン®）：300 mg，1日3回，内服

B 毛包炎（folliculitis）

- 毛孔から *Staphylococcus* が侵入し，炎症が毛包に沿って深部に起こったもの.
- 主として黄色ブドウ球菌を起炎菌とするが，*S. epidermidis* によることもある.
- 毛包炎は毛包に限局する浅在性感染症で，毛包を中心とした毛包周囲の深在性炎症である，癤は局所の熱感，発赤，自発痛，圧痛を伴い，毛包炎よりも炎症所見が強い.
- 抗菌薬使用中に菌交代症としてグラム陰性桿菌による毛包炎を生じることがある.
- 緑膿菌性毛包炎では入浴時に使用するスポンジ内に増殖した菌によって発症した症例や，循環式浴槽使用者に発症した報告がある.

a 症 状

- 5～6 mm の毛孔性膿疱で始まり，浸潤を伴う丘疹となる.
- 紅暈と軽度の圧痛を伴う.

b 検 査

- 膿汁のグラム染色，細菌培養を行う.

c 治 療

- 局所的に外用抗菌薬を塗布する.
- 深在性で多発する場合は，抗菌薬の内服投与をあわせて行う.

1) オゼノキサシン（ゼビアックス®）：1日1回，塗布
2) ナジフロキサシン（アクアチム®）：1日2回，塗布

C 尋常性毛瘡（sycosis vulgaris）

- 髭の生える部位の多発性の毛包炎や毛包周囲炎である．
- 多くは黄色ブドウ球菌主体である．ときに病原性のコアグラーゼ陰性ブドウ球菌の場合もある．

a 症 状

- 上下口唇部を含む口囲皮膚のほか，頤部や頤下部にも拡大する粟粒大程度の毛包炎か毛包周囲炎で，硬毛を中心とした小丘疹でやがて膿疱を呈する．

b 治 療

- 毛包炎の治療に準じて，抗菌薬の投与を行う．

c 生活指導

- 髭剃りは電気カミソリを用い，深剃りを避ける．

D 細菌性爪周囲炎（bacterial paronychia）

- 爪甲周囲の皮膚や爪郭軟部組織が侵される細菌性皮膚疾患である．
- 主に黄色ブドウ球菌によるが，ときに緑膿菌や *Streptococcus* などが介在する．
- 一般的に擦過傷，水仕事，絆創膏貼布による爪囲部皮膚の浸軟や剝離が病因とされる．

a 症 状

- 軽症では発赤や膿疱を形成し，痛みも軽度だが，より重症になると膿瘍がみられ発赤，腫脹および疼痛が強くなる．

b 検 査

- 患部を穿刺あるいは切開して得た膿汁のグラム染色，細菌培養を行う．

c 治 療

- 抗菌薬の内服と化膿に対し切開や排膿を行う．

皮膚・軟部組織感染症　**175**

5 壊死性軟部組織感染症
necrotizing soft tissue infections

診療の 肝

○ 外科的介入（デブリードマン）を遅らせないためには，自発痛，ショックに注意し，無駄な検査や経過観察を行わずに素早く外科にコンサルトする．

○ 免疫不全（特に糖尿病）の有無と感染部位によって起炎菌が大きく異なるため，それを意識して薬剤選択を行う．

a 症状・身体所見 [1~3]

■ 深部の皮膚・軟部組織（皮下組織～筋膜まで）に及ぶ重篤な感染症である．組織の循環不全を起こし組織に壊死を伴う点が蜂窩織炎や丹毒と異なる．

■ 病変には発赤，腫脹や水疱形成を認め，皮下組織に発生したガスにより握雪感を生じることもある．ガス産生菌としては偏性嫌気性菌（Clostridium perfringens など）が有名だが，大腸菌や黄色ブドウ球菌も通性嫌気性菌であり状況によってはガスを産生することに留意する．

■ 病変部位は圧痛だけでなく，組織破壊を伴うことにより触らなくても痛む「自発痛」を生じる（蜂窩織炎では圧痛はあるが自発痛はない）．

■ 数時間（～数日）という非常に急速な経過で症状が悪化することがあり，致死的になりうる．

■ 経過中にショック（血圧低下）をきたすことが多い．蜂窩織炎が疑われた患者がショックをきたした場合には，本疾患を一度は疑う．

■ 起炎菌の侵入門戸は明確でないことも多い．特にA群溶連菌（GAS）が起炎菌の場合，明らかな傷は認めない．

・上半身の注意すべき侵入門戸
　う歯・歯周囲炎 → 口腔底・咽頭 → 咀嚼筋間隙，後咽頭，縦隔
　外耳・中耳 → 乳突洞 → 髄膜炎
・下半身の注意すべき侵入門戸
　褥瘡 → 殿部・陰部
　痔瘻 → 肛門周囲・直腸および陰部
　尿道損傷 → 尿道周囲～陰部・骨盤底筋群
　足白癬 → 下腿・大腿

b 検　査

- 病勢が非常に早いため，一般的な検査所見は本症の早期発見に役立たないことがある．
- 血液検査では白血球数やCRPなどの炎症マーカーは上昇しやすい．組織壊死が進行して筋障害が出現するとCPKも上昇する．
- 発赤，疼痛部分についてX線やCTにてガス産生を認めることがある．しかし，認められなくても組織壊死を否定できない．
- MRIは筋肉や脂肪織の状態評価を詳細に行うだけでなく，骨髄炎合併の有無についても情報が得られる．しかし撮影に時間がかかり全身状態不良の場合には検査を実施しにくい．
- 血液培養はしばしば陽性になり起炎菌同定に有用である．また組織液や組織そのものをデブリードマンで得られた場合，直接それらをスライドグラスに塗ってグラム染色することで，起炎菌を鏡検できることもある．もちろん，これらの検体も培養検査を提出する．
- 特に免疫不全者では好気性グラム陰性桿菌や非結核性抗酸菌，*Nocardia*など幅広い微生物が関与する．この場合は抗菌薬選択が大きく変わるので，これらを想定して培養検査を提出する．

c 鑑別診断

1) 感染症

- 蜂窩織炎・丹毒［局所の発赤，圧痛を伴う（リンパ管炎を伴うと発赤が線状に広がる）］，化膿性関節炎［関節部に発赤がある場合区別を要する（こちらは圧痛より関節他動痛が強い）］，骨髄炎，感染性静脈炎．

2) 非感染症

- 偽痛風，痛風，骨折，結節性紅斑，深部静脈血栓症，壊疽性膿皮症，Sweet病，ヘビ咬傷．

d 起炎菌

- 教科書的にtype Iは嫌気性菌（クロストリジウム属など）とその他の複数菌（連鎖球菌，腸内細菌群など）の混合感染，type IIは嫌気性菌の関与しない単独（または複数）微生物の感染によるものに分類する．
- type IIを起こす菌種としてGAS，*Aeromonas hydrophila*（淡水曝露），*Vibrio vulnificus*（海水曝露），黄色ブドウ球菌（市中感染型MRSAも含む）などがあがる．

　臨床的には感染部位や基礎疾患を手がかりに起炎菌を想定する．

①免疫不全なし
- 連鎖球菌（主にGAS），黄色ブドウ球菌．

皮膚・軟部組織感染症　**177**

②褥瘡，肛門との関連あり（陰部であれば「フルニエ壊疽」の名がある）

- （連鎖球菌，黄色ブドウ球菌に加えて）腸内細菌群，緑膿菌，嫌気性菌．

③免疫不全あり（糖尿病，重度肝機能障害，末期腎不全，HIV 感染症，免疫抑制薬使用者）

- （連鎖球菌，黄色ブドウ球菌に加えて）腸内細菌群，緑膿菌，*Vibrio vulnificus*，*Nocardia*，非結核性抗酸菌．

e 治療

■ 原則として<u>壊死組織のデブリードマン</u>が必要である．そのため疑いがあれば速やかに外科にコンサルトしてともに診療する．

■ 診断確定していなくとも疑いがあれば，直接組織の状態を確認したり塗抹・培養検体を確保するために外科的に<u>試験切開を行う</u>意義は大きい．

■ 血液培養や組織液培養検体を確保して，速やかに抗菌薬投与を開始する．滲出液の塗抹検査の結果や患者背景，病変の部位を参考にカバーする起炎菌の範囲を想定する．

〈連鎖球菌（特に GAS）を疑う場合〉

アンピシリン（ビクリシン®，1〜2 g，6 時間ごと，点滴）＋クリンダマイシン（ダラシン®S，600 mg，6 時間ごと，点滴）

〈ブドウ球菌（MRSA を含む）を疑う場合〉

バンコマイシン（塩酸バンコマイシン®）：1 g，12 時間ごと，点滴

〈グラム陰性桿菌，嫌気性菌を疑う場合，または起炎菌が明確でない場合〉

イミペネム・シラスタチン（チエナム®，0.5 g，6 時間ごと，点滴）＋/−クリンダマイシン（ダラシン®S，600 mg，6 時間ごと，点滴）

■ 敗血症性ショックを合併していることが多いので，それらについては適切な補液と循環動態，呼吸の管理を行い，必要があればICU でのケアを行う．

f 効果判定・予後

■ 創部の状態もさることながら，血圧や呼吸，意識状態など全身状態に注意して経過観察を行う．それらが改善してくることが予後に関わる．

■ 適切な治療を行えても致死率は高く，20％という報告もある．

■ 組織壊死や必要なデブリードマンを行った結果，筋肉・腱などの組織に損傷が残る場合は，形成外科と協力して再建術を考慮する

必要がある.

g 感染対策

■ 起炎菌の中でも特に GAS は健常人にも重症軟部組織感染症を引き起こす危険がある.

■ 患者診療の際, 特に創部そのものに接触する場合には, 手袋, エプロン (またはガウン), マスクおよびゴーグルを着用して, 滲出液に直接接触しないように留意する.

■ GAS の場合であれば, 適切な抗菌薬が投与されて 24 時間経過すれば感染性は著しく低下するとされる.

● 文 献

1) Angoules AG et al：Necrotising fasciitis of upper and lower limb：A systematic review. Injury **38**：S19-S26, 2007

2) Goh T et al：Early diagnosis of necrotizing fasciitis. Br J Surg **101**：e119-e125, 2014

3) Chauhan A et al：Necrotizing fasciitis. J Hand Sure Am **39**：1598-1601, 2014

6 動物咬傷，ヒト咬傷

animal bite, human bite

診療の 肝

- 咬まれた動物を確認する.
- 受傷部の部位，状態（創部の深さ，損傷の程度）を確認する.
- 感染が成立していないか，注意深く診察する.
- 動物咬傷後は，細菌感染予防，破傷風予防，狂犬病予防は必要か を検討する.

a 症状・身体所見

- ペットとして飼うことが一般的なイヌ・ネコによる動物の咬傷が 特に多くみられる.
- イヌ咬傷は crush injury が多い.
- ネコは歯が細く鋭いため puncture wound が多く，イヌ咬傷より 感染成立のリスクが高い. また，深部膿瘍や骨髄炎を合併しやすい[1].
- ヒト咬傷は，ケンカの際に拳が相手の歯に当たって受傷する clenched-fist injury が多い.
- 咬傷後8時間以上経過している場合，感染が成立していることが多い.
- 受傷部に感染が成立していれば，膿や蜂窩織炎の所見（発赤・熱 感・疼痛・腫脹）を認める.

b 検査・鑑別診断

- 受傷部から膿を認めれば，グラム染色と膿培養の提出が起炎菌同 定に有用である.
- 蜂窩織炎の所見を認めていれば，血液培養の実施が推奨される[2].
- 腫脹が強く骨折の合併が示唆される場合や，異物の残存を疑う場 合は，X 線で評価する.
- 感染が成立していれば，採血で白血球数の増加や CRP 上昇など の炎症反応を認める.
- 咬傷が深部にまで達し，骨髄炎の合併が示唆される場合，MRI が診断に有用である.

c 起炎菌

- 通常，口腔内常在菌が起炎菌となる.
- イヌ・ネコ咬傷：*Pasteurella* spp., 口腔内嫌気性菌（*Fusobacterium* など），*Streptococcus* spp., *Staphylococcus* spp. など[1].
- 特に摘脾例や免疫不全者におけるイヌ咬傷では，ときに *Capno-*

180

表1 イヌ・ネコ咬傷で抗菌薬予防投与が推奨されるケース

・免疫不全患者
・脾臓がない患者
・重度の肝疾患患者
・元々あるいは咬傷の結果として受傷部に浮腫がある症例
・中等度～重度の損傷（特に顔，手への咬傷）を負った症例
・咬傷が骨膜や関節包に達している可能性がある症例

［Stevens DL et al：Clin Infect Dis **59**：e33, 2014 を参考に著者作成］

cytophaga canimorsus 敗血症を発症し致死的となることがあり，起炎菌として重要である．

■ ヒト咬傷：口腔内嫌気性菌（*Eikenella corrodens，Fusobacterium* など），Viridans streptococci，*Streptococcus pyogenes，S. aureus* など[1]．

■ ヒト咬傷では，ウイルス（B型・C型肝炎ウイルス，HIV など）も伝播する可能性がある．

d 治療

■ 動物咬傷後は，①細菌感染予防，②破傷風予防，③狂犬病予防が必要どうかを検討する必要がある[3]．

■ 初期対応として，まず受傷部を生理食塩水あるいは水道水でしっかりと洗浄することが重要で，場合によっては外科的処置（デブリードマン，切開排膿）が必要か検討する．

■ 抗菌薬投与を行う場合，「感染予防」なのか「治療」なのかを分けて考えることが重要である．

■ イヌ・ネコ咬傷で，特に予防抗菌薬の使用を推奨されているケースを表1にまとめる．一般にネコ咬傷のほうがより感染リスクが高いため，予防抗菌薬を使用することが多い．

■ ヒト咬傷後は，抗菌薬を使用することで感染のリスクが低下するとの報告があり，全例で予防抗菌薬の使用が推奨されている[1]．

■ 抗菌薬を予防的に使用する場合，イヌ・ネコ咬傷，ヒト咬傷いずれの場合もアモキシシリン・クラブラン酸 3～5日内服投与が推奨される[2]．

■ ペニシリン系薬アレルギーがある場合，ドキシサイクリンや，ニューキノロン系薬＋クリンダマイシンなどが選択肢となる．

■ 第一世代セフェム系薬（セファレキシンなど）やクリンダマイシン，マクロライド系薬は，*Pasteurella multocida* や *Eikenella corrodens* に対して有効性が低く，イヌ・ネコ咬傷，ヒト咬傷への単独使用は避けるべきである．

■ 蜂窩織炎など感染を起こしていれば，入院して点滴治療が必要なことも多い．入院治療の場合，スルバクタム・アンピシリン点滴

皮膚・軟部組織感染症

が第一選択で，5〜10日前後治療することが一般的である．

〈内服（イヌ・ネコ咬傷，ヒト咬傷の予防）〉

- アモキシシリン（サワシリン®，250 mg）＋アモキシシリン・クラブラン酸（オーグメンチン®，375 mg）：1日3回，内服

ペニシリン系薬アレルギーの場合
- クリンダマイシン（ダラシン®，300 mg，1日3回，内服）＋シプロフロキサシン（シプロキサン®，300 mg，1日2回，内服）
- ドキシサイクリン（ビブラマイシン®）：100 mg，1日2回，内服

〈点滴（蜂窩織炎を起こし，入院治療する場合）〉

- スルバクタム・アンピシリン（ユナシン®-S）：1.5〜3 g，6〜8時間ごと，5〜10日間，点滴

■ 破傷風予防：過去10年以内に破傷風トキソイドを接種されていない場合，破傷風トキソイドを0.5 mL，筋注が推奨されている．また，汚染創の場合，過去5年以内に破傷風トキソイド接種歴がなければ，接種を検討する[2]．

■ 狂犬病予防：日本で動物咬傷にあった場合は通常考慮しなくてよいが，狂犬病リスクのある地域で動物咬傷にあった場合，狂犬病予防の処置（ワクチン，グロブリン）が必要になる．狂犬病ワクチンを常備していない病院も多く，速やかにワクチン接種可能な医療機関へ紹介する．

e 効果判定・予後

■ ネコ咬傷はイヌ咬傷よりも感染成立リスクが高いため，より注意深く経過観察する．

■ *Capnocytophaga canimorsus* 敗血症は，重症化して致死的になることがある．

f 感染対策

■ 特別な感染対策は要しない．

● 文 献
1) Aziz H et al：The current concepts in management of animal（dog, cat, snake, scorpion）and human bite wounds. J Trauma Acute Care Surg 78：641-648, 2015
2) Stevens DL et al：Practice Guidelines for the Diagnosis and Management of Skin and Soft Tissue Infections：2014 Update by the Infectious Diseases Society of America. Clin Infect Dis 59：e10-e52, 2014
3) 青木眞：レジデントのための感染症診療マニュアル，第3版，医学書院，東京，2015

F 性感染症

1 尿道炎（淋菌，クラミジア）

urethritis

診療の肝

- 尿道炎に合致した症状があり，以下の3つの所見のうち1つでもあれば確定診断のための検査と治療を積極的に行う．
  ①粘液性，粘液性膿性，膿性の尿道分泌物がある．
  ②グラム染色で油浸レンズ（1,000倍）1視野に多核白血球が2個以上観察される．
  ③初尿の白血球エラスターゼ検査陽性または尿沈渣で白血球10/HPF以上．
- 淋菌とクラミジアが混合感染していることも多いため，両者の核酸増幅検査（nucleic acid amplification test：NAAT）を行う．治療の機会を逸しないために結果を待たず治療を開始する．
- 性感染症は複数合併していることが多いため，HIVや梅毒の検査も行う．
- パートナーの検査と治療も行う．

■ 尿道炎は通常，性感染症の病原体が感染することより生じる．
■ 淋菌による尿道炎（gonococcal urethritis：GCU）とそれ以外のクラミジアなどによる尿道炎（non-gonococcal urethritis：NGU）に大別される．

a 症状・身体所見

1) 症　状

■ GCUの患者の75%が感染後4日以内，80〜90%が2週間以内に発症する．一方，NGUの潜伏期間のほうが長いことが多いが，患者の50%が4日以内に発症することから，潜伏期間で両者を区別することはできない．
■ 新しい相手との性交渉後に感染することが多い．
■ 症状として排尿障害や排尿時痛を訴えることが多いが，その他尿道口や陰部の違和感（痛み，かゆみ，灼熱感，頻尿，尿意切迫感，重い感じ），分泌物がある．
■ 陰部の違和感が，尿の酸度や尿中の物質により増強することがあるため，起床直後の初尿時に症状が顕著になることがある．
■ 分泌物の性状は粘性のある膿汁様から完全な膿汁，色は白色，黄

性感染症　**183**

色，緑色や茶色となる．

■射精時のみの陰部の違和感，骨盤底部の痛み，背部に放散する痛み，単純性尿道炎ではまれであり，前立腺炎や精巣上体炎といった尿生殖路の炎症を示唆する．

■血尿（特に痛みを伴わない場合）と精液中の血液は尿道炎では一般的ではない．

2) 身体所見

■分泌物が排尿によって流されてしまうことがあるため，診察は<u>最終排尿から最低2時間以上経過</u>していることが望ましい．

■生殖器の観察は患者を仰臥位にして行う．または，外陰部が医師の目の高さになるように立位で診察する．

■生殖器全体を観察する．また，下着に乾燥した分泌物の染みが付着していないか確認する（付着していれば分泌物が多いことが示唆される）．

■尿道口の診察の際は，乾燥した痂皮，発赤，分泌物の有無を確認する．

■もし分泌物が認められない場合は，次の手順で診察する（男性の場合）．

①手袋を装着し，陰茎の基部の腹側に第一指，背面に第二指を置き優しく圧をかけ手をゆっくり尿道口に向かって動かす．この方法で分泌物が排出される

②もし，上記の方法で分泌物が出なければ，第三，四指でも陰茎亀頭のちょうど後ろあたりから陰茎を軽く掴む

③第一指，第二指で尿道口を広げ，尿道の発赤や少量の分泌物を観察する

〈分泌物を尿道内から採取する方法〉

・患者を仰向けにし，できるだけ細い綿棒を使い，最低2cm以上優しく尿道に挿入する．綿棒の挿入と抜去はできるだけ速やかに行う

・複数の検査や培養のために追加で検体を採取する際は，別の綿棒を使い，それぞれ前の綿棒より最低1cm深く挿入する

■一般的に市販されている綿棒は大きいため挿入時の違和感が強く，また綿や木の柄が培養しにくい病原体に毒性がある可能性があり，通常の綿棒は尿道診察の際には使用しない．

■オーラルセックスやアナルセックスにより<u>咽頭炎や直腸炎を合併する</u>ことがあるため，咽頭や肛門，直腸の所見も診察する．

b 検査・鑑別診断

■分泌物のグラム染色と培養，尿の一般・沈渣，尿のNAAT（淋菌

とクラミジア）をオーダーする.

■ 尿道分泌物を採取した綿棒をスライドに筋状に塗るのではなく，すべての面を接触させるように回転させて塗るようにする．空気乾燥させ，優しく加温固定するかメタノールでアルコール固定する.

■ 尿道分泌物のグラム染色は，最も多核白血球が観察できる場所を選ぶ．一視野に2個以上の多核白血球が観察されれば異常であり，ほとんどの急性症候性尿道炎の患者では認められる所見である．しかし，15％の患者では認められず，特に排尿直後の尿では多核白血球が減少するため，検体を採取するタイミングが重要である.

■ GCU では，典型的な多数のグラム陰性双球菌が少数の多核白血球に観察される.

■ グラム染色では NGU の起炎菌の推定はできない.

■ 淋菌性尿道炎患者の5％でグラム染色陰性であり，グラム染色所見のみで淋菌性尿道炎を否定せず，培養と NAAT で確認すべきである.

■ 初尿の dipstick で白血球エステラーゼ反応陽性または尿沈渣で膿尿であった場合，尿道炎が疑われる.

■ 淋菌とクラミジアの NAAT は初尿で行う.

■ 陰部潰瘍のある場合は，病原微生物として単純ヘルペスウイルス（HSV）と梅毒を考慮し検査する必要がある.

■ ほかの性感染症を合併している可能性があるため，全症例で HIV と梅毒の検査も行う.

■ 鑑別診断：膀胱炎，精巣上体炎，前立腺炎，非感染性尿道炎［化学刺激（殺精子剤，石鹸），患者自身による尿道の stripping］.

c 起炎菌

■ 尿道炎の二大起炎菌は淋菌とクラミジアである.

■ その他，*Trichomonas vaginalis*，*Mycoplasma genitalium*，HSV，アデノウイルス，*Ureaplasma urealyticum* も原因となる.

d 治 療

■ GCU：セファロスポリン低感受性株の出現のため，セフトリアキソンとアジスロマイシン併用療法が第一選択レジメンである．セフトリアキソンの唯一の代替薬はセフィキシムである．アジスロマイシンにアレルギーのある患者ではドキシサイクリンが代替薬となる．キノロン耐性株の増加によりキノロン系薬は GCU の治療では使用しない.

■ クラミジア尿道炎：アジスロマイシンまたはドキシサイクリンが第一選択薬である.

性感染症　185

- 妊婦：ドキシサイクリンが妊娠中期と後期では禁忌であるため，アジスロマイシンを選択する．治療終了3〜4週間後と3ヵ月後にNAATによる再検査を行う．
- 患者とパートナーは十分な治療が終了するまで（治療開始7日間かつ症状消失まで），性交渉を控えるよう伝える．
- すべてのパートナーは，症状の有無にかかわらず（GCU 5〜10％，NGU 42％が無症状），60日以内に受診し適切な検査，治療を受けるよう伝える．
- 尿道炎とほかの性感染症の予防のため，コンドームの適切な使用を指導する．

〈淋菌性尿道炎〉

1) セフトリアキソン（ロセフィン®，250 mg，単回，筋注）＋アジスロマイシン（ジスロマック®，1g，単回，内服）
2) セフィキシム（セフスパン®，400 mg，単回，内服）＋アジスロマイシン（ジスロマック®，1g，単回，内服）
3) セフトリアキソン（ロセフィン®，250 mg，単回，筋注）＋ドキシサイクリン（ビブラマイシン®，100 mg，1日2回，7日間，内服）

〈クラミジア尿道炎〉

1) アジスロマイシン（ジスロマック®）：1g，単回，内服
2) ドキシサイクリン（ビブラマイシン®）：100 mg，1日2回，7日間，内服

e 効果判定・予後

- 尿道分泌物の培養や尿のNAATの結果を説明するために受診してもらう．
- 再感染率が高いため，パートナーの治療の有無にかかわらず，治療3ヵ月後に受診してもらい，症状の有無を確認する．
- 自覚症状が持続または再発している際は再評価を行う．尿道炎の所見があり，治療コンプライアンス不良や未治療のパートナーとの性交渉があれば，最初のレジメンで再度治療する．そのような状況がなく，ドキシサイクリンで治療されていた場合，*Mycoplasma genitalium*の感染の可能性を考慮し，アジスロマイシンによる治療を検討する．また，*Trichomonas vaginalis*に対しメトロニダゾールを投与することも考慮する．尿道炎の所見がない場合には，泌尿器科への紹介を考慮する．

〈*Mycoplasma genitalium*に対して〉

アジスロマイシン（ジスロマック®）：1g，単回，内服

〈*Trichomonas vaginalis* に対して〉

メトロニダゾール（フラジール®）：2 g，単回，内服

■ 反応性関節炎：NGU の 1〜2％に合併する．尿道炎発症 1〜5 週間後（80％が 4 週間以内）に発症する．しかし，15％が尿道炎に先行して発症する．

● 文 献

1) Michael H：Augenbraun and William M. McCormack：109 Urethritis. Mandell, Douglas, and Bennett's Principles and Practice of Infectious Diseases, 8th ed, John E et al (eds), p1349–p1357, Elsevier/Saunders, Philadelphia, 2014
2) Workowski KA et al：Sexually transmitted diseases treatment guidelines, 2015. MMWR Recomm Rep **64**：1–137, 2015
3) Arlene C Sena et al：Urethritis in adult men. UpToDate

2 骨盤内炎症性疾患

pelvic inflammatory disease：PID

診療の 肝

- 症状が軽く非特異的であるため臨床的に診断するのは難しく，見逃されることが少なくない．しかし，不妊，子宮外妊娠，慢性骨盤痛の原因となるため，診断と治療の閾値を低くすべきである．
- 一つの身体所見や検査所見で診断できないため，複数の所見から総合的に診断する．
- 治療は NAAT 結果にかかわらずクラミジアと淋菌をカバーする抗菌薬を選択する．

■ 骨盤内炎症性疾患（PID）は，女性の上部生殖器である子宮頸部から子宮内膜，卵管，骨盤内隣接臓器までの炎症であり，子宮頸管炎，子宮内膜炎，卵管炎，骨盤腹膜炎，卵管卵巣膿瘍が含まれる．

■ 急性（30 日以内），無症候性，慢性（30 日以上）に区別されるが，本項では急性に絞って記載する．

a 症状・身体所見

■ 典型的な症状は月経中またはその直後に急性発症する激しい下腹部または骨盤痛である．しかし，多くの患者で症状は軽く，無症状のこともある．

■ その他の症状は異常な腟分泌物，月経中間期または性交渉後の出血，性交疼痛，排尿障害，発熱である．

〈リスク因子〉

- 性交渉歴のある若年女性
- 複数の相手との性交渉歴
- 30 日以内の新しい相手との性交渉歴
- 同じ相手との頻回な性交渉
- 相手が性感染症の既往
- PID の既往歴

b 検査・鑑別診断

■ 骨盤や下腹部痛を訴える性的に活発な若年女性と性感染症のリスクの高い女性において PID 以外に原因が考えられず，骨盤診察で以下の所見が一つ以上認められれば，PID として治療を考慮する．

①子宮頸部を動かした際の痛み

②子宮の圧痛

③付属器の圧痛

- 子宮頸部または腟のクラミジアと淋菌の NAAT：PID が疑われるすべての患者で施行する.
- 腟分泌物の顕微鏡的検査：白血球上昇（上皮細胞 1 個に対し 1 個以上），細菌性腟症の所見［clue cells，pH 上昇，水酸化カリウム添加によりアミン臭（Whiff テスト陽性）］．通常，細菌性腟症は非炎症性であるため，clue cells と一緒に白血球が認められれば PID が示唆される.
- 妊娠反応：子宮外妊娠を除外する.
- HIV 検査：HIV 感染者では卵管卵巣膿瘍のリスクが上がる.
- PID の女性のほとんどは粘液性膿性頸管帯下または腟分泌物に顕微鏡下で白血球が認められる（wet mount）．もし，頸管帯下が正常かつ腟分泌物に顕微鏡下で白血球が認められなければ，PID は否定的である.
- 腹腔鏡検査：PID の標準的な診断法であるが観察者間の変動が大きく，特に軽症から中等症の場合，子宮内膜炎や早期の卵管の炎症を検出できないことがある.
- 鑑別診断：子宮内膜症，子宮外妊娠，虫垂炎，卵巣嚢胞，機能性疼痛.

c 起炎菌

- 性交渉と逆行性月経が下部から上部生殖器に病原微生物が移動するのに特に重要である.
- 大部分の症例で起炎菌を同定することはできないが，複数菌による混合感染と考えられている.

- 淋菌
- クラミジア
- 腟内細菌叢を構成する微生物：嫌気性菌，*Gardnerella vaginalis*，インフルエンザ菌，腸内細菌，*Streptococcus agalactiae*
- その他：サイトメガロウイルス，*Mycoplasma hominis*，*Ureaplasma urealyticum*，*Mycoplasma genitalium*

d 治 療

- 治療は骨盤安静と抗菌薬投与である.
- 初期治療では淋菌，クラミジア，嫌気性菌，腸内細菌科グラム陰性桿菌，Streptococci を広くカバーする抗菌薬を選択する.
- NAAT 陰性であっても上部生殖管の感染を除外することはでき

性感染症 **189**

ないため，結果にかかわらず淋菌，クラミジアをカバーする抗菌薬を選択する．

■基本的には外来治療．治療開始 72 時間以内に外来フォローし，解熱，腹部の圧痛の軽減，双手診法による骨盤臓器の圧痛の軽減が得られているか確認し，改善していなければ入院を考慮する．

■入院適応：内服が困難な重症，通院困難，内服コンプライアンス不良，妊婦，卵管卵巣膿瘍．

〈卵管卵巣膿瘍の手術を考慮する場合〉

①抗菌薬投与開始 72 時間以内に解熱しない，または膿瘍増大．
②直径 10 cm 以上の膿瘍．
③漏出や破裂が疑われる．

■治療後のフォロー：クラミジアまたは淋菌性 PID と診断されたすべての女性に治療後 3 ヵ月以内に再検査を受けてもらう．

■PID 発症前 60 日以内に性交渉をしたすべての相手に対し淋菌とクラミジアの検査と治療を勧めるべきである．

■患者とその性交渉の相手に，治療が終了し，症状が消失し，相手が十分に治療されるまでは性交渉を控えるよう指導する．

〈経静脈的治療レジメン〉

• セフメタゾール（セフメタゾン®，2 g，6〜8 時間ごと，点滴）＋ドキシサイクリン（ビブラマイシン®，100 mg，1 日 2 回，内服）
• クリンダマイシン（ダラシン®S，900 mg，8 時間ごと，点滴）＋ゲンタマイシン（ゲンタシン®，初回 2 mg/kg，その後維持量 1.5 mg/kg，8 時間ごと，または 3〜5 mg/kg，24 時間ごと，点滴）

〈代替レジメン〉

セフトリアキソン（ロセフィン®，250 mg，単回，筋注）＋ドキシサイクリン（ビブラマイシン®，100 mg，1 日 2 回，内服，14 日間）＋メトロニダゾール（フラジール®，500 mg，1 日 2 回，14 日間，内服）

e 効果判定・予後

■Fitz-Hugh-Curtis 症候群：肝臓に炎症が波及する肝周囲炎であり，PID の約 10%に合併する．右季肋部痛を訴える患者では疑う．

■後遺症：子宮外妊娠，不妊，性行疼痛，骨盤癒着，慢性骨盤痛．

f 感染対策

■ 再感染を防ぐため性交渉の際のコンドームの適切な使用を指導する.

■ 医療施設における感染対策は標準予防策である.

●文 献

1) Soper DE：111 Infections of the Female Pelvis. Mandell, Douglas, and Bennett's Principles and Practice of Infectious Diseases, 8th ed, Bennett JE et al（eds）, p1372-p1380, Elsevier/Saunders, Philadelphia, 2014
2) Workowski KA et al：Sexually transmitted diseases treatment guidelines, 2015. MMWR Recomm Rep **64**：1-137, 2015
3) Brunham RC et al：Pelvic Inflammatory Disease. N Engl J Med **372**：2039-2048, 2015

3 梅 毒

syphilis

診療の 肝

○ 原因のわからない皮疹には，まず梅毒を疑う．
○ 梅毒を診断したら HIV 感染症などのほかの性感染症も精査する．
○ 梅毒治療のゴールは第 3 期梅毒を防ぐことにある．
○ 病名告知の際には患者自身の理解力や患者家族などの背景に配慮が必要である．

a 症状・身体所見

■ 梅毒は起炎菌であるスピロヘータ（*Treponema pallidum*：TP）に感染してからの時期により症状が変化する．

①第 1 期梅毒
● 感染して約 1〜2 ヵ月後（10〜90 日），陰部や口腔に疼痛を伴わない潰瘍病変（下疳）を形成する．

②第 2 期梅毒
● 感染して 3 ヵ月後（15〜90 日），発熱，全身性発疹やリンパ節腫脹を起こす．その他，脱毛，肝炎，骨膜炎，腎炎，髄膜炎，脳神経障害など多彩な症状を示す．
● 発疹は手掌・足底にも出現することがある点が特徴的である．

③潜伏梅毒
● 感染後，第 3 期梅毒の症状が出るまでの無症候期間を指す．
● 感染後 1 年までを早期潜伏梅毒，感染後 1 年以上経過していれば後期潜伏梅毒と呼ぶ．

④第 3 期梅毒
● 感染後，通常は数年〜30 年を経て生じる臓器障害である．
● 神経梅毒（慢性髄膜炎，脊髄癆），心血管梅毒（動脈瘤），ゴム腫を呈する．
● 中枢神経症状は TP による微小血管の虚血により起こるとされ，片麻痺や失語，痙攣を生じる．脳実質や脊髄への直接障害が起こると進行麻痺，人格変化や情緒，感覚の異常，異常反射を起こす．
● 眼梅毒ではぶどう膜炎，視神経炎のどちらも引き起こしうる．

■ TP は感染早期に全身の臓器に広がり，中枢神経も早期に侵すことがある．治療せずとも第 1，2 期は無症候の状態（潜伏梅毒）に落ち着くが，TP が体内に残る限り症状が再発したり，第 3 期へ

と進行する．治療により第3期に進行することを止めることが重要である．

- 先天梅毒は，母親が梅毒の治療を受けていない場合，経胎盤的に子宮内で胎児がTPに感染して起こる．第1〜2期，晩期潜伏梅毒（感染後4年まで）で生じる．骨軟骨炎，皮膚病変，溶血性貧血，黄疸，肝脾腫などが主な所見である．

b 検査

- 感染の有無を確認するには非トレポネーマ検査とトレポネーマ検査を組み合わせる．

1) 非トレポネーマ検査（RPR，VDRL など）

- 病勢や治療により値が変化し，感染から陽性まで3〜6週間を要する．
- 半年〜1年で変動し，4倍以上の上昇は新規感染や再感染，4倍以上の低下は治療成功（改善）と判断する．
- 第2期ではほとんどが陽性となるが，第3期では感度が低下する．
- 生物学的偽陽性と呼ばれる現象があり，妊娠，膠原病，ウイルス感染症（HIV感染症など），Hansen病，高齢者，ワクチン接種などで生じる．

2) トレポネーマ検査（TPHA，FTA-ABS，TPLA など）

- トレポネーマに感染すれば一般的に終生陽性となり，病勢や治療により値は変化しない．

3) 非トレポネーマ検査とトレポネーマ検査の結果による評価（表1）

- 第1，2期の病変の滲出液を暗視野顕微鏡で鏡検すればスピロヘータを確認することができるが，口腔内ではTP以外のスピロヘータも存在することに注意する．
- 梅毒と診断されたら，同じリスク行為で感染するHIV感染症の検査としてHIV抗原抗体検査や，クラミジア症，淋菌感染症，B型肝炎，C型肝炎なども疑い検査を勧める．女性であればHPV感染による子宮頸癌のスクリーニングも勧める．
- トレポネーマ検査が陽性で神経梅毒を疑う症状がある場合，髄液検査を行って判断する．
- 髄液細胞数>5/μL，または髄液細胞数≦4/μLかつ髄液蛋白>45 mg/dLの場合，神経梅毒としての治療対象になる．
- 髄液のFTA-ABSが陰性であれば神経梅毒を除外することができる．
- 病名の説明は患者の理解力をしっかりと評価し，家族や他者への病名告知の範囲も十分に吟味して行う．

c 鑑別診断

- 梅毒は「great imitator」と呼ばれ，様々な他疾患に類似する症状を引き起こす．

表1 非トレポネーマ検査とトレポネーマ検査の結果による評価

	非トレポネーマ検査：陰性	非トレポネーマ検査：陽性
トレポネーマ検査：陰性	・非感染状態 ・感染直後の潜伏期間状態 　（いわゆる window period）	生物学的偽陽性
トレポネーマ検査：陽性	・治療による梅毒の活動性低下状態 ・未治療での第 3 期梅毒	梅毒罹患状態

- 外陰部病変：単純ヘルペスウイルス（HSV）感染症（疼痛あり），軟性下疳（疼痛あり），HIV 感染症，Behçet 病.
- 口腔病変：HSV 感染症，HIV 感染症，CMV 感染症，手足口病，ヘルパンギーナ，Behçet 病.
- 発疹（全身性）：HIV 感染症，リケッチア症，薬疹，疥癬，多形紅斑，アトピー性皮膚炎，乾癬，ジベルばら色粃糠疹.
- 髄膜炎：ウイルス性髄膜炎，脳炎，脳梗塞，代謝性脳症.

d 起炎菌

- TP が起炎菌であるが，いまだ人工培地での培養が成功していない.

e 治療

- 治療の基本はペニシリン系薬であるが，病期により投与方法が異なる.
- 本邦では国際的に広く使用される筋注ペニシリン（ベンザチンペニシリン）が使用できない. 経口ペニシリンは使用できるが半減期が短いので，プロベネシドを併用して尿排出を遅延させて効果持続を期待する.
- ペニシリンで治療する場合，初回投与後 24 時間以内に急激な発熱，血圧低下などを起こすことがある（Jarisch-Herxheimer 反応）. 自然に軽快することが多く，抗菌薬治療は継続する.

〈第 1 期梅毒，第 2 期梅毒，早期潜伏梅毒の治療〉

> ・アモキシシリン（サワシリン®，2～3 g，1 日 2 回，内服）＋プロベネシド（ベネシッド®，500 mg，1 日 2 回，14 日間，内服）
> ・セフトリアキソン（ロセフィン®）：1 g，24 時間ごと，10～14 日間，点滴
> **ペニシリン系薬アレルギーがある場合**
> ・ドキシサイクリン（ビブラマイシン®）：100 mg，1 日 2 回，14 日間，内服

〈後期潜伏梅毒（または感染時期不明の潜伏梅毒）の治療〉

> ・アモキシシリン（サワシリン®，2～3 g）＋プロベネシド（ベネシッド®，500 mg）：1 日 2 回，4 週間，内服

> - セフトリアキソン（ロセフィン®）：1g，24時間ごと，4週間，点滴
>
> **ペニシリン系薬アレルギーがある場合**
> - ドキシサイクリン（ビブラマイシン®）：100mg，1日2回，4週間，内服

〈第3期梅毒（眼梅毒を含む）の治療〉

> 1) ベンジルペニシリンカリウム（ペニシリンG®）：2,400万単位/日，10〜14日間，点滴
> - 5%ブドウ糖液500mLに800万単位溶解して62mL/時で24時間持続静注
> - 5%ブドウ糖液250mLに400万単位溶解して4時間ごとに点滴
> 2) セフトリアキソン（ロセフィン®）：2g，24時間ごと，10〜14日間，点滴

f 効果判定・予後

- 梅毒治療の効果があれば非トレポネーマ検査の値が低下する．半年後ごとに1〜2年間まで経過をみて，それまでに治療開始時の1/4以下まで値が低下すれば奏効したと考える．
- 一般的にトレポネーマ検査は治療をしても変化せず陰性化もしないが，早期梅毒で治療した場合には陰性化することもある．
- 神経梅毒は治療が奏効すれば髄液細胞数の低下が認められる．
- 治療に反して非トレポネーマ検査の値が低下しない場合，内服が十分できていなかった，免疫不全状態（HIV感染症など）にある，または梅毒による中枢神経病変があることを考慮する．

g 感染対策

- 梅毒が性交渉などでヒト-ヒト感染を起こすのは第1〜2期，および早期潜伏梅毒（感染後1年まで）とされる．パートナーの検査や治療を同時に行わなければ再感染を起こしうる．
- 再感染を防ぐため性交渉の際にコンドームなどの適切な使用，陰部病変の有無の確認とみつけた場合の早期受診を勧める．
- 医療施設での患者への対応は標準予防策で十分である．針刺しや切創による梅毒の感染率は明確ではなく，HBV，HCV，HIVなどに比べるとまれであると考えられる．

●文献

1) Workowski KA et al：Sexually transmitted diseases treatment guidelines, 2015. MMWR Recomm Rep **64**：1-137, 2015
2) 青木眞：梅毒．レジデントのための感染症診療マニュアル，p977-p990，第3版，医学書院，東京，2015
3) 喜舎場朝和：スピロヘータ感染症　梅毒．内科学，第7版，小俣政男ほか（編），朝倉書店，p369-p370，東京，1999
4) Hook EW Rd：Syphilis. Lancet **389**：1550-1557, 2017

G 中枢神経系感染症

1 髄膜炎

meningitis

診療の肝

○ 髄膜炎は細菌性（化膿性）と無菌性（ここでは"一般細菌以外"の要因の意義であり，真の無菌ではない）に分けられる．
○ 細菌性髄膜炎は致死率が高く緊急疾患であり，疑った場合は血液培養検体および髄液検体（臨床的に採取可能な場合）を採取後一刻も早く（30分以内）治療を行う．

a 症状・身体所見[1]

■ 発熱，意識状態の変化，項部硬直（古典的三徴）．ほかに性格変化，嘔吐，痙攣など．

■ 脳神経脱落症状も10%で認められる．

■ 高齢者の場合は髄膜炎の症状を呈さない場合もあり注意を要する．

■ 頭部外傷，脳外科手術，シャントの有無についても問診にて確認する．

■ 発熱，意識状態の変化，項部硬直（Brudzinski徴候[注1]，Kernig徴候[注2]）の有無，鼓膜，鼻の所見の有無（中耳炎，副鼻腔炎の合併，または先行感染），皮疹の有無に注意する．

注1：頭部を前屈させた際，疼痛のために股関節と膝関節を曲げてしまう．
注2：仰向けで股関節を屈曲した状態において膝関節を伸展させた際，疼痛のため抵抗がある．

b 検査・鑑別診断（表1）

■ 腰椎穿刺は診断に必須だが，臨床所見から細菌性髄膜炎を強く疑った場合は，血液培養を2セット採取した後，エンピリックに髄液移行性が良好な抗菌薬の点滴投与を優先する．

■ 髄液のグラム染色の所見は抗菌薬投与後すぐに変化はなく，培養による検出率も大きな差はないため，経験的抗菌薬投与後であっても速やかに採取髄液の微生物検査を実施することは重要である．

■ 腰椎穿刺施行前に頭部CTを考慮すべき例として，意識障害を認める場合，免疫抑制状態（HIV感染症，AIDS，移植後，免疫抑制薬使用中），身体所見で巣症状，または視神経うっ血乳頭を認め，脳ヘルニアが疑われる場合などがあげられる．

表1 髄液の性状

原因	性状	圧 (mmH₂O)	細胞数 (/mm³)	細胞成分	蛋白 (mg/dL)	糖 (mg/dL)
正常	水様透明	70〜180	5以下	単球優位	15〜45	50〜80
ウイルス性	水様	100〜300	30〜500	単球優位	50〜500	50〜80
細菌性	混濁	200〜600	500以上	多核球優位	50〜1,000	0〜20
真菌性	水様	200〜600	30〜500	単球優位	50〜500	40以下
結核性	水様	200〜600	30〜500	単球優位	50〜500	40以下

・他に提出すべき検査項目（必要に応じて）：細胞診，ラテックス凝集反応，各種塗抹（グラム染色，抗酸菌染色，墨汁染色など），一般・抗酸菌・真菌培養，結核菌 PCR，HSV-DNA PCR，VDRL，ADA，クリプトコッカス抗原．
・血液も同時にチェックすることを忘れないようにする．

［庄司紘史：標準感染症学，斎藤厚ほか（編），p318-p324，医学書院，東京，2004より引用］

■ 髄液の所見を原因別に表1に示す．
■ 来院時にプロカルシトニンの検査（血液）を行い，診断・加療の補助情報とする．

C 起炎菌

■ 無菌性髄膜炎の要因は，感染性（ウイルス性，真菌性，結核性），非感染性に分けられる．
■ 非感染性の原因として膠原病などの全身性疾患，薬剤性（NSAIDs，ST合剤など），癌転移などを考慮する．
■ 患者背景因子として免疫低下がある場合（担癌患者，糖尿病，好中球減少）や亜急性の経過をとる場合，真菌性，結核性髄膜炎も念頭に置く．このように慢性疾患や免疫低下がある場合，抗菌薬の加療歴も伴うことが多く，この情報を得るように努める．
■ 症状，身体所見より細菌性髄膜炎を疑う場合は表2を参考に速やかに初期エンピリック治療を行う．
■ 細菌性髄膜炎については各種起炎菌ごとに以下に述べる．

• 肺炎球菌：グラム陽性双球菌．市中成人髄膜炎の起炎菌で最も多い．ペニシリン耐性株ではバンコマイシンを併用．
• インフルエンザ菌：グラム陰性小球桿菌．わが国では小児の髄膜炎の起炎菌として多かったが，2013年より国内で定期接種ワクチン化され，発症が減少している．
• Neisseria meningitidis（髄膜炎菌）：グラム陰性双球菌．成人，小児の起炎菌となりうる．皮疹を伴うことが診断の手がかりとなる．感染対策として飛沫感染予防のため個室管理を要する．
• B群連鎖球菌：グラム陽性球菌．新生児，高齢者に多い．

中枢神経系感染症　　197

表2　髄膜炎のエンピリック治療

年齢・その他	想定される起炎菌	抗菌薬
1ヵ月未満	大腸菌，*Listeria*，B群連鎖球菌，クレブシエラ	アンピシリン＋セフトリアキソン
2歳未満	肺炎球菌，インフルエンザ菌，B群連鎖球菌，髄膜炎菌，大腸菌	セフトリアキソン
2〜50歳	肺炎球菌，髄膜炎菌	セフトリアキソン（＋バンコマイシン）
50歳以上	肺炎球菌，髄膜炎菌，*Listeria*，好気性グラム陰性桿菌	アンピシリン＋セフトリアキソン（＋バンコマイシン）
免疫抑制	肺炎球菌，髄膜炎菌，*Listeria*，グラム陰性桿菌	アンピシリン＋セフトリアキソン＋セフタジジムまたはセフェピム
頭部外傷脳外科手術後	黄色ブドウ球菌，*Staphylococcus epidermidis*，肺炎球菌，グラム陰性桿菌（緑膿菌）	バンコマイシン＋セフタジジムまたはセフェピムまたはメロペネム
脳脊髄液シャント	*Staphylococcus*，*S. epidermidis*，グラム陰性桿菌（緑膿菌），*Corynebacterium diphtheriae*	バンコマイシン＋セフタジジムまたはセフェピムまたはメロペネム

抗菌薬投与量は表4参照．

- *Staphylococcus*：グラム陽性球菌．*Staphylococcus*は頭部外傷後，脳外科手術後で多い．*S. epidermidis*はシャント感染での合併が多い[5]．

- *Listeria*：グラム陽性桿菌．新生児，高齢者，免疫低下のある患者で多い．

- *Cryptococcus*：髄液の墨汁染色により診断．網内系の腫瘍，膠原病，肝硬変，慢性腎不全，臓器移植後，糖尿病，ステロイド使用，AIDSなどが危険因子．

- グラム陰性桿菌：新生児，頭部外傷，脳外科手術，シャント，免疫低下が危険因子．上記以外では播種性糞線虫症に伴う場合がある．

- 結核菌：高齢者，HIV感染症に合併．グラム染色で起炎菌を認めず，糖が低下している場合は治療を検討する．ADA＞10 IU/Lでは髄膜炎を疑う．ステロイド投与の有効性も報告されており，1 mg/kg/日で開始し1ヵ月で減量していく．

- *Spirochaeta*：神経梅毒は髄液VDRL法[注3]にて診断する．神経梅毒を疑う際には，眼科精査も想起する．ほかにレプトスピラ症，ライム病など．

[注3]：梅毒に感染した際に出現する非特異的抗原に対する抗体を検出す

る．髄液 VDRL（venereal disease research laboratory）法陽性は神経梅毒を示唆する所見である．

■ ウイルス性髄膜炎：基本的に予後良好．ウイルス性脳炎との鑑別は困難［「Ⅱ-G-3. 脳炎」（p205）参照］．

d 治療 （表3，4）

■ 臨床症状より細菌性髄膜炎が疑われる場合は**一刻も早く**治療を開始する．

■ 補助療法としてデキサメタゾンの初回抗菌薬**投与前**または**同時**投与は成人肺炎球菌性髄膜炎の重篤な後遺症を軽減するとの報告がある．一方でデキサメタゾンには副作用もあるため適応は慎重に検討する．

■ 単純ヘルペス脳炎は鑑別上重要であり，疑われれば単純ヘルペスウイルス（HSV）-DNA PCR[注4]にて**否定できるまで**抗ウイルス薬の治療（アシクロビル 10～20 mg，8 時間ごと，点滴）を併用して行う．

注4：本症急性期の診断法として有用．ただし発症早期（24～48 時間）および 10～14 日後で偽陰性の可能性がある．

〈市中成人細菌性髄膜炎の場合〉

1) セフトリアキソン（ロセフィン®，2 g，12 時間ごと，点滴）＋バンコマイシン（塩酸バンコマイシン®，1 g，12 時間ごと，点滴）
2) デキサメタゾン（デカドロン®）：0.15 mg/kg，6 時間ごと，点滴（初回は抗菌薬投与 15～20 分前または同時投与）[2]

〈Listeria が否定できない場合〉

上記 1) に以下を併用．
アンピシリン（ビクシリン®）：2 g，4～6 時間ごと，14 日間，点滴

■ 曝露後予防投与は下記の通り．

〈髄膜炎菌の場合〉

以下のいずれか一つを選択．
1) リファンピシン（リファジン®）：300 mg，1 日 2 回，4 日間，内服
2) シプロフロキサシン（シプロキサン®）：500 mg，単回，内服

〈インフルエンザ菌の場合〉

リファンピシン（リファジン®）：300 mg，1 日 2 回，4 日間，内服

■ メトロニダゾール注射は，Bacteroides fragilis などの嫌気性菌の関与が強く疑われる場合に併用を考慮する．腸内細菌叢の変化や本

中枢神経系感染症 **199**

表3 成人細菌性および真菌性髄膜炎の治療（肝・腎機能正常時）

	起炎菌	第一選択	第二選択	治療期間
肺炎球菌	ペニシリン感受性（PSSP）	ベンジルペニシリンカリウム	セフトリアキソン（ロセフィン®）*1	14日
	ペニシリン低感受性（PISP）	セフトリアキソン*1	メロペネム（メロペン®）またはセフェピム（マキシピーム®）	14日
	ペニシリン耐性（PRSP）	セフトリアキソン*1＋バンコマイシン	メロペネム＋バンコマイシン	14日
インフルエンザ菌		セフトリアキソン*1		14日
髄膜炎菌		ベンジルペニシリンカリウム	セフトリアキソン*1	14日
Listeria		アンピシリン（ビクシリン®）	ST合剤（バクタ®）またはメロペネム	14日
腸内細菌		セフトリアキソン*1	ST合剤，メロペネム	14日
B群連鎖球菌		アンピシリンまたはベンジルペニシリンカリウム	セフトリアキソンまたはバンコマイシン	14～21日
腸球菌		アンピシリン＋ゲンタマイシン（アンピシリン感性）		
		ゲンタマイシン＋バンコマイシン（アンピシリン耐性）		
		リネゾリド（アンピシリン・バンコマイシン耐性）		
メチシリン感受性黄色ブドウ球菌（MSSA）		バンコマイシン		14日
メチシリン耐性黄色ブドウ球菌（MRSA）		バンコマイシン		14日
Staphylococcus epidermidis		バンコマイシン		14日
緑膿菌		セフタジジム（モダシン®）またはセフェピム	アズトレオナム（アザクタム®）またはメロペネム	14日
結核菌		イソニアジド（イスコチン®）＋リファンピシン（リファジン®）＋ピラジナミド（ピラマイド®）＋エタンブトール		*2
Treponema pallidum		ベンジルペニシリンカリウム	セフトリアキソン	14日
真菌［*Cryptococcus*＋*Candida* spp.（ただしまれ）］		アムホテリシンB（ファンギゾン®）＋フルシトシン（アンコチル®）		14日

*1 セフトリアキソンはセフォタキシム（クラフォラン®，8～12g）へ変更可能.
*2 イソニアジド・リファンピシンは6ヵ月，ピラジナミド・エタンブトールは2ヵ月.

表4　各種抗菌薬の1日最大投与量

各種抗菌薬	1日最大投与量	投与間隔
アンピシリン（ビクシリン®）	8〜12 g	4〜6 時間おき
アズレオトナム（アザクタム®）	8〜12 g	4〜6 時間おき
アムホテリシン B（ファンギゾン®）	0.6〜1.0 mg/kg	24 時間おき
セフタジジム（モダシン®）	6 g	8 時間おき
セフェピム（マキシピーム®）	6 g	8 時間おき
セフトリアキソン（ロセフィン®）	4 g	12 時間おき
フルシトシン（アンコチル®）	100 mg/kg	6 時間おき
ゲンタマイシン（ゲンタシン®）	3〜5 mg/kg	8 時間おき
イソニアジド（イスコチン®）	300 mg	24 時間おき
メロペネム（メロペン®）	6 g	8 時間おき
ベンジルペニシリンカリウム（ペニシリン G®）	2,400 万単位	4〜6 時間おき
ピラジナミド（ピラマイド®）	15〜30 mg/kg	24 時間おき
リファンピシン（リファジン®）	600 mg	24 時間おき
エタンブトール（エサンブトール®）	15 mg/kg	24 時間おき
ST 合剤（バクタ®）	10〜20 mg/kg	24 時間おき
バンコマイシン	2 g	8〜12 時間おき

日本での保険適用上の制約および注意点について以下に示す.
ベンジルペニシリンカリウムは筋注のみの適応. ただし, 髄膜炎, 心内膜炎, 梅毒では高用量, 静注可能.
セフトリアキソン, セフタジジム, セフェピム, アズトレオナムは1日最大4 gまで. メロペネムは1日3 g（髄膜炎の場合は最大6 g）.
ゲンタマイシンは5 mg/kg/日.
ゲンタマイシン, バンコマイシンは薬物治療モニタリング（TDM）に基づき投与量調節.

薬剤そのものに脳症の副作用なども報告されているため, 使用には施設の感染対策部門の助言を得る.

e 効果判定・予後

- 臨床症状, 検査値などの改善を目安とする. 基礎疾患, 慢性疾患のある場合, 耐性菌である場合などで抗菌薬投与期間を延長する[5].

- 髄膜炎患者の治療方針では, 患者個別の病態, 腎機能・肝機能評価や施設のアンチバイオグラム, 耐性菌検出状況などを勘案する必要がある. 抗菌薬の用量, 血中濃度測定時期と解釈, 追加検査の必要性, 許可制抗菌薬の使用可否, de-escalation, 治療終了時期決定などを, 先の事情をふまえて感染対策部門, 感染症専門医と相談しながら治療を行うことが望ましい.

中枢神経系感染症　**201**

f 感染対策

■ 髄膜炎を引き起こす細菌の多くは標準予防策を実施して伝播を防止する.

■ ワクチンで予防可能な疾病群は（vaccine preventive diseases： VPD）として認識されている. 肺炎球菌, インフルエンザ菌には乳幼児の定期予防接種が実施される. 髄膜炎菌性髄膜炎の予防は, 流行国や流行地域への渡航, 集団生活を始める状況, またマスギャザリング[注5]へ参画する際などに事前にワクチンを接種することが重要である. 流行株によりワクチンの種類が異なる.

[注5] 一定期間, 限定された地域において, 同一目的で集合した多人数の集団.

● 文 献

1) Tunkel AR et al：Practice guidelines for management of bacterial meningitis. Clin Infect Dis 39：1267-1284, 2004

2) de Gans J et al：Dexamethasone in adults with bacterial meningitis. N Engl J Med 347：1549-1556, 2002

3) 庄司紘史：髄膜炎. 標準感染症学, 斎藤厚ほか（編）, p318-p324, 医学書院, 東京, 2004

4) 日本神経学会：標準的神経治療：結核性髄膜炎. 神経治療 32：529, 2015

5) Tunkel AR et al：2017 Infectious Diseases Society of America's Clinical Practice guidelims for healthcare-associated ventriculitis and meningitis. Clin Infect Dis 64：e34-e65, 2017

2 脳膿瘍

brain abscess

診療の肝

- 中枢神経系の細菌性感染症において細菌性髄膜炎が最も高頻度だが、ほかの主要なものとして脳膿瘍、硬膜外膿瘍がある。どちらも髄膜炎同様、内科的緊急疾患であり、迅速な治療を要する。
- 頭部造影 CT または頭部 MRI により診断する。
- 治療は外科的ドレナージが基本である。

a 症状・身体所見

- 発熱、頭痛、巣症状（片麻痺、失語、視力障害など）を認める。
- 問診では副鼻腔炎、中耳炎、歯科感染症の有無、脳外科手術、頭部外傷の有無について確認する。
- 硬膜外膿瘍では脳膿瘍同様、発熱、頭痛、反対側の片麻痺などが認められ、副鼻腔炎の合併が多く認められる。両者とも占拠性病変が広範であれば頭蓋内圧亢進症状として項部硬直、視神経乳頭浮腫、意識障害、痙攣が出現しうる。

b 検査・鑑別診断

- 腰椎穿刺は禁忌であり、診断は頭部造影 CT または頭部 MRI による。
- 脳膿瘍は頭部造影 CT にてリング状増強効果を伴う腫瘤影として認められる。
- 硬膜下膿瘍は頭部造影 CT では半月状の一側または両側の大脳半球を覆う低吸収域として認められる。mass effect が強い場合、ミッドラインシフトが認められる。
- 起炎菌の細菌学的診断は針生検により得られた膿瘍成分のグラム染色、ならびに培養にて同定する。侵襲的な検査が困難な場合も多い。基礎疾患や抗菌薬投与歴（特に前医）、可能であれば耐性菌検出歴を聴取する。
- 血液培養も怠ってはならない。
- 鑑別診断：細菌性髄膜炎、脳炎、頭部 CT では原発性、転移性脳腫瘍、くも膜下出血。

c 起炎菌

- 脳膿瘍は細菌性では *Streptococcus*（*Streptococcus anginosus* group を含む）、黄色ブドウ球菌は血行性感染または脳外科手術、頭部外傷に関連する。

表1 脳膿瘍のエンピリック治療

危険因子	起炎菌	抗菌薬
中耳炎	*Streptococcus*（好気，嫌気），*Bacteroides*，腸内細菌科細菌	セフトリアキソン（ロセフィン®）*またはアンピシリン（ビクシリン®）
副鼻腔炎	*Streptococcus*（好気，嫌気），*Haemophilus*	セフトリアキソン®*
歯科治療後	*Fusobacterium*，*Bacteroides*，*Streptococcus*	セフトリアキソン®*
脳外科手術	*Staphylococcus*，*Streptococcus*，腸内細菌科細菌，*Clostridium*，緑膿菌	セフトリアキソン®*＋バンコマイシン 起炎菌に緑膿菌を想定した場合，または検出された場合にセフェピムまたはメロペネム
肺膿瘍	*Fusobacterium*，*Bacteroides*，*Streptococcus*，*Nocardia*	セフトリアキソン*＋ST合剤（バクタ®）
感染性心内膜炎	*Staphylococcus*，*Streptococcus*	バンコマイシン＋ゲンタマイシン（ゲンタシン®）

*セフトリアキソンはセフォタキシム（クラフォラン®，8〜12 g/日）へ変更可能．
抗菌薬の1日最大投与量については前項「II-G-1．髄膜炎」表4（p201）参照．

■ ほかに *Peptostreptococcus*，*Fusobacterium*，*Bacteroides* など．*Nocardia* も起炎菌となる．真菌性では *Aspergillus*，*Mucor* など．

d 治 療

■ 脳膿瘍は内科的治療と外科的治療がある．

■ 膿瘍が2.5 cm 以下で意識状態が良好な場合は内科的治療を行う（表1）．そうでなければ外科的治療を選択する．

■ 立体CTによるドレナージは安全で有効な治療法とされている．

■ 硬膜外膿瘍は外科的緊急事態であり，ドレナージを要する．

■ 抗菌薬は髄膜炎と同様，起炎菌に従って決定する．抗菌薬の選択が難しい場合，広域抗菌薬を選択する場合，不応な経過での抗菌薬の治療方針は感染対策部門（感染制御，感染管理部門）の医師，薬剤師などに積極的に相談する．

> 以下のいずれか一つを選択．
> 1) セフトリアキソン（ロセフィン®）：2 g，12時間ごと，点滴
>   ※嫌気性菌を疑う場合にメトロニダゾール（アネメトロ®）：500 mg，6時間ごと，点滴を併用
> 2) メロペネム（メロペン®）：1 g，6〜8時間ごと，点滴

e 効果判定・予後・感染対策

■ いずれも前項「II-G-1．髄膜炎」（p201）に準ずる．

■ メトロニダゾールには中枢・末梢神経系の副作用や偽膜性腸炎など副作用が報告されているため，投与後は症候の出現に留意し，発現時には速やかに中止の判断をする．

3 脳　炎

encephalitis

診療の 肝

- 脳炎のほとんどはウイルス性脳炎である.
- ウイルス性脳炎は死亡率も高く，重篤な後遺症を残すことが多い．脳炎の多くはウイルスによる脳実質の炎症を表すが，脳内にウイルスがなくても免疫能が脳を傷害して脳炎様症状（脳症）を引き起こす場合がある.
- 単純ヘルペス脳炎は頻度が高く，かつ有効な治療法がある重要な疾患である.

a 症状・身体所見

- 問診では地理的季節的因子，海外渡航歴，動物接触歴，職業，免疫状態を確認する．また蚊媒介性，ダニ媒介性の疾患を想起する.
- 発熱，意識状態の変化，性格変化，巣症状（麻痺，嚥下障害）などが主症状である[1].
- ヘルペス脳炎では発熱，神経精神症状が存在することが多い.
- ほかにリンパ節腫脹（猫ひっかき病），皮疹（麻疹，ムンプス，風疹）などの有無も確認する.

b 検査・鑑別診断

- インフルエンザ脳症は A 型インフルエンザ罹患後に，主に幼児に脳炎様症状が現れ，急速に意識障害などが進行する予後不良の病態である．インフルエンザ A 陽性診断後 1 日以内での乳幼児で頭痛，異常行動などでは鑑別が必要である.
- 脳波，単純ヘルペスウイルス（HSV）-DNA PCR は単純ヘルペス脳炎の診断に有用である.
- 単純ヘルペス脳炎の頭部 CT では 側頭葉に mass effect を有した low density area が 50～75％の患者の経過で認められる.
- 頭部造影 MRI は頭部 CT よりもより早期診断に有用である.
- 脳生検は単純ヘルペス脳炎の確定診断に最も特異的だが，現在髄液 HSV-DNA の PCR が主流である.
- 急性散在性脳脊髄炎（acute disseminated encephalomyelitis：ADEM）[1]：感染後のものは麻疹，流行性耳下腺炎，風疹，水痘，帯状疱疹などの発疹出現後 3～7 日の間に出現．ワクチン接種後（狂犬病，インフルエンザ，日本脳炎，ポリオ）に出現する場合では分節性の感覚障害，膀胱直腸障害などの脊髄症状を随伴する.

中枢神経系感染症　**205**

表1　感染性髄膜脳炎の起炎微生物

ウイルス
HSV，CMV，EB ウイルス，アデノウイルス，インフルエンザウイルス，エンテロウイルス，ポリオウイルス，麻疹ウイルス，風疹ウイルス，ムンプスウイルス，狂犬病ウイルス，フラビウイルス（日本脳炎ウイルス，ウエストナイルウイルス），HIV

細菌性
M. tuberculosis，*Mycoplasma*，*Listeria*，*Borrelia*（ライム病），*Bartonella*（猫ひっかき病），*Leptospira*，*Brucella*，*Legionella*，*Salmonella*（腸チフス），*Nocardia*，*Actinomyces*，*Treponema pallidum*，ほかの細菌性髄膜炎の起炎菌，*Rickettsia*（ロッキー山紅斑熱，Q 熱，伝染性チフス）

真　菌
Cryptococcus，*Coccidioides*，*Histoplasma*，*Blastomyces dermatitidis*，*Candida*

寄生虫
ヒトアフリカトリパノソーマ，トキソプラズマ，エキノコックス，住血吸虫

◼C 原因微生物（表1）

■脳炎の原因ウイルス，脳炎と類似症状を呈する疾患を以下に示す.

- ヘルペスウイルス[2]：サイトメガロウイルス（CMV），EB ウイルス，HSV，水痘・帯状疱疹ウイルスなどが脳炎を起こしうる. 単純ヘルペス脳炎は最も頻度が高く未治療の場合 70％の死亡率. CMV は HIV 感染者で合併.

- ムンプスウイルス：無菌性髄膜炎の原因微生物として多い. 軽症であることが多い.

- エンテロウイルス：無菌性髄膜炎の原因微生物として多く，夏の後半から秋に多い. 家族内感染.

- 麻疹ウイルス：ワクチン普及後麻疹は激減し麻疹脳炎も減少している. ただし日本は麻疹が撲滅されて以降ワクチン未接種や 1 回のみの接種者などで免疫記憶の低下があり，今後海外からの帰国・流入による成人の麻疹罹患のリスクは高くなる可能性がある.

- フラビウイルス：日本脳炎（日本脳炎ウイルス）はわが国では散発的な発生だが，中国やほかのアジア諸国で多い（ただし 2005年 5 月から 2009 年 5 月まで日本脳炎ワクチンが日本国内で撤退され，未接種の世代がある）. ウエストナイルウイルス，ジカウイルスなどもフラビウイルス科で蚊が媒介する.

- 狂犬病ウイルス：99％の死亡率. イヌ，ネコ，コウモリなどの野生動物が病原ウイルスを保有.

d 治　療

- 単純ヘルペス脳炎に対するアシクロビル投与はエビデンスもあり推奨されている[2].
- 脳浮腫に対してはグリセロールなどを使用する.
- 痙攣時はジアゼパム，フェノバルビタール，フェニトインの使用を検討する.

〈単純ヘルペス脳炎〉

> アシクロビル（ゾビラックス®）：10〜20 mg/kg，8 時間ごと，14〜21 日間，点滴

e 効果判定・予後

- 臨床症候の改善の観察が最重要であるが，単純ヘルペス脳炎の診断後は HSV の場合，リアルタイム PCR も効果判定の目安となる．[「Ⅱ-G-1．髄膜炎」の「d．治療」(p199) 参照].

f 感染対策

- 蚊が媒介するウイルス（フラビウイルス）は脳炎様症候を呈することがある．渡航時には流行があるか情報を得て，蚊よけの対策を行う.
- 蚊媒介またはダニ媒介性のウイルスが流行している地域へ渡航する前には，渡航者外来受診や適切なワクチン接種を早期（渡航 3 ヵ月前から受診）に行う．帰国後の受診者に脳炎を疑った場合，渡航外来，総合診療内科，感染対策部門などでアクセス可能な部門の専門家と相談する.
- 日本脳炎・麻疹・風疹・ムンプスウイルスには乳幼児期の予防接種が重要である.
- 渡航前に麻疹・狂犬病の流行の有無を確認し，必要に応じてワクチン接種を行う.

● 文　献

1) Venkatesan A et al：Case definitions, diagnostic algorithms, and priorities in encephalitis：consensus statement of the international encephalitis consortium. Clin Infect Dis **57**：1114-1128, 2013
2) 日本神経感染症学会ほか（監）：単純ヘルペス脳炎診療ガイドライン 2017，南江堂，東京，2017

中枢神経系感染症　**207**

H 骨・関節の感染症

1 骨髄炎

osteomyelitis

診療の 肝

- 骨髄炎とは，微生物が骨組織で増殖し化膿性病変を形成したもの．
- 感染経路は，①菌血症に伴って菌が骨に定着・増殖する血行性のタイプ，②隣接した化膿巣から感染が波及したタイプ，③外傷や手術，軟部組織の感染（糖尿病や閉塞性動脈硬化症による壊疽など）から直接感染するタイプ，に分けられる．
- 小児では大腿骨や脛骨といった長管骨の骨幹端部に好発する．
- 成人では脊椎に好発し，特に腰椎と胸椎に多い．

a 症状・身体所見

- 発熱，悪寒，倦怠感などの全身症状に加え，局所の圧痛や疼痛（特に体動時や加重時）を認める．
- 小児の場合は患肢を動かさない，起立しないなどの麻痺様の症状が発見の契機になることもある．
- 直接感染の場合は，罹患骨周辺の皮膚所見（発赤，腫脹，壊死など）も重要である．

b 起炎菌（図1）

- 血行性感染の場合，黄色ブドウ球菌が約50％を占める．その他，好気性のグラム陰性桿菌（GNR；大腸菌などの腸内細菌科細菌や緑膿菌など）や連鎖球菌属などが起炎菌となる．通常は単一菌による感染である．
- 隣接病巣からの感染も黄色ブドウ球菌が起炎菌として最多であるが，血行性感染と異なり，複数菌感染であることが多い．主に好気性GNRが混合感染することが多いが，汚染を伴う開放骨折や糖尿病性壊疽，褥瘡からの感染は嫌気性菌も考慮する．
- 近年手術に伴って起こる骨髄炎はメチシリン耐性黄色ブドウ球菌（MRSA）によるものが多くなってきている．
- 頻度は少ないが，血液疾患を有する患者や担癌患者，長期中心静脈カテーテル留置者などではカンジダ属などの真菌類が起炎菌になることもある．

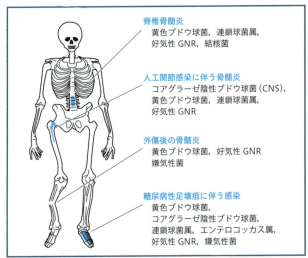

図1 骨髄炎の種類と主な起炎菌

[Lew DP et al：Lancet **364**：369-379, 2004 を参考に著者作成]

C 検　査

1) 血液検査
- 白血球数の増加，赤沈の亢進および CRP の上昇．
- ただしこれらは特異的なものではなく，また慢性のものでは軽度上昇にとどまることもある．治療経過を追っていく指標となる可能性がある．

2) 細菌検査
- 血液培養は必須であり，複数セット採取する．血行性感染の場合，陽性率は高い（30〜50％）．
- 症状や画像などから骨髄炎が疑われるものの血液培養が陰性の場合には，確定診断・起炎菌同定のため積極的に針吸引や生検を行う．
- グラム染色を行い起炎菌を推定する．

3) 画像検査
- 単純 X 線：病初期には軟部組織の腫脹をみることがあるが感度は低い．また骨膜反応や骨萎縮といった変化は感染後 10 日以上経ってから認められるのがほとんどである．慢性の場合は腐骨や

骨梁の形成をみることがある.

■ 骨シンチグラフィ：発症早期（1〜2 日）で異常集積を認めるため早期診断に有力である. 可能であれば積極的に施行する.

■ CT・MRI：骨シンチグラフィと同様，早期から異常所見を認めるため有用である. 特に MRI は有用で，T1 強調画像で低信号，T2 強調画像で高信号，ガドリニウムにて造影効果を認める. また MRI は病巣の範囲や軟部組織への炎症波及，膿瘍の検出にも優れる.

d 鑑別診断

■ 骨壊死，骨腫瘍，疲労骨折など.

e 治療

■ 急性期には局所の安静を保ちつつ，起炎菌に対する適切な抗菌薬を経静脈的に投与する.

■ 治療期間は一般に 6 週間以上.

■ 起炎菌と選択される抗菌薬を表 1 に示す.

■ 瘻孔や偽関節の形成，広範な腐骨を認める場合や，感受性のある抗菌薬を投与しているにもかかわらず症状や炎症反応が改善しない場合には手術が必要になるため，整形外科医との連携も重要.

A 脊椎骨髄炎（vertebral osteomyelitis）

■ 成人における骨髄炎では脊椎が罹患骨として最多.

■ 腰椎が 50%以上を占め，次いで胸椎，頸椎の順.

■ 原因となる菌血症は尿路感染症，血管留置カテーテルの感染，感染性心内膜炎など.

a 症状

■ 緩徐に増強してくる腰背部の鈍痛，傍脊柱筋の緊張，脊椎の叩打痛など.

■ 神経根の刺激による腹部症状や下肢の痛みを伴うこともある.

■ 発熱はみられない場合もある.

■ 硬膜外膿瘍などを伴っている場合には急速に症状が進行し，麻痺を生じることもある.

b 検査

■ 前述（p209）に準ずる.

■ 心臓の基礎疾患や心不全症状を認め，さらに血液培養でグラム陽性菌が検出される場合には，感染性心内膜炎の有無について積極的な検索が必要である.

■ 画像検査では，単純 X 線で最初にみられる所見は骨膜反応と椎間腔の狭小化であり，進行すると椎骨の融解像を認める. MRI

表1 骨髄炎の起炎菌と選択される抗菌薬

起炎菌		抗菌薬の処方例
黄色ブドウ球菌	MSSA	セファゾリン（セファメジン®α）：2 g, 8時間ごと, 点滴
	MRSA	バンコマイシン（塩酸バンコマイシン®）：15〜20 mg/kg, 12時間ごと, 点滴（TDMに基づきトラフ値15〜20 µg/mL となるように調整）
CNS		バンコマイシン：15〜20 mg/kg, 12時間ごと, 点滴（TDMに基づきトラフ値15〜20 µg/mL となるように調整）
連鎖球菌属		ベンジルペニシリンカリウム（ペニシリンG®, 400万単位, 4〜6時間ごと, 点滴）, またはアンピシリン（ビクシリン®, 2 g, 6時間ごと, 点滴）
好気性 GNR（主に大腸菌などの腸内細菌科細菌）		セフトリアキソン（ロセフィン®, 2 g, 24時間ごと, 点滴）, またはシプロフロキサシン（シプロキサン®, 600 mg, 12時間ごと, 点滴）
緑膿菌		セフタジジム（モダシン®, 2 g, 8時間ごと, 点滴）＋アミノグリコシド系薬* ピペラシリン（ペントシリン®, 3〜4 g, 6時間ごと, 点滴）＋アミノグリコシド系薬併用* シプロフロキサシン：600 mg, 12時間ごと, 点滴
嫌気性菌		クリンダマイシン（ダラシン®S, 600 mg, 6時間ごと, 点滴）, またはスルバクタム・アンピシリン（ユナシン®-S, 3 g, 6時間ごと, 点滴）, またはメトロニダゾール（アネメトロ®, 500 mg, 6〜8時間ごと, 点滴）
嫌気性菌を含む混合感染		スルバクタム・アンピシリン（3 g, 6時間ごと, 点滴）, またはメロペネム（メロペン®, 1 g, 8時間ごと, 点滴）
結核菌		イソニアジド（イスコチン®）＋リファンピシン（リファジン®）＋エタンブトール（エサンブトール®）＋ピラジナミド（ピラマイド®）（肺結核の治療に準ずる）

*アミノグリコシド系薬併用：トブラマイシン（トブラシン®）または ゲンタマイシン（ゲンタシン®）を 5.1 mg/kg, 24時間ごと, 点滴.

ではこれらの変化が明瞭に描出される.

C 治　療

- ■抗菌薬の選択は**表1**に準ずる.
- ■画像上, 腐骨や骨柩の形成をみる場合は腐骨の除去を含めた**デブリードマンなどが必要**となるため, 整形外科へコンサルトする.

骨・関節の感染症　**211**

B 結核性骨髄炎 (tuberculous osteomyelitis)

診療の肝

○ 結核性骨髄炎は脊椎に最も好発するが, 肋骨, 頭蓋骨, 骨盤や長管骨など, あらゆる骨に起こりうる.

○ 肺に結核菌が感染した後, 血行性に散布された結核菌が骨に定着することで発症する. そのため, 結核の既往歴や家族歴を問診で聴取することが重要である.

○ 結核による脊椎骨髄炎は骨関節結核感染症の 50% 以上を占め, Pott's disease と呼ばれる. 特に胸腰椎に好発する.

a 症 状

■ 肺結核と同様, 症状は緩徐に出現する. 腰背部の疼痛や叩打痛, 傍脊柱筋の緊張など局所の症状が強い場合には膿瘍形成や骨破壊が起こっていることを示唆する.

■ 膿瘍は脊椎骨髄炎と異なり血管増生に乏しいため, 局所の熱感や拍動痛を認めにくく冷膿瘍と称される.

b 検 査

■ 抗結核薬の治療は長期に渡るため, 治療開始時点での病変部における結核菌の証明と, 抗結核薬 (特にリファンピシンとイソニアジド) への感受性を確認する.

■ 病変部に対するアプローチを積極的に行い, 可能な限り抗酸菌塗抹培養検査と薬剤感受性試験, PCR を提出する.

■ 胸部 X 線や胸部 CT により肺病変の有無を確認する. 同時に, 喀痰や胃液の抗酸菌塗抹培養検査を 3 回以上施行し, 排菌の有無を確認する.

■ 最近ではインターフェロンγ遊離試験 (IGRA) も補助診断に有用とされている.

■ 血液検査では, 白血球数の増加, CRP の上昇, 赤沈の亢進などをみるが診断的価値は低い.

■ 画像所見では, 椎体破壊のわりには骨硬化像を認めない, 傍脊柱に膿瘍形成をみるなどの特徴があるが, 詳細は成書を参照されたい.

c 治 療

■ 肺結核に準じて多剤併用療法を行う. ただし投与期間に関しては 12 ヵ月が必要とされる (6〜9 ヵ月の治療でよいとする報告もある).

■ 脊髄麻痺を生じている場合や腐骨の存在, 脊椎変形などがあれば手術の適応とされる.

●文　献

1) Lew DP et al：Osteomyelitis. Lancet **364**：369-379, 2004
2) 青木眞：骨髄炎. レジデントのための感染症診療マニュアル，第3版，p851-p872，医学書院，東京，2015
3) 小谷明弘：骨髄炎. 整形外科専門医テキスト，長野昭ほか（編），p285-p287，南江堂，東京，2010
4) Berbari EF et al：2015 Infectious Diseases Society of America (IDSA) clinical practice guidelines for the diagnosis and treatment of native vertebral osteomyelitis in adults. Clin Infect Dis **61**：e26-e46, 2015

2 化膿性関節炎

suppurative arthritis

診療の 肝

- 滑膜組織は血流に富むため，侵入した細菌が定着・増殖しやすい．進行すると軟骨や骨まで侵され，関節破壊をきたす．
- 既存の関節病変や人工関節の存在は化膿性関節炎の発症リスクとなる．
- 手足の小関節の場合は，外傷や咬傷後に起炎菌が直接侵入することによって生じることが多い．
- 関節穿刺（貯留した関節液の排液やステロイド注射など）による医原性感染もあるため，それらの既往についても必ず確認する．

a 症状・身体所見

- 熱感や腫脹を伴う急性の関節痛を認める．また，疼痛によって可動制限が生じることもある．発熱は認めないこともある．
- 小児では股関節，成人では膝関節に好発する．
- 単関節炎が多いが，心内膜炎や敗血症に伴って生じる場合は多関節炎となることがある．

b 起炎菌

- 黄色ブドウ球菌が最も多く，60％以上を占める．その他，CNS，連鎖球菌属，腸管内の好気性 GNR，嫌気性菌などが起炎菌となる．
- 関節穿刺や手術に伴う医原性感染では，MRSA や緑膿菌の頻度が増加している．
- 頻度は少ないが，若い世代では播種性淋菌感染症に伴う化膿性関節炎も考慮する．また，免疫抑制者では結核菌も起炎菌となりうる．

c 検査所見

- 化膿性関節炎の確定診断は関節液中に細菌を検出することによってなされる．このため，抗菌薬の投与前に必ず関節液の穿刺を行い，グラム染色と培養検査の提出，白血球数や結晶の存在などについて評価する．
- 血液培養検査も約 25～50％で陽性であり，化膿性関節炎を疑う場合，抗菌薬投与前に必ず施行する．発熱がなくても陽性である例が存在する．
- 正常の関節液は無色透明で粘稠だが，感染が起こると黄色に混濁

し粘稠度が低下する．化膿性感染炎の典型例では関節液内の白血球数＞2,000 cells/μL（好中球75%以上）となり，白血球数が多いほど細菌感染を伴っている可能性が高い．

■グラム染色は有用だが，約半数で陰性であるため，**陰性であっても化膿性関節炎を除外してはならない**（感度：30〜50%）．

■ほかの血液検査では白血球数の増加や赤沈の亢進，CRPの上昇が認められるが，非特異的であり，診断目的ではなく治療効果判定の指標として用いる．

■単純X線では初期にはほとんど異常を認めず，経過とともに関節裂隙の拡大や骨萎縮，関節面の骨破壊像などを認める．MRIは病初期より異常所見を呈し，併発する骨髄炎など周辺組織への炎症の波及をとらえることができる．

d 鑑別診断

■痛風，偽痛風，関節リウマチなどの非感染性の関節炎，Reiter症候群などの反応性関節炎などを鑑別する．

e 治　療

■罹患部位の安静と免荷，関節液の排膿，抗菌薬投与が基本となる．

1) 抗菌薬

■グラム染色や培養結果に基づいて抗菌薬を選択する．内容は前項「Ⅱ-H-1. 骨髄炎」(p211)に準ずる．

■治療期間は通常2〜4週間だが，骨髄炎などの合併があればより長期の治療が必要となる．

2) 排　膿

■頻回に穿刺排膿を繰り返す方法とドレナージチューブを留置して持続的に排膿する方法がある．治療効果が乏しい場合は後者が選択される．

■進行して関節破壊をきたした場合は手術も行われる．

● 文　献

1) Margaretten et al：Does this adult patient have septic arthritis? JAMA **297**：1478-1488, 2007
2) Mathews CJ et al：Bacterial septic arthritis in adults. Lancet **375**：846-855, 2010
3) 青木眞：感染性関節炎（化膿性関節炎）．レジデントのための感染症診療マニュアル，第3版，p873-p884，医学書院，東京，2015

骨・関節の感染症　**215**

I HIV感染症

HIV infection

診療の 肝

- どのような状況でHIV検査を行うべきかを理解する.
- 妊婦のHIVスクリーニング陽性例のほとんどは偽陽性である.
- 治療については最新のガイドラインを参照する.

■ 日本における human immunodeficiency virus（HIV）患者数は 2016年末で累計28,882人である. 2008年以降, 毎年1,500人前後の患者が新規に報告されているが, その3割がAIDS発症例であり早期診断できていないことが現在の課題である.

■ 多くの感染者はAIDS発症前に, 何らかの主訴で一般医療機関を受診している. 各種の背景からHIV感染症の可能性を見落とさず, 積極的にHIV検査を実施することが早期診断の鍵となる.

a どんなときにHIV検査が必要か（表1）

1) 急性HIV感染症を疑う

a) 診 断

■ HIVに感染すると, 感染後2～6週間程度で2/3の患者に急性HIV感染症と呼ばれるインフルエンザ様の症状を呈する. ほとんどの症例が数週以内の経過で自然軽快するために, 多くの急性HIV感染者が見逃されていると考えられている.

■ 現在, 主に用いられる第四世代のHIVスクリーニング検査（抗原・抗体検査）では, かつての第三世代（抗体検査）と比較して感度が大幅に改善しており, HIV急性感染例でも多くの症例（約9割以上）で陽性となる. 感染した場合には, 曝露後平均18日で陽性となり44日目で99％が陽性となる. ただし抗原検査の感度はそれほど高くなくHIV-RNA量で10万copies/mL以上を要するため, 疑い症例で確実な除外診断を行うためには, HIV-RNA PCR法での陰性確認が必要である.

■ 以下の病態で, AST/ALT上昇, LDH上昇, 複数の後頸部リンパ節の触知, 皮疹の有無を確認し, いずれかがみられる場合には, 急性HIV感染症を疑いHIVスクリーニング検査を考慮する.

① 1週間以上続く原因不明の発熱
②原因不明の意識障害
③無菌性髄膜炎
④伝染性単核球症様の病態
⑤血球貪食症候群様の病態

表1　HIV 検査を考慮すべき状況

急性 HIV 感染症を疑う
・1 週間以上続く原因不明の発熱
・原因不明の意識障害
・無菌性髄膜炎
・伝染性単核球症様の病態
・血球貪食症候群様の病態

AIDS 発症前に診断する
・抗γグロブリン血症
・TTT・ZTT 高値
・原因不明のトランスアミナーゼ上昇
・汎血球減少
・リンパ球減少
・性感染症を発症：急性 A 型肝炎，急性 B 型肝炎，急性 C 型肝炎，梅毒，淋病，性器ヘルペス，赤痢アメーバ（腸炎，肝膿瘍），ジアルジア症（ランブル鞭毛虫症），クリプトスポリジウム症
・慢性下痢
・体重減少（10〜20 kg/年）
・全身性リンパ節腫脹
・帯状疱疹を発症（若年者，反復例，複数デルマトーム例）

AIDS 発症例を見逃さない
・ニューモシスチス肺炎
・悪性リンパ腫
・Kaposi 肉腫
・口腔食道カンジダ症
・結核（若年者，粟粒結核，肺外結核，リンパ節腫脹の強い例，薬剤アレルギー例）

妊婦の全例

■ 男性同性愛者であることが確認できれば，急性 HIV 感染症である可能性がさらに高くなる．プライバシーに配慮しながら躊躇せず性交渉歴に関する問診を行うことが診断の鍵となる．

■ 以下の状況で，急性 HIV 感染症と診断する．

①スクリーニング陰性かつ HIV-RNA 陽性

②スクリーニング陰性から陽性への変化が確認できた例［確認検査陽性となるのを確認する］

③ウェスタンブロット法陰性または判定保留から，陽性への変化が確認できた例．

④ウェスタンブロット法陰性あるいは判定保留かつ HIV-RNA 陽性

⑤ウェスタンブロット法が陽性であるが，経過中に陽性バンド数の増加が確認できた例

⑥HIV 確定診断例のうち，最近 6 ヵ月以内のスクリーニング検査では陰性であったことが確実な例

⑦ダイナスクリーン®・HIV Combo（イムノクロマト法）で抗体陰性かつ抗原陽性の場合

＊特に⑦はベッドサイドで20分で判定が可能であり，意識障害などで急性HIV感染を迅速に診断したいときに有用である．

■ 男性同性愛者ではCMV-IgM抗体の陽性率が高いことが知られている（血清型の異なるCMVへの再感染）．CMV-IgM陽性でも安易にCMVによる伝染性単核球症と診断すると急性HIV感染を見逃すことになる．

b) マネジメント上の注意

■ 急性HIV感染症の一部では，CD4数が急激に低下してそのままAIDS指標疾患を発症したり，突然発症の意識障害で昏睡に至る症例も存在する．意識障害は発熱から3週間以内に突然発症することが多い．よって，急性感染と診断され，発熱から3週間以内でまだ解熱が得られておらず，独居で経過を観察できる同居人がいない場合には，入院下でしばらく経過を観察することも考慮する．

■ 外来でのフォローアップは解熱して症状が安定するまでは，2週間ごとに外来を再受診してもらい，急激な進行がないことを確認する．急性期の患者は他者への感染性がきわめて高いため，性交渉を行わないよう指導する．

■ 急性感染が疑われる意識障害例で，かつ急性感染の確定診断が迅速に得られない状況下では，胃管を用いた抗HIV薬のエンピリック治療も考慮する．多くの場合は数日以内の経過で劇的に奏効する．意識障害例でも多くは経過観察のみで回復するが，一部で非可逆な高次機能障害を起こしうることも知られているため，エンピリック治療を躊躇すべきではないと筆者は考えている．

2) AIDS発症前に診断する

a) 検査値異常

■ 原因不明のトランスアミナーゼの上昇：HIV感染自体で軽度の肝機能異常が起こりうる．

■ 原因不明の高γグロブリン血症，チモール混濁試験（thymol turbidity test：TTT）・硫酸亜鉛混濁試験（zinc sulfate turbidity test：ZTT）高値：HIV感染では高γグロブリン血症が病初期よりみられる．これを反映して膠質反応（TTT，ZTT）の上昇もみられる．

■ その他，汎血球減少やリンパ球分画減少が，進行期のHIV感染症でみられる．

b) 性感染症の既往/発症

■ 急性ウイルス性肝炎，梅毒，淋病，性器ヘルペスなどの性感染症を診断した場合には，HIV検査を勧める．

■ 赤痢アメーバ（腸炎，肝膿瘍），ジアルジア症（ランブル鞭毛虫症），クリプトスポリジウム症，および A 型肝炎は，男性同性愛者間の重要な性感染症である．渡航歴のない症例でこれらを診断した場合には積極的に疑う．

c) 慢性下痢，著しい体重減少（10〜20 kg/年），リンパ節腫脹などの症状

■ リンパ節腫脹は病期の初期にみられ，進行に従って消失することが多い．

■ HIV 感染症の病期が進行してくると，慢性下痢，体重減少などの症状が出現する．

■ 精査されるも診断がつかず，原因不明の慢性下痢として経過し，かなり後になって HIV 感染が判明するケースも多い．

d) 帯状疱疹

■ 免疫不全の進行に伴って発症する．若年者例や，高齢者でも反復例，複数のデルマトームにまたがる例では HIV 検査を勧める．

■ 日本では HIV 新規報告例の 5% 程度が 60 歳以上であり，75 歳以上の症例も毎年報告されている．60 歳以上の届出患者の約半数は AIDS 発症例であり，診断が遅れがちであることも示唆されている．年齢は HIV 感染を否定する根拠にならない．

3) 発症を見逃さない

a) ニューモシスチス肺炎

■ 胸部 X 線上，両側性のびまん性陰影を呈する．HIV 感染が念頭にない場合，レジオネラ肺炎，急性間質性肺炎などとしばしば誤診されている．

■ 以下の項目が該当する場合，ニューモシスチス肺炎＋HIV 感染を疑い，まず HIV の診断を行う．

①やせた男性
②口腔内に白苔（カンジダ症の存在）
③ラ音が聴取されない
④乳酸脱水素酵素（LDH）高値
⑤リンパ球分画低下（しばしば 10% 未満）
⑥ CRP は通常 10 mg/dL を超えない

■ 低酸素血症のわりに呼吸苦の訴えが少ないのも特徴（緩徐進行性の病態からくる低酸素への慣れによる）．ニューモシスチス肺炎発症時には多くの症例で，①パルスオキシメータで $SpO_2 < 95\%$，②歩行負荷でさらに低下がみられる．

■ 他疾患の合併に注意する．肺病変として肺クリプトコックス症，抗酸菌感染症，ノカルジア肺炎が混在していることがある．積極

的に胸部 CT による病変の評価を行い，ほかと性状の異なる病変がある場合には気管支内視鏡による精査を積極的に考慮する．

b) 悪性リンパ腫

- 非 Hodgkin リンパ腫は HIV による免疫不全に関連した日和見腫瘍として重要．ただし，HIV 患者でみられる悪性リンパ腫の半数以上が EBV 非関連リンパ腫である．
- 自験例では，悪性リンパ腫の診断後に HIV 感染が判明する症例が増加している．
- HIV 感染自体でも表在リンパ節腫大を触知しうるが，これらは病期の進行とともに消失するのが普通である．CD4<200/μL の進行例で表在リンパ節腫大を触知した場合には，生検による悪性リンパ腫の除外を積極的に考慮する．

c) Kaposi 肉腫

- 皮膚 Kaposi 肉腫は赤～紫色の扁平あるいは結節状の皮下腫瘤である．口腔内，足底部が好発部位．一般に無症状で少し痒みを伴うこともある．
- リンパ浮腫を合併すると痛みを伴い，特に好発部位である足底部の病変では，疼痛で歩行困難になることもある．
- リンパ節病変の合併は高頻度にみられる．特に頸部にリンパ節腫大を呈する．
- 臨床的に重要なのは口腔内病変（増大による窒息のリスク），肺病変の有無（ときに致死的な呼吸不全に進展しうる）である．口腔内病変を認める場合には，耳鼻科医師に咽頭病変の評価を依頼する．

d) 口腔食道カンジダ症

- 粘膜カンジダ症は細胞性免疫不全を示唆する．全例で HIV 検査を勧めるべきである．

e) 結 核

- 日本では結核患者数が多く，ほとんどが HIV 非感染例であるため，すべての結核患者への HIV 検査は推奨されない．
- 以下の状況では HIV スクリーニング検査を考慮する．

①60 歳未満の症例
②粟粒結核
③肺外結核
④肺門・縦隔リンパ節腫脹の著しい例（HIV 感染例で高頻度にみられる重要な所見）
⑤抗結核薬に対する薬剤アレルギー（HIV 感染例では薬剤アレルギーが高頻度にみられる）

4) 母子感染対策

■ 妊婦には全例で HIV 検査を実施すべきである.

■ 母親が HIV 陽性であった場合,母子感染対策をとらなければ20～30％の高率で子どもへ感染が伝播する.

■ 抗 HIV 薬と帝王切開,断乳の対策により母子感染率は2％未満まで低下させることができる.

■ 日本における有病率の低さを反映して,妊婦では HIV スクリーニング検査の偽陽性率が高い.スクリーニング陽性妊婦のほとんど(90％以上)が実際には HIV に感染していない.

■ 検査実施前に高い偽陽性率について十分な説明を行う.スクリーニング検査陽性の場合には確認検査を行うが,偽陽性の可能性が高いことを十分説明し,不要な心理的負担をかけないような配慮が必要である.

b 診断 (図1)[1]

■ 検査に際しては,検査の必要性を説明し,患者の同意を得たうえで実施する.

■ 患者が意識不明の状態など同意のとれない状況においては,医師の判断によって HIV 検査を実施することも認められる.

■ 小児患者に対して HIV 検査を実施する場合には,保護者の同意を得て行う[2].

■ 急性 HIV 感染例で血球貪食症候群様の病態を呈し,大量のステロイド治療が行われている場合には,長期に渡りスクリーニング検査が陰性であることも経験される.HIV-RNA 検査が診断に有用である.

c 治療[3]

1) 方針

■ 原則として,免疫状態にかかわらず HIV 感染患者の全員が治療対象である.

■ 治療成功には高い内服率が要求されるため,治療開始にあたっては患者の服薬指導が不可欠である.服薬アドヒアランスが悪い場合には,速やかな耐性ウイルスの出現により治療失敗となりうる.

2) 治療薬の選択

■ 長期の服薬アドヒアランス維持の観点から,服薬回数や服薬錠数の少ない組み合わせが選択されるようになってきている.

■ インテグラーゼ阻害薬は副作用が少ないが,服薬アドヒアランスが悪い場合には容易に耐性関連変異が獲得される.服薬アドヒアランスが悪い場合には,状況に応じて耐性関連変異が獲得されにくいプロテアーゼ阻害薬を選択することも考慮する.

■ ガイドラインは頻回に改訂されているため,治療開始にあたって

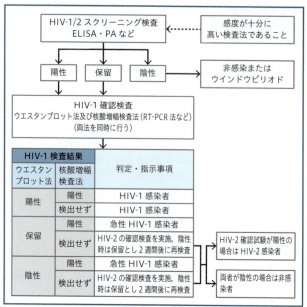

図1 HIV-1/2 感染症診断のためのフローチャート
[山本直樹ほか：診療における HIV-1/2 感染症の診断ガイドライン 2008．日エイズ会誌 **11**：72, 2008 より許諾を得て転載]

は最新のガイドラインを参照する［http://www.haart-support.jp/guideline.htm］(2018-5-7 参照).

> 1) ドルテグラビル・アバカビル・ラミブジン（トリーメク®）：1錠，1日1回，内服
>   ※内服初期に不眠などの中枢神経系副作用や肝機能障害が起こりうる.
> 2) エルビテグラビル配合（ゲンボイヤ®）：1錠，1日1回，食後，内服
>   ※CYP阻害作用をもつため，他薬剤併用時の作用増強に注意.
>   ※アドヒアランス不良で容易に高度耐性が獲得されうる.

3) エムトリシタビン・テノホビル アラフェナミド配合（デシコビ® 配合錠 LT，1 錠，内服）＋ダルナビル・コビシスタット配合（プレジコビックス®，1 錠，1 日 1 回，食後，内服）
＊CYP 阻害作用をもつため，他薬剤併用時の作用増強に注意．
＊耐性関連変異が獲得されにくい．プレジコビックス® は剤形が大きい．

●文 献
1) 日本エイズ学会ほか：診療における HIV-1/2 感染症の診断ガイドライン 2008．日エイズ会誌 **11**：70-72，2009
2) 厚生労働省：HIV 検査の実施について（通知）．健医感発第 78 号，1993
3) 厚生労働省：抗 HIV 治療ガイドライン，2017

J 敗血症

sepsis

診療の 肝

- 敗血症の存在をできるだけ早い段階で疑い，認知することが第一歩である．
- 可能な限り原発感染巣（以下，原発巣）を絞り込み，迅速に適切な抗菌薬治療を開始する．

- 敗血症は「感染症によって重篤な臓器障害が引き起こされる状態」と定義され，敗血症の重症型である敗血症性ショックは，「急性循環不全により細胞障害および代謝異常が重度となり，死亡率を増加させる可能性のある状態」と定義される[1]．
- 敗血症の診断は，ICU 患者とそれ以外（院外，ER，一般病棟）で区別する．
- ICU 患者における臓器障害の評価には sequential（sepsis-related）organ failure assessment（SOFA）スコア（表1）を用い，総スコア2点以上の上昇がある場合を敗血症と診断する．

〈ICU 以外の患者における敗血症のスクリーニング quick SOFA（qSOFA）〉

①呼吸数 22/分以上
②意識状態の変化（Glasgow Coma Scale 15 未満）
③収縮期血圧 100 mmHg 以下
以上のうち，陽性が2つ以上の場合に敗血症を疑う．

- 適切な輸液負荷にもかかわらず，平均血圧 65 mmHg 以上を維持するために血管作動薬を必要とし，かつ血清乳酸値 2 mmol/L（＝18 mg/dL）を超える場合，敗血症性ショックと診断する．

a 症状・身体所見

- 敗血症患者は必ずしも発熱を呈さない．特に高齢者，アルコール依存，消炎鎮痛薬やステロイド，免疫抑制薬使用中の患者では，平熱や低体温を呈することもある．
- 臓器障害を呈している患者をみた際に，敗血症の可能性を想起する必要がある．高齢者では，ぐったりしている，いつもより元気がない，というスタッフや家族からの訴えが意識状態の変化を表していることがある．
- 患者は原発巣に関連した症状を呈することが多いが，意識レベルが悪い場合には身体所見を原発巣同定の手がかりとなる．口腔内（歯肉の炎症・排膿，軟口蓋や口腔粘膜の点状出血）や会陰部（前

表1 SOFAスコア

スコア	0	1	2	3	4
意識 Glasgow coma scale	15	13〜14	10〜12	6〜9	<6
呼吸 PaO_2/F_iO_2 (mmHg)	≧400	<400	<300	<200および呼吸補助	<100および呼吸補助
循環	平均血圧≧70 mmHg	平均血圧<70 mmHg	ドパミン>5 μg/kg/min あるいはドブタミンの併用	ドパミン5〜15 μg/kg/min あるいはノルアドレナリン≦0.1 μg/min あるいはアドレナリン≦0.1 μg/kg/min	ドパミン>15 μg/kg/min あるいはノルアドレナリン>0.1 μg/kg/min あるいはアドレナリン>0.1 μg/kg/min
肝 血漿ビリルビン値 (mg/dL)	<1.2	1.2〜1.9	2.0〜5.9	6.0〜11.9	≧12.0
腎 血漿クレアチニン値	<1.2	1.2〜1.9	2.0〜3.4	3.5〜4.9	≧5.0
尿量(mL/day)				<500	<200
凝固 血小板数 (×10^3/μL)	≧150	<150	<100	<50	<20

［西田修ほか：日本版敗血症診療ガイドライン2016．日救急医会誌28，日集中医誌24 (supel 2)：S18，2017より許諾を得て転載］

立腺の著明な圧痛，仙骨部の褥瘡，肛門周囲膿瘍，フルニエ壊疽），体幹（特に背部）・四肢（トキシンショック症候群による紅斑，ダニの刺し口，関節炎，ライン刺入部の所見，爪下線状出血）は見落とされやすいので留意する．

b 検査・鑑別診断

■ 敗血症に限らず，感染症診療においては，原発巣を同定することが肝となる．重症敗血症，敗血症性ショック患者における原発巣の検討では，肺（35％），腹部（21％），尿路（13％），皮膚・軟部組織（7％），その他（8％）が多く，原発巣不明も16％と報告されている[2]．

- 敗血症では，刻一刻と病態が悪化し予後の悪い敗血症性ショックへ進展する懸念があることから，迅速な対応が望まれる．迅速な対応が必要だからといって初期評価はいい加減となることが許容される，というわけではない．重症だからこそ，初期評価をおろそかにせず原発巣を特定する努力を最大限行う．

- 意識状態が悪く本人から病歴聴取が困難でも，家族や知人，通院歴があれば通院先の担当医，施設入所者であれば施設スタッフから貴重な情報を得られることは多い．実臨床では患者の状態が悪く病歴聴取，患者背景に関する情報を十分収集できない段階で原発巣不明として初期治療を開始せざるえない場合も少なくない．しかし，その場合でも，全身状態が改善し少しでも余裕ができた段階で，初期評価を改めて行う重要性を強調しておきたい．

- 感染症の中には臓器非特異的な所見しか呈さない場合がある．例えば感染性心内膜炎や，脾摘後重症感染症（侵襲性肺炎球菌・髄膜炎菌感染症），リケッチア症やレプトスピラ症といった人獣共通感染症や，マラリア，腸チフスといった輸入感染症などである．原発巣が同定できない場合には，患者背景，特に既往歴や最近の屋外での活動歴，動物への曝露歴，渡航歴聴取にもれがないかを確認する[3]．

- 敗血症，特に敗血症性ショックでは菌血症を合併していることが多く，存在が疑われる場合には全例において抗菌薬開始前に少なくとも2セット，異なる場所から採血し血液を提出する．血液培養に加えて，想定される原発巣から可能な限り検体を無菌的に採取し，培養検査に提出するとともに塗沫検査を実施する[1,4]．

- 必要に応じて抗酸菌や真菌に対する塗沫検査，培養検査を追加する．中心静脈カテーテルが挿入されており，カテーテル関連血流感染症が疑われる場合には，カテーテルから採取した血液を血液培養1セットに提出する．

C 起炎菌

- 起炎菌想定には原発巣の同定と患者背景の把握が不可欠である．原発巣が同じ感染症でも，患者背景が異なると微生物のスペクトラムも異なる．

- 市中における成人敗血症の起炎菌では，大腸菌，肺炎球菌，黄色ブドウ球菌の頻度が高いが，長期療養型施設入所者では大腸菌などの腸内細菌科細菌に加えて緑膿菌の頻度が高くなる[5]．

- 維持透析中，最近抗菌薬投与がある，血管内カテーテル・尿道カテーテル・気管挿管が留置されている場合など医療関連感染症の要素があれば，緑膿菌を含むブドウ糖非発酵菌をカバーする抗菌薬の必要性は高くなる．

- 広域抗菌薬の使用歴が最近ある，好中球減少や悪性腫瘍などの免疫不全がある，すでに喀痰や尿などからカンジダ属が検出されている，中心静脈カテーテル挿入中，経静脈栄養，腎不全（特に血液透析を要する），腹部術後などのカンジダ菌血症のリスクがある場合には，カンジダのカバーを検討する．

d 治 療

- 併存する臓器障害に対して集学的治療を要することが少なくないため，可能であれば集中治療医や感染症専門医に早期にコンサルトする．

1) 抗菌薬治療

- 敗血症に特化した抗菌薬レジメンはない．原発巣，患者背景，塗沫検査所見などから想定される起炎菌をカバーし，想定される原発巣に移行性を有する抗菌薬を可及的速やかに（1時間以内が目標）十分量，経静脈的に開始する（「Ⅱ．各感染症へのアプローチ」を参照）．抗菌薬の選択に際しては，患者の過去の培養結果および各施設のローカルファクターを参考にする．

- 初期評価にもかかわらず原発巣を同定できない場合の初期抗菌薬治療の例を表2に示す．市中感染では，頻度の高い大腸菌，肺炎球菌，黄色ブドウ球菌のカバーを念頭に抗菌薬を選択する．

- グラム陰性桿菌：地域における ESBL 産生菌の疫学データ，患者の全身状態を勘案して決定する．

- グラム陽性菌：市中感染といえども MRSA の蔓延状況を考慮すると抗 MRSA 薬の併用はやむを得ない．

- 医療関連感染の場合，緑膿菌の感受性に不安がある場合には抗緑膿菌作用を有する抗菌薬の追加を考慮し，カンジダ感染のリスクが高い患者では抗真菌薬の追加を行う．

2) 感染源コントロール

- 腸管穿孔に伴う腹腔内膿瘍や膿胸，胆道や尿道に狭窄や閉塞を起こしている胆嚢・胆管炎や閉塞性腎盂腎炎，壊死性筋膜炎，下行性壊死性縦隔炎などでは感染性貯留物，壊死組織のドレナージ，デブリードマンが必要となる．今みている敗血症の原発巣は感染源コントロールが必要ではないか，常に検討が求められる．

- 血管内カテーテル感染が疑われる場合には，ほかのカテーテルが確保され次第抜去する．

3) 支持治療

- 輸液・栄養管理，血管作動薬，人工呼吸器，血液浄化療法などの支持療法に関しては国内外のガイドラインや成書を参照されたい[1, 4]．

表2　初療時に感染巣を同定できない場合の初期抗菌薬選択の例（腎機能正常を想定）

抗菌薬は以下の5つの軸に基づいて選択する
1. グラム陰性桿菌のカバーをどこまで行うか（特にESBL産生菌や緑膿菌）
2. グラム陽性球菌のカバーをどこまで行うか（特にPRSPやMRSA，VRE）
3. 嫌気性菌のカバーは必要か（脳膿瘍，口腔内，深頚部，肺膿瘍・膿胸，腹腔・骨盤，フルニエ壊疽といった会陰部の皮膚・軟部組織感染など）
4. カンジダのカバーは必要か
5. 人獣共通感染症，輸入感染症（特にマラリア）のカバーは必要か（屋外での活動歴，動物への曝露歴，渡航歴など）

市中発症（中枢性感染，嫌気性菌の関与が否定的な場合）
ESBL産生菌の疫学データ，患者の全身状態からESBL産生菌のカバーを行わない場合

・バンコマイシン（VCM）初回投与として25〜30 mg/kg，2回目以降は15〜20 mg/kg，12時間ごと，点滴
・セフトリアキソン1 g，12時間ごともしくはセフォタキシム1 g，6時間ごと，点滴
→屋外での活動歴，動物への曝露歴から野兎病やリケッチア症が疑われるときにはミノサイクリン100 mg，12時間ごと，点滴を追加する
→初期評価で中枢性感染を否定できない場合で，50歳以上，免疫不全，アルコール依存のある場合には*Listeria monocytogenes*カバーのためアンピシリン2 g，4時間ごと，点滴を追加する
→渡航歴があり，リスク（渡航先の疫学情報や現地の行動歴など）からマラリアが疑われる場合には，抗マラリア薬（例えばアルテメテル・ルメファントリン）を追加する

市中発症（嫌気性菌の関与が否定できない場合）
ESBL産生菌の疫学データ，患者の全身状態からESBL産生菌のカバーを行わない場合

・VCM初回投与として25〜30 mg/kg，2回目以降は15〜20 mg/kg，12時間ごと，点滴
・スルバクタム・アンピシリン1.5 g，6時間ごと，点滴

市中発症だが，疫学データからESBL産生菌頻度が高い，医療関連感染である，全身状態からESBL産生菌のカバーを行う場合

・VCM初回投与として25〜30 mg/kg，2回目以降は15〜20 mg/kg，12時間ごと，点滴
・セフトリアキソン1 g，12時間ごともしくはセフォタキシム1 g，6時間ごと，点滴に加えてゲンタマイシン5 mg/kg，24時間ごと，点滴または，メロペネム1 g，8時間ごともしくはイミペネム・シラスタチン0.5 g，6時間ごと，点滴

院内発症もしくは医療関連感染（嫌気性菌の関与が否定的な場合）

・VCM初回投与として25〜30 mg/kg，2回目以降は15〜20 mg/kg，12時間ごと，点滴［VREのリスクが高い場合には，VCMの代わりにリネゾリド（600 mg，12時間ごと，点滴）を使用］
・セフタジジム1 g，6時間ごと，点滴もしくはセフェピム1 g，8時間ごと，点滴
→ESBLのリスクが高い場合や感受性の悪い緑膿菌のリスクが高い場合には，抗緑膿菌作用をもつ別系統の抗菌薬追加を考慮する（例えばトブラマイシン5 mg/kg，24時間ごと，点滴）
→患者背景からカンジダの関与が考えられるときにはミカファンギン100 mg，24時間ごと，点滴を追加する

院内発症もしくは医療関連感染（嫌気性菌の関与が否定的でない場合）

・VCM初回投与として25〜30 mg/kg，2回目以降は15〜20 mg/kg，12時間ごと，点滴［VREのリスクが高い場合には，VCMの代わりにリネゾリド（600 mg，12時間ごと，点滴）を使用］
・タゾバクタム・ピペラシリン4.5 g，6時間ごと，点滴
→ESBLのリスクが高い場合や感受性の悪い緑膿菌のリスクが高い場合には，抗緑膿菌作用をもつ別系統の抗菌薬追加を考慮する（例えばトブラマイシン5 mg/kg，24時間ごと，点滴）
→患者背景からカンジダの関与が考えられるときにはミカファンギン100 mg，24時間ごと，点滴を追加する

［大曲貴夫：感染症診療のロジック，p159，南山堂，東京，2010を参考に著者作成］

e 効果判定・予後

1）効果判定

■ CRP や白血球数といった非特異的炎症性マーカーだけでなく，血管作動薬やインスリンの必要量，尿量，意識状態などの全身管理のパラメータに加えて，原発巣に対するパラメータをモニタリングする．例えば，肺炎であれば呼吸苦といった本人の症状や呼吸数，動脈血ガスや喀痰のグラム染色の所見などである．

2）予　後

■ 敗血症における致死率は 10% 以上，敗血症性ショックでは 40% 以上である[6]．

●文　献

1) 日本救急医学会ほか（編）：日本版敗血症診療ガイドライン 2016 [http://www.jaam.jp/html/info/2017/info-20170228.htm]（2018-5-7 参照）
2) Talan DA et al：Severe sepsis and septic shock in the emergency department. Infect Dis Clin North Am **22**：1-31, 2008
3) 大曲貴夫：感染症診療のロジック，p150-p161，南山堂，東京，2010
4) Rhodes A et al：Surviving Sepsis Campaign：International Guidelines for Management of Sepsis and Septic Shock：2016. Intensive Care Med **43**：304-377, 2017
5) Valles J et al：Community-acquired bloodstream infection in critically ill adult patients：impact of shock and inappropriate antibiotic therapy on survival. Chest **123**：1615-1624, 2003
6) Singer M et al：The Third International Consensus Definitions for Sepsis and Septic Shock（Sepsis-3）. JAMA **315**：801-810, 2016

K 不明熱

fever unknown origin : FUO

診療の 肝

- 「感染症診療の原則」を押さえ，医療者側因子による熱源不明を最低限にする．
- 必ず鑑別診断をあげ，感染症では感染巣と起炎菌名を想起して精査する．
- 検査を乱用しない．No assessment, no test.
- 診断のつかない症例に苦し紛れのステロイド，広域抗菌薬投与は避ける．

- 最も古い不明熱の定義は 1961 年に Petersdorf と Beeson により示されたもので，「3 週間以上，38.3℃以上の発熱が経過中にみられ，1 週間の入院精査でも原因不明」とされる．
- その後の研究や医療環境の変化に伴い，不明熱は 4 つに分類されている（表 1）．

表 1　Durack の不明熱分類

不明熱の分類	定　義	鑑別疾患
古典的不明熱	・38.3℃以上の発熱が 3 日間以上持続 ・3 回の外来，3 日間の入院精査でも原因不明	感染症，悪性腫瘍，リウマチ性疾患，薬剤熱など
院内不明熱	・入院中 38.3℃以上の発熱が 3 日間以上持続 ・入院時は感染症なし，2 日間の培養検査陰性 ・3 日間の精査でも原因不明	院内 Big 5（本項表 4 参照），7D（本項表 5 参照）
好中球減少性不明熱	・好中球 500/μL 未満 ・38.3℃以上の発熱が 3 日間以上持続 ・2 日間の培養結果陰性，3 日間の精査でも原因不明	膿瘍性病変，回盲部炎（typhlitis），原因不明もあり，真菌症（アスペルギルス症，播種性カンジダ症），院内 Big5，7D
HIV 関連不明熱	・HIV 感染者 ・38.3℃以上の発熱が数回出現 ・外来で 4 週間以上，入院で 3 日間以上　発熱持続あり ・2 日間の培養結果陰性，3 日間の精査でも原因不明	結核，非結核菌性抗酸菌症，ニューモシスチス肺炎（Pneumocystis jirovecii），CMV 感染症，トキソプラズマ症，クリプトコッカス症，中枢神経系悪性腫瘍，免疫再構築症候群

230

表2 不明熱の鑑別診断

カテゴリー	よくみられる	まれではない	比較的まれ
感染症	亜急性心内膜炎，深部膿瘍・骨髄炎，粟粒結核・肺外結核	EBV，CMV，HIV，レジオネラ症，つつが虫病，腸チフス，猫ひっかき病	トキソプラズマ，ブルセラ，Q熱，レプトスピラ，ヒストプラズマ，コクシジオイデス
膠原病	側頭動脈炎，高安動脈炎，菊池・藤本病，成人Still病，痛風，calcium pyrophosphate deposition（CPPD 偽痛風）	慢性関節リウマチ，顕微鏡的多発血管炎症候群，全身性エリテマトーデス，結節性動脈炎	多発血管炎性肉芽腫症，アレルギー性紫斑病，Behçet病，Churg-Strauss病，クリオグロブリン血症
悪性腫瘍	リンパ腫（とくに血管内リンパ腫），腎細胞癌，肝細胞癌	骨髄異形成症候群，転移性腫瘍，多発性骨髄腫，大腸癌	脳腫瘍，左房粘液腫
その他	薬剤熱，アルコール性肝炎	Crohn病，甲状腺機能亢進症	血栓症（深部静脈血栓症／肺塞栓症），血腫，梗塞，詐熱

[Cunha BA：Infect Dis Clin North Am **21**：1137-1187, xi, 2007 より引用]

表3 不明熱 Big 5

①亜急性内膜炎
②粟粒結核
③側頭動脈炎
④成人 Still 病
⑤リンパ腫

a 鑑別診断（表2，3）

1) Kishaba's 8

■ 喜舎場朝和先生が研修医に覚えておくように繰り返し伝えていた，8つの原因不明の急性感染性発熱性疾患を示す［レプトスピラ症，腸チフス，播種性糞線虫症，腹腔内膿瘍，髄膜炎菌性敗血症，（季節外れの）インフルエンザ］．

■ 一般的な「不明熱」ではなく，「一刻も早く認識し，治療しなければならない重症感染症」，「見逃されやすく，診断が遅れうる」疾患を含む．

2) 院内不明熱

■ 院内不明熱の原因疾患として多いものを表4に，院内で生じる熱の原因を表5に示す．

3) 薬剤熱

■ 長期間内服後，突然生じることもある．

■ 重症化のサイン（皮膚，粘膜病変）を見逃さない．

表4　院内不明熱（院内 Big 5）

①カテーテル関連血流感染症（CRBSI）
②カテーテル関連尿路感染症（CAUTI）
③人工呼吸器関連肺炎／院内肺炎（VAP/HAP）
④術後創感染（SSI）
⑤ *Clostridioides difficile* 感染症（CDI）

表5　院内で生じうる熱の原因（7D）

① Drug：薬剤性	⑤ CPPD：calcium pyrophosphate deposition
② Device：異物感染	
③ CDI：*Clostridioides difficile* 感染症	⑥ DVT：深部静脈血栓症
④ Decubitus：仙骨部褥瘡，骨髄炎	⑦ Debris：無石胆囊炎

■薬剤の中止後 72 時間で解熱することが多いが，半減期の長い薬剤では持続もありうる．
■比較的徐脈を示すことがある．

ｂ　発熱患者における身体所見（表6）

■特異的な所見が「あると思って探しに行く」（感染性心内膜炎の四肢末梢，眼瞼結膜にみられる点状出血，つつが虫病や日本紅斑熱の痂皮）．
■繰り返し行い，変化に気づく（大動脈弁閉鎖不全の「ため息」のような拡張期雑音）．
■誰もみないところ（いわゆる「穴」）をみる（眼底の Roth's spot，直腸診での前立腺部位の圧痛，糖尿病患者の悪性外耳道炎の所見）．
■寝たきりの方であれば，側臥位にして観察する（仙骨部褥瘡）．
■お気に入りの所見をつくっておき，定点観測しながら，常に見出す精度を磨く（例えば爪床の半分以上が白い Terry's nail をいつも気に留めていると，爪床の点状出血に気づくことがある）．
■所見に自信がない場合，熟練した指導医と一緒に所見を確認する．

表6　発熱患者でとるべき身体所見

全身状態	一点を凝視しぼーっとしている，ぐったりとして元気がないなど具体的に記載
眼	眼球・眼瞼結膜の充血，強膜炎・上強膜炎（関節リウマチ），ぶどう膜炎（Behçet 病，サルコイドーシス，レプトスピラ症），梅毒の多彩な眼病変，眼底，うっ血乳頭（脳圧亢進症状）
耳	耳介軟骨部の発赤（再発性多発性骨軟骨炎），外耳道の発赤や水疱（Ramsay-Hunt 症候群）
鼻	鼻甲介の発赤や腫張，副鼻腔圧痛
口　腔	う歯と口腔内衛生の評価，耳下腺の片側性腫張（化膿性耳下腺炎），鵞口瘡（口腔内カンジダ症は細胞性免疫不全，HIV/AIDS の所見），黒い舌（*Aspergillus niger*）
頸　部	リンパ節は場所を意識する，頸静脈怒張，頸動脈触知の性状，甲状腺の圧痛
胸　部	COPD の胸郭変形，補助呼吸筋の発達，egophony
心血管系	過剰心音，拡張期雑音は体位を変えて所見を探す（左側臥位，前屈位）
腹　部	"hot abdomen" 急性腹症の腹膜刺激症状
直腸診	GAPSHOT（genitalia，anus，prostate，sphincter tonus，hemorrhoid，occult blood，tumor，tenderness）
陰　部	高齢男性の前立腺，精巣上体の圧痛，子宮脱，陰部潰瘍，尿道の分泌物
四　肢	リンパ管炎の所見を触診で探す．白癬，皮膚の亀裂，感染性心内膜炎の peripheral stigmata（四肢末梢の塞栓症状）

〈不明熱を意識した場合の Do and Don't〉

Do	Don't
・詳細な病歴をし聴取する ・身体診察を繰り返す．とくに誰もみない「穴」をみる！ ・重要な採血を繰り返す ・血液培養を重ねて採取する ・不要な薬剤の中止 ・不要なデバイス（カテーテルなど）の抜去 ・画像検査はときに繰り返す ・生検	・苦し紛れの治療 ・解熱剤としての解熱鎮痛薬 ・解熱剤としての抗菌薬 ・適応のないステロイド

表7 不明熱診断の手がかりとなる検査所見

検査所見	考慮すべき主な疾患
白血球減少	ウイルス性疾患（CMV 感染症，EBV 感染症，重症熱性血小板減少症候群），全身性エリテマトーデス，結核，腸チフス，血球貪食症候群
好酸球増多	リンパ腫，サルコイドーシス，薬剤熱，寄生虫症
赤沈高値 （100 mm/ 時以上）	膿瘍，結核，心内膜炎，骨髄炎，骨髄腫，悪性腫瘍，亜急性甲状腺炎，血管炎，薬剤熱
ALP 上昇	結核，悪性リンパ腫，腎癌，成人 Still 病，側頭動脈炎，結節性多発動脈炎
LDH 上昇*	悪性リンパ腫，白血病，骨髄増殖性疾患，マラリア

* "LDH never lies" 高値の場合原因疾患を必ず明らかにする．

C 検査（表7）

〈不明熱を意識して最低限行うべき検査〉

- CBC と分画（末梢血目視含む血算）
- 生化学（ALP，LDH，フェリチン）
- 赤沈
- 尿沈渣（特に円柱の有無）
- 胸部 X 線
- 血液培養（3 セット）
- 抗核抗体，ANCA，リウマトイド因子
- CMV 抗体（IgM, IgG），EBV 抗体（IgM, EBNA），HIV 抗原抗体
- 肝炎ウイルス検査
- 甲状腺機能検査（TSH/Free T4）
- 蛋白分画

■ 血液検査だけでは診断できない不明熱[2]：血管炎（結節性多発性動脈炎，高安動脈炎，巨細胞性動脈炎，ANCA 関連血管炎の一部），リウマチ性多発筋痛症，成人 Still 病，サルコイドーシス，再発性多発軟骨炎，Behçet 病，周期性発熱症候群，炎症性腸疾患．

1) FDG-PET[3]

■ ^{18}F-fluorodeoxyglucose（FDG）は解糖系の盛んな組織に蓄積するので，正常組織（脳，心臓，腸管，腎など）や発熱患者の骨髄に蓄積する．

■ シンチグラフィよりも感度は優れる（86% vs. 20%）が高価である．

■ FDG-PET が有用な疾患[4]として，癌・肉腫　悪性リンパ腫，膿

瘍，デバイス・人工血管などの異物感染，肺炎，肉芽腫性疾患，大血管炎，関節炎，滑液包炎，腱付着部炎，リンパ節炎，リンパ節転移などがある．

d 治 療

■ 不明熱のエンピリック治療は原則として避ける．

■ 臨床状況が思わしくないとき，①抗菌薬，②抗結核薬，③ステロイドの投与などを根拠をもって開始するが（例：側頭動脈炎が強く疑われる場合のステロイド，粟粒結核が疑われ，状況悪化している場合の抗結核薬，腫瘍熱が疑われる場合のナプロキセン），その際は治療目標（終了のタイミング）を念頭に置く．

e 予 後[5]

■ 古典的不明熱の予後は決して悪くない．

■ 不明熱における感染症の割合は減少傾向にある一方で，ICUなどで度重なる医療デバイスの使用により，発熱の原因が多岐にわたり，感染症の原因も変化しうる[6]．

● 文 献

1) Cunha BA：Fever of unknown origin：focused diagnostic approach based on clinical clues from the history, physical examination, and laboratory tests. Infect Dis Clin North Am **21**：1137-1187, xi, 2007

2) 荻野昇：不明熱．ジデントノート増刊 感染症の診断術，p172-p183，羊土社，東京，2014

3) Haroon A et al：Role of fluorine 18 fluorodeoxyglucose positron emission tomography-computed tomography in focal and generalized infectious and inflammatory disorders. Clin Infect Dis **54**：1333-1341, 2012

4) 狩野俊和：よくわからない発熱における検査の用い方 Fever 発熱について我々が語るべき幾つかの事柄，金原出版，東京，2015

5) Knockaert DC et al：Long-term follow-up of patients with undiagnosed fever of unknown origin. Arch Intern Med **156**：618-620, 1996

6) Horowitz HW：Fever of unknown origin or fever of too many origin？ N Engl J Med **368**：197-199, 2013

L 手術部位感染

surgical site infection：SSI

診療の 肝

- まず手術部位感染（SSI）は表層，深部，臓器/体腔のどこにあるかを確認する．
- 抗菌薬投与の適応がある場合，何にするか，いつまでするかが重要である．
- SSI を回避するための対策で追加することがあるかを考える．
- 対策は一つではなく，SSI バンドル，すなわち十分なエビデンスのある対策のいくつかをまとめて行うと有効である．

- SSI の定義は，手術操作の直接およぶ部位に発生する感染である．似た用語としてわが国では，「創感染」や「術野感染」が使われてきた．後者は，術後の感染を「術野感染」と，肺炎や尿路感染などの「術野外感染」とに分けた場合の用語である．

a 症状・身体所見

- SSI の症状・身体所見は典型的な感染症と同様で，疼痛または圧痛，腫脹，発赤，熱感（発熱）である．
- SSI は表層切開創 SSI，深部切開創 SSI，臓器/体腔 SSI に分類され，その診断基準を表 1〜3 に示した．

b 検 査

- 白血球数の増加，CRP 上昇などの炎症所見があるが，程度の軽い SSI ではみられない．
- 膿のグラム染色，細菌培養，薬剤感受性試験．
- 臓器/体腔 SSI ではエコーや CT などの放射線検査が有用である．

c 診断に迷う例

- SSI サーベイランス研究会による「JNIS（JHAIS）よくある質問集」では次のように記載されている．

①逆行性感染：ドレーンからの逆行性感染は SSI から除外する
②遺残膿瘍：遺残膿瘍か逆行性感染かの根拠のある判定基準がないので各自で判断する
③縫合不全：縫合不全による感染（例：腹腔内感染）は SSI に含まれる
④縫合糸膿瘍：縫合糸周囲に限局した感染（縫合糸膿瘍）は SSI ではない
⑤脂肪融解：感染のない脂肪融解は SSI ではない
⑥一次縫合をしない創は SSI サーベイランスの対象でない

表 1　表層切開創 SSI の診断基準

①手術後 30 日以内に発生
②皮膚および皮下組織のみに限局
③次の少なくとも一つに合致
・膿性の滲出液（培養提出がなくてもよい）
・検体の培養で病原菌が陽性
・疼痛または圧痛，腫脹，発赤，熱感などの感染症状の少なくとも一つを認め，
　外科医が切開した場合で，培養が陽性か，または検体が提出されていない場
　合（培養が陰性の場合には当てはまらない）
・外科医またはその他の医師が表層切開創 SSI と診断した場合

［小林寛伊（編）：今日から始める手術部位感染サーベイランス，p58，メディカ出版，大阪，
2003 を参考に著者作成］

表 2　深部切開創 SSI の診断基準

①手術後 30 日以内に発生．ただし，深部切開創部位に人工物が埋め込まれ，感
　染が手術手技によるものと考えられる場合には 1 年以内となる
②切開創の深部（筋膜や筋層）に感染が及んでいる
③次の少なくとも一つが合致
・深部切開創から膿性の滲出液（培養提出がなくてもよい）
・38℃以上の発熱または局所の疼痛や圧痛があり，深部創が自然に離開する
　か，外科医が切開した場合で，培養が陽性か，または検体が提出されていな
　い場合（培養が陰性の場合には当てはまらない）
・深部切開創に及ぶ膿瘍や感染の所見が，直接所見や再手術時，病理検査や放
　射線検査により明らかな場合
・外科医またはその他の医師が深部切開創 SSI と診断した場合

［小林寛伊（編）：今日から始める手術部位感染サーベイランス，p58，メディカ出版，大阪，
2003 を参考に著者作成］

表 3　臓器/体腔 SSI の診断基準

①手術後 30 日以内に発生．ただし，臓器/体腔に人工物が埋め込まれ，感染が
　手術手技によるものと考えられる場合には 1 年以内となる
②術中に手術操作の及んだ表層切開創，深部切開創以外の部位の臓器および体
　腔（腹腔や胸腔など）に感染が生じている
③次の少なくとも一つが合致
・手術創とは別に開けた創から挿入された臓器/体腔ドレーンからの膿性の滲出
　液（培養提出がなくてもよい）
・臓器/体腔からの検体の培養で病原菌が陽性と出た場合
・臓器/体腔の膿瘍や感染の所見が，直接所見や再手術時，病理検査や放射線検
　査により明らかな場合
・外科医またはその他の医師が臓器/体腔 SSI と診断した場合

［小林寛伊（編）：今日から始める手術部位感染サーベイランス，p59，メディカ出版，大阪，
2003 を参考に著者作成］

d 起炎菌（表 4）

e 治　療

■基本は十分な切開排膿ドレナージである．

表4　手術別にみた SSI の推定起炎菌

あらゆるグラフト，人工臓器，インプラントの設置，心臓・血管，神経外科，胸部	黄色ブドウ球菌，CNS
眼　科	黄色ブドウ球菌，CNS，連鎖球菌，グラム陰性菌
整形外科	黄色ブドウ球菌，CNS，グラム陰性菌
心臓以外の胸部（肺など）	黄色ブドウ球菌，CNS，肺炎球菌，グラム陰性菌
虫垂切除，胆道，大腸直腸	グラム陰性菌，嫌気性菌
胃十二指腸	グラム陰性菌，ブドウ球菌，口腔咽頭の嫌気性菌
頭部・頸部	黄色ブドウ球菌，ブドウ球菌，口腔咽頭の嫌気性菌
産婦人科	グラム陰性菌，腸球菌，B 群連鎖球菌，嫌気性菌
泌尿器	グラム陰性菌

CNS：コアグラーゼ陰性ブドウ球菌.

1）切開排膿（感染が限局している場合）
- 皮下で波動があれば直接切開.
- 深部で疑わしいときは経皮的吸引で診断し，切開の大きさを十分にする.
- 必要に応じてデブリードマンを行う．その方法として，外科的除去法，wet-dry ドレッシング法，間欠的高圧洗浄などがある.
- 臓器/体腔などの深部で疑わしいときは，エコーや CT で検索してドレナージを行う.
- 以上の処置で排膿が不可能な場合は手術的なドレナージが必要となる.

2）抗菌薬の適応
- 高熱などの全身性徴候があれば抗菌薬を投与する．限局性では不要である.
- 抗菌薬の種類は，膿のグラム染色，細菌培養，薬剤感受性試験と表4 を参考にして決定する.

f　効果判定
- 膿性滲出液の排出がドレーンから持続していても，臨床的に全身の炎症反応が鎮静化されれば抗菌薬は中止可能である.

g　感染予防
- SSI は予防が可能である.

1）術　前
- 術前の入院期間の短縮.
- 皮膚を清潔にする.

- カミソリ剃毛や不必要な除毛はしない．除毛するなら手術直前に行う．
- 血糖の厳格なコントロール（術後も）．
- 禁煙（術前 30 日）．
- 離れた身体部位に同時に存在する感染症の治療．
- 適応を考慮した細菌定着の治療（例：心臓大血管手術前の鼻腔 MRSA）．
- 手術室での患者皮膚の適正な消毒．
- 適正な手術時手洗い（過剰なブラッシングを止める）．
- 適応は表 4 を参考にして，予防的抗菌薬を術直前に投与．

2) 術　中

- 手術時間が長ければ抗菌薬を追加投与．
- 手術時間の短縮．
- 手術室の適正な換気（陽圧を保つ）．
- 器械・材料の適切な滅菌．
- 適応ならドレーン挿入，不必要なドレーンの挿入禁止．
- ドレーンは，なるべく閉鎖式で行う．
- 無菌操作により汚染を少なくする．
- 手術手技（壊死組織・異物の除去，完全な止血，血流の温存，組織を愛護的に扱う，死腔をつくらない）．
- 長時間手術での手袋交換．
- 術式によっては二重手袋を使用する．
- モノフィラメント糸を使用し，絹糸は廃止する．
- 皮膚皮下組織を閉鎖する前に十分な量の滅菌生理食塩水で創を洗浄する．
- 患者の低体温の防止．

3) 術　後

- 多くの手術創は手術終了時に縫合（一次閉鎖）された清潔創である．一次閉鎖された創では 24〜48 時間は滅菌被覆材で覆い，消毒の必要はない．48 時間以降は被覆の必要はない．
- 二次的に閉鎖する開放創では，湿潤環境を維持するドレッシング材を用いる．
- 開放創内の洗浄には消毒薬は用いず，生理食塩水で行う．
- 米国外科学会や米国疾病予防管理センター（CDC）は，どのような手術切開創の包帯交換であっても，滅菌手袋と無菌操作を推奨している．
- ドレーンを早期に抜去する．

h 予防としての SSI サーベイランス

■ サーベイランスを実施して感染率を出すことにより，社会一般に対する自施設の SSI についての説明が可能になる．

■ サーベイランスの最も大きな目的は，感染管理の一環としてコンサルトとデータのフィードバックを継続して行い，サマリーをもとにした介入を行って問題を解決し，感染率を下げることである（ホーソン効果）．

■ 日本環境感染学会は『SSI サーベイランスマニュアル』などを公開している．また，日本手術医学会は『手術医療の実践ガイドライン』を公開している．2016 年に WHO は『手術部位感染の予防のための世界ガイドライン』を公開し，日本語による解説がウェブ上で読めるので参考にされたい．

● 文　献

1) 大久保憲ほか：手術部位感染防止ガイドライン，1999：I．手術部位感染概要．日手術医会誌 **20**：297-326，1999

2) 小林寛伊（編）：今日から始める手術部位感染サーベイランス，メディカ出版，大阪，2003

3) 日本環境感染学会：SSI サーベイランスのマニュアル
［http://www.kankyokansen.org/modules/iinkai/index.php?content_id＝5］（2018-5-7 参照）

4) 日本手術医学会：手術医療の実践ガイドライン
［http://jaom.kenkyuukai.jp/special/index.asp?id＝23604］（2018-5-7 参照）

M 好中球減少時の発熱

診療の 肝

○ 発熱性好中球減少症は発熱のみを症状とすることが多いが，感染症の検索は十分に行う．

○ 初期治療は抗緑膿菌作用を有する抗菌薬で行う．

○ 抗 MRSA 薬，抗真菌薬の初期治療からの併用は一般的には推奨されない．

■ 好中球減少は一般細菌，微生物に対する防御機能の障害であり，免疫不全としては非常に重要な病態である．

■ 感染が成立しても炎症が生じないため症状として現れにくく，急速に感染症が重症化する．

〈発熱性好中球減少症（febrile neutropenia：FN）の定義[1]〉

好中球数が 500/μL 未満，または 1,000/μL 未満で 48 時間以内に 500/μL 未満に減少すると予想される状態で，かつ腋窩温 37.5℃以上（口腔内温 38℃以上）の発熱を生じた場合

■ 好中球数や体温が定義を満たさない場合でも，患者背景や状態によっては治療を要する場合がある．

■ 発熱性好中球減少症がある場合，重症感染症合併のリスクアセスメントを行い，治療方針の参考とする（表1）[2]．

a 症状・身体所見

■ 発熱以外に症状を伴わない原因不明の発熱であることが多く，感染巣を同定できる確率は 20〜30％とされる[3]．

■ 菌血症，カテーテル関連血流感染症（CRBSI），肺炎，尿路感染，蜂窩織炎，髄膜炎など特定臓器の感染が起こりうるため，全身の感染徴候の出現の有無に注意を払い，詳細な問診，全身の診察を行う．

b 検査・鑑別疾患

■ 血液培養 2 セット，血算，白血球分画，生化学検査を行う．

■ 中心静脈カテーテル（central venous catheter：CVC）留置例では，CRBSI の鑑別のため，カテーテル側と末梢側から血液培養を 1 セットずつ採取する．CVC 側の培養陽性が早く，時間差が 120 分を超える場合，CRBSI が示唆される．

■ 症状にあわせて，感染が疑われる部位の培養検査（喀痰，尿，髄液など）や画像検査を行う．

表1 Multinational Association for Supportive Care in Cancer (MASCC) リスクスコア

特　性		スコア
症状*1	症状なし	5
	軽度症状	5
	中等度以上	3
低血圧なし（収縮期血圧＞90 mmHg）		4
慢性閉塞性肺疾患なし		4
固形腫瘍または真菌感染症の既往がない血液悪性疾患患者		3
静脈内輸液を要する脱水なし		3
外来患者		3
年齢＜60 歳*2		2

*1 発熱性好中球減少による患者の全般的臨床状態を指す.
*2 16 歳以下には不適応.
スコアは最高 26 点. 21 点以上の患者は低リスク.

[Klastersky J et al：J Clin Oncol **18**：3046, 2000 を参考に著者作成]

c 病態・起炎菌

■ FN の病態は, 好中球減少を契機に皮膚, 粘膜の常在菌が体内へ侵入する bacterial translocation であり, 抗がん剤治療による粘膜障害やカテーテル留置による皮膚バリア破綻などが関与する.

■ FN 患者での菌血症例の起炎菌としては, コアグラーゼ陰性ブドウ球菌, 黄色ブドウ球菌, 連鎖球菌などのグラム陽性菌, 緑膿菌, エンテロバクター属, 大腸菌などグラム陰性菌が多い. グラム陽性菌の頻度が高いが, グラム陰性菌（特に緑膿菌）での死亡率が高い.

■ 真菌感染は好中球減少期間が長期にわたる患者で頻度が高くなる.

d 治　療

■ 緑膿菌による菌血症での死亡率が高いため, 抗緑膿菌作用を有する抗菌薬を選択する（図1）[1].

■ ESBL 産生菌などの耐性グラム陰性菌の頻度などのローカルファクターに応じて広域抗菌薬を用いる.

■ 基本的には抗菌薬単剤治療が推奨されるが, 重症度や耐性菌感染の既往がある場合, 併用治療を検討する.

■ 特定の感染症を有する場合, 感染部位に好発する微生物を考慮して抗菌薬を選択する.

1) 低リスク

■ 基本的には入院下での静注抗菌薬治療を行い, 慎重に経過をみる

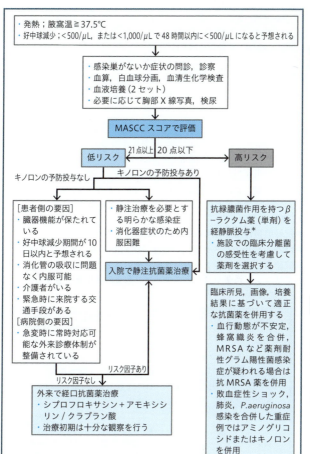

図1 発熱性好中球減少症患者に対する初期治療
*：セフェピム，メロペネム，タゾバクタム/ピペラシリン，セフタジジムなど．
[日本臨床腫瘍学会（編）：発熱性好中球減少症（FN）診療ガイドライン，第2版，pxii，南江堂，東京，2017より許諾を得て転載]

必要があるが，低リスク患者で下記の条件を満たす場合には内服抗菌薬での加療が選択肢となる．

- 臨床状態が安定している
- 合併症のリスクが低い
- 経口レジメンの認容性がある
- 急変時に常時対応可能な外来診療体制がある
- 介護者，連絡手段，交通手段がある
- 患者および医師の判断

〈外来治療〉

> アモキシシリン・クラブラン酸（オーグメンチン®，250 mg/125 mg*，1日3回，内服）＋アモキシシリン（サワシリン®，250 mg，1日3回，内服）＋シプロフロキサシン（シプロキサン®，400 mg，1日3回，内服）

*本邦で成人に投与可能なアモキシシリン・クラブラン酸は，アモキシシリン量が不足するため，アモキシシリンを追加で投与する.

2) 高リスク

■ 抗緑膿菌作用を有する静注抗菌薬治療を行う.

■ MRSA 感染のリスクが高い場合，抗 MRSA 薬の併用を考慮する.

■ 緑膿菌や多剤耐性グラム陰性菌感染のリスクが高い場合，アミノグリコシド系薬やフルオロキノロン系薬の併用を考慮する.

〈入院治療〉

> - セフェピム（マキシピーム®）：2 g，12 時間ごと，点滴
> - タゾバクタム・ピペラシリン（ゾシン®）：4.5 g，6 時間ごと，点滴
> - メロペネム（メロペン®）：1 g，8 時間ごと，点滴
>   MRSA 感染のリスクが高い場合，抗 MRSA 薬を併用
> - バンコマイシン（塩酸バンコマイシン®）：15 mg/kg（初回のみ 25 mg/kg），12 時間ごと，点滴
> - ダプトマイシン（キュビシン®）：6 mg/kg（初回のみ 8 mg/kg），24 時間ごと，点滴
>   ※ダプトマイシンは肺胞サーファクタントにより失活するため，肺炎を伴う場合にはほかの抗 MRSA 薬を選択する.
>
> 敗血症や緑膿菌感染を合併する重症例
> - ゲンタマイシン（ゲンタシン®）：5 mg/kg，24 時間ごと，点滴
> - アミカシン（アミカシン硫酸塩®）：15 mg/kg，24 時間ごと，点滴
> - シプロフロキサシン（シプロキサン®）：400 mg，8 時間ごと，点滴

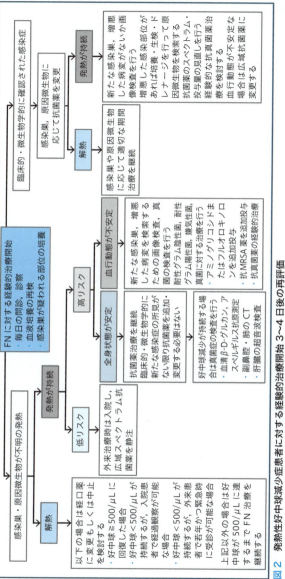

図2 発熱性好中球減少症患者に対する経験的治療開始 3～4 日後の再評価

[日本臨床腫瘍学会（編）：発熱性好中球減少症（FN）診療ガイドライン，第 2 版，pxiii，南江堂，東京，2017 より許諾を得て転載]

e 効果判定・予後

■ 経験的抗菌薬治療を開始した3～4日後に効果判定を行う（図2)[1]．

■ 治療は解熱し好中球数が500/μL以上に回復するまで継続する．

■ 感染巣や起炎菌が確認できた場合には，その病態・起炎菌に応じて抗菌薬の選択，投与期間を決定する．

■ 再評価時点で発熱が持続する場合，新たな血液培養を行い，症状に基づき画像検査・培養検査を行い感染症の検索を行う．

■ 明確な原因が特定されずに発熱が持続する場合，血行動態が不安定である場合は，薬剤耐性グラム陰性菌およびグラム陽性菌と嫌気性菌を十分カバーできるように抗菌薬の変更を行う［例：セフェピム（マキシピーム®）からメロペネム（メロペン®）へ変更］．

■ 4～7日間の広域抗菌薬不応の発熱が持続する場合，酵母や糸状菌による深在性真菌症のリスクが高く，抗真菌薬治療を検討する．

■ 2セットの血液培養および真菌感染に関する血清学的検査（β-Dグルカン，アスペルギルスガラクトマンナン抗原）を行う．

■ 呼吸器症状を伴う場合には胸部CT，副鼻腔炎症状および中枢神経症状を伴う場合には頭部CTまたはMRIを行い，侵襲性アスペルギルス症の鑑別を行う．

■ 真菌に対するエンピリック治療を開始する場合には，抗糸状菌作用がある抗真菌薬を選択する．

> ・ ボリコナゾール（ブイフェンド®）：4 mg/kg（初日のみ6 mg/kg），12時間ごと，点滴
> ・ ミカファンギン（ファンガード®）：150 mg，24時間ごと，点滴
> ・ カスポファンギン（カンサイダス®）：50 mg（初日のみ70 mg），24時間ごと，点滴
> ・ アムホテリシンBリポソーム製剤（アムビゾーム®）：2.5 mg/kg，24時間ごと，点滴

f 感染対策

■ FN患者で，特定の感染症を伴う場合にはその感染症別隔離予防策を行う．

■ 患者本人への感染予防としては，同種造血幹細胞移植施行患者を除き好中球減少のみでは患者の隔離管理は必要ない．医療従事者は標準感染予防策を実践する．

1）予防投与

■ 好中球数100/μL以下が7日以上遷延すると予想される高リスク

患者では，フルオロキノロン系薬の予防投与が考慮される．

> ・レボフロキサシン（クラビット®）：500 mg，１日１回，内服
> ・シプロフロキサシン（シプロキサン®）：400 mg，１日３回，内服

＊抗緑膿菌作用はシプロフロキサシンが優れる．

＊口腔粘膜障害が予想される場合には，侵襲性ビリダンス連鎖球菌感染症のリスクからレボフロキサシンが推奨される[3]．

■ 急性白血病や骨髄異形成症候群の寛解導入療法，自家造血幹細胞移植（特に粘膜障害を伴う場合），同種造血幹細胞移植などを行った患者は，深在性真菌症のリスクから抗真菌薬予防投与を検討する[4]．

■ 真菌感染症の既往がある患者の予防投与では各真菌感染症の治療に準じて抗真菌薬を選択する．

> ・フルコナゾール（ジフルカン®，200 mg，１日１回，内服），またはホスフルコナゾール（プロジフ®，200 mg，24 時間ごと，点滴）
> ・イトラコナゾール（イトリゾール®）：200 mg，１日１回，内服，または 200 mg，24 時間ごと（初回のみ 12 時間ごと），点滴
> ・ボリコナゾール（ブイフェンド®）：150～200 mg（初日のみ300 mg），１日２回，内服，または 4 mg/kg（初日のみ 6 mg/kg），12 時間ごと，点滴
> ・ミカファンギン（ファンガード®）：50 mg，24 時間ごと，点滴

● 文　献

1) 日本臨床腫瘍学会（編）：発熱性好中球減少症（FN）診療ガイドライン，第2版，南江堂，東京，2017
2) Klastersky J et al：The Multinational Association for Supportive Care in Cancer risk index：a multinational scoring system for identifying low-risk febrile neutropenic cancer patients. J Clin Oncol **18**：3038-3051, 2000
3) Freifeld AG et al：Clinical practice guideline for the use of antimicrobial agents in neutropenic patients with cancer：2010 update by The Infectious Disease Society of America. Clin Infects Dis **52**：e56-e93, 2011
4) 深在性真菌症のガイドライン作成委員会（編）：深在性真菌症の診断・治療ガイドライン 2014，p116-p142，協和企画，東京，2014

N 渡航後発熱と感染対策

診療の 肝

○ 渡航地域と潜伏期間をもとに鑑別を考える.

○ 鑑別疾患としては，マラリアを含めるかが重要である．同時に，ほかの重症化する疾患と速やかな感染対策を要する疾患が鑑別に含まれるかを検討する.

○ 渡航歴があっても，国内で通常にみられる疾患が除外されるわけではない．あくまで，普段の鑑別に加えるという感覚がよい.

○ まれな疾患は，検査が保険診療では行えないことが多いので，保健所や専門医療機関に相談する.

a 症状・所見

■ 帰国後の発熱患者を診察する際には，渡航地域と渡航日程が重要である（表1）．これは，鑑別疾患を考えるうえで不可欠な情報であるからである．渡航歴のある人の鑑別疾患は，迅速に判断する内容と，詳細な病歴と診察などで鑑別を絞り込む内容に分けて考える（図1）.

1) 速やかに周囲への感染伝播を防ぐ必要のある疾患の鑑別

■ 渡航歴による鑑別は，鑑別疾患を特定するだけでなく，特定の疾患を鑑別疾患から除外するという意味もある.

■ 昨今のエボラウイルス感染症や中東呼吸器症候群（MERS）の拡大や海外渡航目的の多様化により，公衆衛生上迅速な対応が必要な疾患を早期に除外することが重要になった．このような疾患

表1 **主な海外渡航と関連のある感染症と潜伏期間**

潜伏期間	疾患
10日以内	アルボウイルス感染症，ウイルス性出血熱症，デング熱，細菌性腸炎，ウイルス性腸炎，リケッチア症，ペスト，インフルエンザ，炭疽
11〜21日間	マラリア（特に熱帯熱マラリア），レプトスピラ症，腸チフス・パラチフス，リケッチア症，アフリカトリパノソーマ症，ブルセラ症，腸管原虫感染症，ウイルス性肝炎（A型，E型），糞線虫症，ライム病，皮膚ハエ症，スナノミ症，疥癬
30日間以上	マラリア，結核，ウイルス性肝炎，腸管寄生虫感染症，HIV感染症，住血吸虫症，フィラリア症，アメーバ肝膿瘍，リーシュマニア症，アメリカトリパノソーマ症

[Spira AM：Lancet **361**：1459-1469, 2003 を参考に著者作成]

> 速やかに隔離が必要な疾患か判断する(渡航歴・潜伏期間)
>   速やかに隔離が必要な疾患(ウイルス性出血熱,MERSなど)
>
> 緊急性の高い疾患を除外する(渡航歴・潜伏期間→検査結果)
>   ①速やかに隔離が必要な疾患(ウイルス性出血熱,MERSなど)
>   ②迅速な治療が必要な疾患
>   (敗血症,髄膜炎菌感染症,重症熱帯熱マラリアなど)
>   ③早期医療が望ましい疾患(熱帯熱マラリアなど)
>
> 詳細な病歴・身体所見から局在性の有無をみる(focusを探す)
>   ・focusがある場合:臓器別の鑑別を検討(皮膚,下痢,神経所見など)
>   ・focusがはっきりしない場合:リスク行為について詳細に聴取して,全身性疾患の鑑別を検討(デング熱,腸チフス・パラチフス,レプトスピラ症,リケッチア症など)

図1 海外渡航歴がある発熱患者の考え方

は,流行状況の把握が重要であり,最新の疫学情報を確認する必要がある.
- 感染症法に指定されている疾患については,どのような場合に検討すべきか症例定義が策定されることがある.管轄の保健所や専門医療機関に相談することも一つである.
- 流行状況によっては,鑑別にあがった段階で,検査を指定医療機関に転院し,検査を行う必要があることもある.

2) 速やかに適切な治療を行うことで予後が改善する疾患の鑑別
- 海外渡航歴がある際に,忘れてはならない疾患として熱帯熱マラリアがあげられる.熱帯熱マラリアは,いわゆるエンピリック治療による抗菌薬では治療できず,速やかに抗マラリア薬を使用しなければ急速に重症化するためである.
- 鑑別にあげた際には,積極的に血液塗抹標本のギムザ染色を行うことで診断ができる.したがって,鑑別からもらさないことが重要である.
- また,熱帯熱マラリアと診断した際(実際には,マラリアの種別まではギムザ染色標本だけでは,経験がないと容易ではないので,マラリアと診断した際も含む)には,重症熱帯熱マラリアの可能性を検討する(表2).
- 熱帯熱マラリア以外では,髄膜炎菌感染症などの菌血症,渡航歴がない場合でも起こりうる菌血症などは鑑別から忘れるべきではない.感染症診療の定石である血液培養は実施する.つつが虫病などのリケッチア症やレプトスピラ症も重症の場合は,診察や通

表2　重症熱帯熱マラリアの診断基準

・意識障害→低血糖の確認 ・痙攣（複数回） ・呼吸促迫 ・循環障害・ショック ・黄疸および臓器不全 ・肉眼的血尿 ・出血傾向 ・肺水腫	・低血糖（血糖＜40 mg/dL） ・代謝性アシドーシス（重炭酸＜15 mmol/L） ・貧血（ヘモグロビン＜8 g/dL） ・ヘモグロビン尿 ・高原虫血症（＞2％） ・高乳酸血症（乳酸＞45 mg/dL） ・腎障害（クレアチニン＞3 mg/dL）

［国立国際医療研究センター：マラリア診断・治療アルゴリズム 3.1 版（https://www.dcc-ncgm.info/resource/）（2018-2-8 参照）より引用］

常の血液検査では確定することは難しいが，鑑別に入れておく．

3）比較的時間をとって考えることができる場合

■ 前述の2つの視点から考えて，比較的時間をとって考えることができる場合は，詳細な問診と身体所見をとり，鑑別を考えていく．

■ 問診上，注意すべき内容は，渡航目的，居住環境，渡航時期，動物・昆虫との接触歴，食事内容，河川や森林などでの野外活動の有無，性行為の有無，病人との接触などを確認することは，鑑別に有用である（表3）．

■ 渡航目的では，仕事という回答だけでなく，取り扱う内容や活動内容まで聴取することが重要である．仕事での渡航でも，現地での会議から，現場での実務まで感染症リスクへの曝露内容や頻度が異なるため，丁寧な聴取が診断へのきっかけとなる．

■ 移民や日本で仕事をしている人が母国へ一時帰国する場合を，visiting friends and relatives（VFR）と分類するが，通常の旅行と比較するとリスクが高いとされる．

■ 居住環境も，ホテルの場合でも整備されている施設から，清掃なども含めて十分ではない施設もある．例えば，シラミが寝具にいた，ネズミが室内や天井にいたなどの情報が聞き出せたこともある．

■ 渡航時期で特に重要なのは，雨季と乾季の情報と，大規模な気象問題などになる．地域によっては，雨季になると冠水することが多い場所などもあるが，現地では頻回であるため，こちらから聞き出さないとわからないこともある．

■ 渡航者の予防対策の内容も確認する．事前のワクチン接種歴，マラリア予防内服に関する情報は，鑑別疾患の検査前確率に影響するので重要である．ワクチン接種歴については，ワクチンの名前，接種日，回数であり，可能であれば接種記録をみせてもらう（表4）．

■ マラリア予防内服については，薬剤名，投与方法に加えて，入手した場所も聴取する．抗マラリア薬は，国際的にもいわゆる偽物

表3 主な海外渡航と関連のある感染症と曝露

曝露別	疾患
咬傷	
蚊	マラリア，デング熱，黄熱，日本脳炎，ウエストナイル熱，フィラリア症，チクングニア熱
ダニ	ボレリア（ライム病，ダニ媒介脳炎，回帰熱），リケッチア症（発疹チフス，ロッキー山紅斑熱），クリミア・コンゴ出血熱，Q熱，野兎病，脳炎，エールリッヒ病
ハエ	アフリカトリパノソーマ症，糸状虫症，リューシュマニア症，バルトネラ症，サルモネラ感染症，蝿蛆症
蚤	ペスト，スナノミ症
サシガメ	シャーガス病
経口摂取	
水	A型肝炎，E型肝炎，コレラ，ノロウイルス感染症，サルモネラ感染症，赤痢，ジアルジア症，ポリオ，クリプトスポリジウム，サイクロスポーラ，メジナ虫症
乳製品	ブルセラ症，結核，サルモネラ感染症，赤痢，リステリア
非加熱食品	腸内細菌（サルモネラ，赤痢，大腸菌，カンピロバクターなど），蠕虫（回虫，旋毛虫，条虫），原虫（アメーバ，トキソプラズマ）
清流との皮膚接触	レプトスピラ症，住血吸虫症，アカントアメーバ感染症，ネグレリア感染症
土壌との皮膚接触	鉤虫症，皮膚幼虫移行症，内臓幼虫移行症，レプトスピラ症
性行為感染症	HIV感染症，B型肝炎，C型肝炎，梅毒，淋菌感染症，クラミジア感染症，ヘルペスウイルス感染症，パピローマウイルス感染症
病人との接触	肺炎，結核，EBウイルス感染症，髄膜炎，リウマチ熱，ラッサ熱

[Spira AM：Lancet **361**：1462, 2003 より引用]

が流通しているため，入手経路が信頼できる場所からでなければ，偽薬の可能性を考慮する．東南アジアの薬局で入手した抗マラリア薬の一つであるアーテスネートは53％が偽物であったという報告もある[3]．

b 検査・鑑別診断

■ 検査は鑑別によって異なる．マラリアが鑑別にあがる際には，血液塗抹標本のギムザ染色を行う．ただし，マラリア原虫の赤血球への感染寄生率が低い場合は診断が難しいため，診断が除外できない際には，検査を繰り返す必要がある．

■ デング熱は，検査時期によって陽性となる時期が異なる．保険診療で検査可能であるNS1抗原検査は発病から1～18日までが陽性

表4 主な海外渡航と関連のある感染症とワクチン

種　類	回　数	有効期間
A 型肝炎ワクチン	3 回	10〜20 年以上
B 型肝炎ワクチン	3 回	原則，3 回接種後抗体陽性を確認すれば追加は不要
破傷風トキソイド	3 回	10 年以上
狂犬病ワクチン	3 回	一般的には追加接種は不要．リスクの高い職業に限り 2〜5 年ごと
日本脳炎ワクチン	3 回	3〜4 年以上
黄熱ワクチン	1 回	生涯

［国立国際医療研究センター病院：(http://travelclinic.ncgm.go.jp/021/004.pdf) (2018-5-7 参照)より引用］

表5 主な海外渡航と関連のある感染症の検査

疾患名	保険適用の検査	代表的な保険適用外検査
マラリア	血液塗抹ギムザ染色標本	PCR
デング熱	血清 NS1 抗原	血清 IgG, IgM, PCR
チクングニア熱		血清 IgG, IgM, PCR
ジカ熱		血清 IgG, IgM, PCR
腸チフス・パラチフス	血液培養・尿培養	
レプトスピラ症	血液培養(コルトフ培地など)	血清，尿 IgG, IgM, PCR
リケッチア症	血清抗体(ツツガムシ)	血清，皮膚(痂皮)IgG, IgM, PCR

となる[4]．したがって，発熱当日の場合は注意が必要である．
- 国内で承認された検査でできるものは限られている．保険診療でできる場合でも感度・特異度がより高い方法がある場合もある．必要に応じて，保健所や専門医療機関，研究機関へ相談が必要となる．主な疾患と検査方法を表5で示す．
- 感染症法の届出疾患に含まれるものも多いため，届出が必要かを確認して管轄保健所に届出を行うことを忘れない．

C　治　療

- 診断が確定したら，特異的な治療と対症療法を行う．状態にあわせて，抗菌薬のエンピリック治療を行うこともある．ただし，マラリアについては検査で確定してから行う．重症の熱帯熱マラリアに対する点滴での治療薬は国内では現時点（2017 年 4 月）では承認されていないが，熱帯病治療薬研究班指定医療機関で管理を行っているので，診断した場合にはすぐに連絡することが望ましい．

〈マラリア〉

1) アルテメラル・ルメファントリン（リアメット®）：体重に応じて 1〜4 錠，20 mg/120 mg〜80 mg/480 mg を初回投与し，8 時間後に 2 回目投与．その後朝夕の 1 日 2 回（計 6 回），食直後，内服

2) アトバコン・プログアニル（マラロン®）：4 錠，1 日 1 回，3 日間，内服

3) メフロキン（メファキン®）：体重にあわせて初回 2〜3 錠，6〜8 時間後に 1〜2 錠追加，内服

4) キニーネ（塩酸キニーネ「ホエイ」末，500〜600 mg，1 日 3 回，7 日間，内服）＋ドキシサイクリン（ビブラマイシン®，100 mg，1 日 2 回，7 日間，内服），またはクリンダマイシン（ダラシン®，300 mg，1 日 3 回，7 日間，内服）

＊重症熱帯熱マラリアの際には，アーテスネートまたはキニーネ注射薬の使用が検討されるため，専門医療機関に相談する．

＊三日熱マラリア，卵形マラリアについてはプリマキンを後療法として使用する．

〈腸チフス・パラチフス〉

1) セフトリアキソン（ロセフィン®）：2 g，12〜24 時間ごと，10〜14 日間，点滴

2) アジスロマイシン（ジスロマック®）：初回 1 g，2 回目以降 500 mg，1 日 1 回，合計 5〜7 日，内服

3) 感受性がよい場合（レボフロキサシン MIC≦0.12）：レボフロキサシン（クラビット®）：500〜750 mg，1 日 1 回，内服へ変更可能

〈リケッチア症〉

ドキシサイクリン（ビブラマイシン®）：100mg，1 日 2 回，7〜14 日間，内服

d 感染対策

■代表的な疾患について感染対策を表 6 に記載する．ただし，診断の確定に時間を要するものばかりである．流行状況によっては，十分な感染対策を実施し，検査で否定したうえで，感染管理の段階を下げる必要があることもある．現場で混乱しないように，事前にそのような患者にどの感染対策を行うかを聞いておくとよい．そのためにも，感染症の疫学情報には気をつける．

■感染症法に基づく隔離の症例定義が行われる際には，厚生労働省や検疫所，自治体のホームページにも公表されるので，利用できる．ただし，赤痢やインフルエンザなど感染性の高いもので，常

表6　主な海外渡航と関連のある感染症の感染対策

疾患名	施　設	感染対策
エボラウイルス感染症，マールブルグ病，南米出血熱，クリミア・コンゴ出血熱，ラッサ熱，ペスト，天然痘	第1種感染症指定医療機関	空気感染対策，飛沫感染対策，接触感染対策
重症急性呼吸器症候群（SARS），中東呼吸器症候群（MERS），鳥インフルエンザ（H5N1）	第2種感染症指定医療機関	飛沫感染対策，接触感染対策（侵襲性の高い処置を行う場合や飛沫が多い処置を行う場合は空気感染対策も実施）
腸チフス・パラチフス	特に指定なし	接触感染対策（特にトイレの共有は望ましくない）
赤痢	特に指定なし	接触感染対策（特にトイレの共有は望ましくない）
コレラ	特に指定なし	接触感染対策（特にトイレの共有は望ましくない）
マラリア，デング熱，チクングニア熱，ジカ熱，レプトスピラ症，リケッチア症	特に指定なし	標準予防策

時みられる疾患に対しては，このような方法では十分とはいえない．一つの方法としては，下痢や呼吸器症状など症状別に感染対策を決める方法もある．熱帯地方ではインフルエンザは通年性で認められる．

■患者だけでなく検体を取り扱う際にも曝露のリスクが高いということを忘れない．情報共有は看護師だけでなく，特に検査室のスタッフや検体搬送に関わる人にも周知することが必要である．

■また，海外で入院して帰国した場合，耐性菌を保菌していることも多いとの報告もあり，医療機関ごとの感染対策の基準に従って対応することが望ましい．

● 文　献
1) Spira AM：Assessment of Travellers who return home ill. Lancet **361**：1459-1469, 2003
2) 国立国際医療研究センター：マラリア診断・治療アルゴリズム 3.1 版．[https://www.dcc-ncgm.info/resource/]（2018-2-8 参照）
3) Dondorp AM et al：Fake antimalarials in Southeast Asia are a major impediment to malaria control：multinational cross-sectional survey on the prevalence of fake antimalarials. Trop Med Int Health **9**：1241-1246, 2004
4) CDC：Dengue；Laboratory guidance and diagnostic testing［https://www.cdc.gov/dengue/clinicallab/laboratory.html]（2018-2-8 参照）
5) 国立国際医療研究センター病院：国際感染症センタートラベルクリニック［http://travelclinic.ncgm.go.jp/021/004.pdf]（2018-5-7 参照）

コラム5 蚊媒介性ウイルス感染症

　2014年東京新宿代々木公園で媒介蚊にさされて発症したと考えられるデング熱の集団発生が起き，国内感染例は最終的に全国162例となった．これは戦時中1942〜45年に九州，中国，関西にて約20万人の感染例が出て以来のこととなった[1]．

　まず第一に，現在ウイルスが日本国内に持ち込まれているかどうかであるが，これは確実に頻繁にヒトの移動によってもちこまれているといえる．デング熱の日本の輸入症例は2010年以降は毎年200例程度が報告されており，2000〜2009年と比較すると倍増している．日本で国内感染が報告された2014年には隣国の台湾では年間1万人以上，フィリピンでは9万人以上が発症報告され，それぞれ13人，342人死亡している．もちろん報告されない・発症しない感染例も含めればその数はさらに多いと推定される．さらに日本人の海外渡航によってもちこまれるだけでなく，注視しなければならないことは外国人旅行者の増大であろう．日本政府観光局の発表によれば，日本を訪れた外国人は2016年には2,400万人以上で，5年連続増大している．この中でもアジア各国からの観光客数はうなぎ上りであり，20％近い伸び率が報告されている．中国は6,373,000人，韓国5,090,300人，台湾4,167,400人，香港1,839,200人であり，これらに続いて，タイ，マレーシア，フィリピン，インドネシア，ベトナムといった東南アジア諸国が続いている．これらの各国は韓国を除いて，デング熱，ジカ熱，チクングニア熱といった蚊媒介性ウイルス疾患の蔓延地域である．

　次に考えなければいけないことは，ヒトの移動によってもちこまれたウイルスが媒介蚊に感染するかであるが，これについてもその感染は常に起こっているリスクは高いといえる．デング熱，ジカ熱，チクングニア熱の媒介蚊は，ネッタイシマカ（*Aedes aegypti*）とヒトスジシマカ（*Aedes albopictus*）であるが，ヒトスジシマカは実は現在日本に広く生息している．さらにその分布域は広がりをみせており，2010年には東北地域の北上山脈が北限とされている．年平均気温が11℃以上であれば定着するといわれており，今後も地球温暖化が続けば2100年には東北全域，北海道の一部にも生息域を広げると報告されている[2]．このヒトスジシマカはもともと雑木林などの水たまりに生息し，都市部よりも農村部での媒介蚊として考えられていた．しかしながら，現在では人が多く住む場所の周辺にある水たまりに生息が確認されており都市部でも媒介蚊としての役割をもっている．ヒト嗜好性が高く，夕方から早朝まで時間を問わず吸血し多数でヒトをお

そってくるといわれている．さらに日中であっても直射日光があたらない藪においては吸血される．

もう一つの媒介蚊であるネッタイシマカは現在日本には生息が確認されていないが，過去には沖縄・九州地方において存在していた．この媒介蚊の日本への再侵入も実は起こっているといっていいだろう．日本各地にネッタイシマカの生息地域である東南アジア地域からの直行便が就航しており，各空港でも検疫所の努力によってモニターされている．現在まで成田国際空港と中部国際空港において定期的に観測しているトラップに産卵されていたことが報告されている．この媒介蚊の幼虫の発育に必要な最低温度は 10℃程度といわれており，日本本土では冬季には繁殖できない．さらには卵のまま越冬できる可能性も低いと考えられており，本土に定着する可能性は低い．しかしながら沖縄地方は冬季にも 10℃を下回ることはほぼないために，冬季に十分に繁殖が可能で再定着する可能性は無視できない．ネッタイシマカは屋内に生息し動作が素早く，捕獲が難しいといわれている．ヒトスジシマカと比較すると多数で吸血にくることはないが，知らない間に吸血されているという[3]．

東京都でのヒトスジシマカによるデング熱の国内発生例と台湾南部のアウトブレイク[4]を教訓に，デング熱の国内感染の再発生，さらには大規模なアウトブレイクのリスクはすでに十分高いと考え対策をとっていくことが必要であろう．さらにいうまでもないが，チクングニア熱，ジカ熱は同じ媒介蚊で感染し，症状は類似している．ジカ熱はブラジルをはじめとした中南米での感染，アメリカフロリダ州でのアウトブレイクが報告されたのは記憶に新しいだろう．本疾患は蚊媒介性疾患としての対策だけでなく，性感染症としての対応も必要であることが臨床の場では特に重要といえよう．

●文　献

1) Ishikawa H et al：How Did the Dengue Fever Outbreak Progress in Yoyogi Park, Tokyo, in 2014?-Evaluation Based on a Mathematical Model. Nihon Eiseigaku Zasshi **72**：55-65, 2017

2) Nehei N et al：Geospatial analysis of invasion of the Asian tiger mosquito Aedes albopictus：competition with Aedes japonicus japonicus in its northern limit area in Japan. Geospat Health **8**：417-427, 2014

3) Tsuda Y：IASR **25**：34-35
　　〔http://idsc.nih.go.jp/iasr/25/288/dj2887.html〕（2018-2-5 参照）

4) Yang CF et al：Discriminable roles of Aedes aegypti and Aedes albopictus in establishment of dengue outbreaks in Taiwan. Acta Trop **130**：17-23, 2014

Ⅲ 地域における感染症診療

1 診療所における感染症診療

a 感染症の種類

■ 診療所でみる感染症のほとんどは市中発症のものであり，その多くはウイルスが原因となる感染症である（表1）．細菌性であっても多剤耐性菌が原因となることはかなり少ない．また，軽症から中等症の患者が対象となるため，病院における感染症診療とは若干異なってくる．

■ 介護福祉・老健施設入所中の患者が診療所を受診したり，診療所の医師が施設へ往診に行ったりすることもあるが，その場合の対応については次項「Ⅲ-2. 介護福祉施設における感染症診療」（p265）を参照のこと．

b 感染症の診断

1) バイタルサインと重症度評価

■ 受診した患者状態の把握が重要．概観（general appearance）とバイタルサイン（血圧，脈拍，体温，呼吸数）をしっかりとみきわめる．バイタルサインの変動の有無が重症度評価に大きく関わっている．

■ 例えば，市中肺炎の重症度評価として簡便に行える CURB-65 スコアや A-DROP スコアがある〔「Ⅱ-A-7. 市中肺炎」図1（p75）参照〕．これらのスコアはトリアージの方法として有用性が高い．

■ 悪寒戦慄は，菌血症の存在を示唆する徴候である（ウイルス血症でも起こりうる）．

■ 概観の観察を怠ってはならない．診察室への入室時から観察が始まる．表情，姿勢・動作・歩行の状態，身だしなみ・衣服・衛生状態，肥満やるいそうの有無は，状態を判断するうえで貴重な情報となる．

2) 病歴の重要性

■ 多数の患者診療に追われる診療所において，詳細な病歴を聴取していくのは難しいこともある．

〈病歴聴取のポイント〉

①患者の主訴を無視しない（検査結果だけで診断を決めつけない）
②ほかの関連症状の有無や患者周囲の発症者の有無を確認
③薬剤使用歴・旅行歴・動物との接触歴・環境因子への曝露歴などを確認

■ 皮疹や紅斑の患者では，ワクチン接種歴やアレルギー歴（薬剤や

表1　診療所でよくみる感染症と原因微生物

急性中耳炎	多くはウイルス，肺炎球菌やインフルエンザ菌など（症状持続時）
急性副鼻腔炎	ほとんどがウイルス，肺炎球菌やインフルエンザ菌など（症状が7日以上）
急性咽頭炎・扁桃炎	ほとんどがウイルス，A群溶連菌
急性気管支炎	多くはウイルス，ときにマイコプラズマ，クラミドフィラ，百日咳
市中肺炎	肺炎球菌，インフルエンザ菌，モラクセラ，マイコプラズマ（小児～若年成人）
急性膀胱炎，急性腎盂腎炎	多くは大腸菌，*Staphylococcus saprophyticus*（性活動期女性）
感染性腸炎	多くはウイルス，ときにカンピロバクター，サルモネラ，病原性大腸菌
丹毒・蜂窩織炎	A群溶連菌，黄色ブドウ球菌
動物・ヒト咬傷	口腔内連鎖球菌・嫌気性菌，パスツレラ・*Capnocytophaga canimorsus*（イヌ・ネコ）
頸部リンパ節炎	ほとんどがウイルス（両側性），ときに細菌・結核（片側性が多い）

食物など，家族歴の有無）が鑑別診断を考えるうえで参考になる.

3) 身体所見のみきわめ

■主訴およびその関連臓器を中心に診察を行う．時間が許す限り，全身を診察したい.

①意識レベル，概観.

②バイタルサイン：血圧，脈拍，体温，そして，呼吸数を忘れない．頻呼吸は敗血症のサインの可能性がある．発熱のない感染症もある（重症であることも多い）.

③頭頸部：眼瞼結膜（白斑・塞栓など）・眼球結膜（充血・黄疸など），う歯や歯肉の状態，硬口蓋や舌の所見，前額部・上顎洞近傍の叩打痛，耳漏，鼓膜の発赤，項部硬直，Jolt accentuation.

④上気道：modified Centor criteria〔「Ⅱ-A-2．急性咽頭炎・扁桃炎」(p56) 参照〕.

⑤胸部：心雑音，肺雑音（crackle など），呼吸音の左右差，吸気時胸痛，friction rub.

⑥腹部：視診，聴診（腸蠕動音，血管雑音），打診，触診，直腸診（前立腺炎などが疑われる場合に有用，菌血症を誘発する可能性があるため慎重に）.

⑦四肢・皮膚：表在リンパ節（部位，大きさ・個数，硬さ，可動性や圧痛の有無），皮疹（部位，大きさ・性状，融合や痂皮形成の

有無，紅斑か紫斑か），関節（大関節・小関節，熱感・圧痛または可動痛・発赤・腫脹の有無）．

4）検　査

- 診療所で行える感染症関連の検査には限界がある．有用性の高いものは胸部X線と抗原検査（インフルエンザ，A群溶連菌）くらいであろう．病歴や身体所見により，ある程度の鑑別は可能である．
- 血液検査：WBCやCRPが高値でも感染症に罹患しているとはいえない．これらの数値で重症度を判断してはいけない．
- 尿検査：細菌の有無だけでは尿路感染症かどうか判断できない．高齢女性では無症候性細菌尿・膿尿も多い．
- 腹部エコー：胆石・胆嚢壁肥厚や水腎の有無は比較的確認が容易．発症直後の深部膿瘍（肝膿瘍や腎膿瘍など）の診断は困難．
- 便培養：感染性腸炎や旅行者下痢症が疑われる場合には便培養検査を提出する．結果判明まで数日を要することもあるが，陽性の場合にはその後の対応（病院紹介時や保健所への届出など）に役立つ．
- グラム染色塗抹鏡検の有用性は高い［「I-3．感染症の検査法」（p26）参照］．可能な限り施行したい．
- 菌血症や敗血症が疑われる場合には，抗菌薬投与の前に血液培養（2セット）を実施する．2セットまでの血液培養検査は保険適用となっている．

C　各感染症への対応と治療（各感染症の項目を参照）

1）対症療法で十分な疾患

- 診療所を受診する発熱患者の多くがウイルスによる感染症であることから（表1），対症療法で十分であり，抗菌薬を使用する場面は限られている．
- 急性咽頭炎：対症療法．modified Centor criteria 4点，あるいは2〜3点で迅速A群溶連菌迅速抗原検査陽性の場合に，アモキシシリンを投与する．

> アモキシシリン（サワシリン®）：250〜500 mg，1日3回，内服

- 急性副鼻腔炎：原則として対症療法．7日を超える場合に抗菌薬処方を検討する．

> アモキシシリン（サワシリン®）：500 mg，1日3回，内服

- 急性気管支炎：対症療法で十分である．7日を超える場合に抗菌薬処方を検討する（後述）．
- 急性下痢症：対症療法で十分である．カンピロバクター，サルモネラ，および病原性大腸菌による下痢症であっても，軽症から中

等症であれば，原則として抗菌薬は使用しない．

■ 頸部リンパ節炎：両側に粟粒大のリンパ節が複数個触知できる場合には対症療法で十分である．大きめ（1 cm 以上）のリンパ節が片側のみに触れる場合には，細菌や結核によるリンパ節炎，悪性リンパ腫や癌，壊死性リンパ節炎などの鑑別を要し，診断のため生検が必要になることも多い．抗菌薬を投与せず，二次医療機関への受診を勧める．

2) 経口抗菌薬を必要とする疾患

■ 検体を採取しグラム染色所見から菌を推定し，その結果に基づいて処方することが望ましい．それが難しい場合には，下記を参考に抗菌薬処方を行う．

①急性中耳炎

> ・アモキシシリン（サワシリン®）：500 mg，1 日 3 回，5 日間，内服
> または
> ・アモキシシリン（サワシリン®，250 mg）＋アモキシシリン・クラブラン酸（オーグメンチン®，375 mg），1 日 3 回，5 日間，内服

＊数日しても改善がなければ，耳鼻咽喉科へ紹介する．

＊小児では小児用アモキシシリン・クラブラン酸（48.2 mg/kg，1 日 2 回）が使用できる．

②急性気管支炎（症状が 7 日を超えるもの）：感染後咳嗽のことも多いので，感染症とのみきわめが重要．

〈乾性咳嗽の症状が主で非定型病原体の関与が疑われる場合〉

> ・アジスロマイシン（ジスロマック®）：500 mg，1 日 1 回，3 日間
> または
> ・ドキシサイクリン（ビブラマイシン®）：100 mg，1 日 2 回，5〜7 日間，内服

〈明らかに膿性痰を伴う場合〉

> ・アモキシシリン（サワシリン®）：500 mg，1 日 3 回，5〜7 日間，内服（特に never-smoker）
> または
> ・アモキシシリン（サワシリン®，250 mg）＋アモキシシリン・クラブラン酸（オーグメンチン®，375 mg），1 日 3 回，5〜7 日間，内服（喫煙歴・呼吸器疾患のある人）

＊本当に膿性痰かどうか，医師が直接喀痰性状を確認すべきである．

- 市中肺炎：急性気管支炎における抗菌薬処方に準じる．3〜4日投与後に全身状態や呼吸器症状の改善の有無，および胸部X線陰影の改善の有無を確認する．改善があれば投与を継続する（計7〜10日間）．

- 急性膀胱炎：多くの場合大腸菌が起炎菌である．性活動期にある若年女性では *Staphylococcus saprophyticus* も起炎菌となることがある．

  > - セファレキシン（ケフレックス®）：500 mg，1日3回，3日間，内服
  > または
  > - ST合剤（バクタ®）：2錠，1日2回，3日間，内服

- 急性腎盂腎炎：多くの場合大腸菌が起炎菌である．

  > - セファレキシン（ケフレックス®）：500 mg，1日3回，内服
  > または
  > - ST合剤（バクタ®）：2錠，1日2回，内服
  > ※ 3〜4日投与後に全身状態や症状の改善具合を確認する．改善すれば投与を継続する（計7日間）．

- 皮膚・軟部組織感染症（丹毒・蜂窩織炎，乳腺炎など）：丹毒ではA群溶連菌が，蜂窩織炎では連鎖球菌（A群またはG群が多い）あるいは黄色ブドウ球菌が起炎菌である．

- 糖尿病患者の皮膚・軟部組織感染症は重症化しやすいので，注意して経過観察する．

  〈丹毒の場合〉

  > アモキシシリン（サワシリン®）：500 mg，1日3回，内服

  〈蜂窩織炎の場合〉

  > セファレキシン（ケフレックス®）：500 mg，1日3回，内服
  > ※ 3〜4日投与後に全身状態や皮膚所見の改善具合を確認する．改善があれば投与を継続する（計7〜14日間）．

- 動物咬傷・ヒト咬傷：イヌやネコによる咬傷の場合には嫌気性菌，*Pasteurella* 属菌，*Capnocytophaga canimorsus* が，ヒト咬傷の場合には口腔内連鎖球菌や嫌気性菌が起炎菌となる．

- 咬傷が関節や骨に及んでいると疑われる場合には，早急に整形外科のある病院へ紹介する．

アモキシシリン（サワシリン®，250 mg）＋アモキシシリン・クラブラン酸（オーグメンチン®，375 mg）：1 日 3 回，内服
※ 3～4 日投与後に皮膚所見の改善具合を確認する．改善があれば投与を継続する（計 7～10 日間）．

■ 静注用抗菌薬投与を外来で行う場合には，血液培養検査後に投与する．半減期の長いセフトリアキソン（1～2 g，24 時間ごと，点滴）が望ましい．

3) 二次医療機関（病院）への紹介や搬送
■ 上記の対応や治療で改善が得られない場合には，二次医療機関へ紹介する．

■ 緊急を要する場合には速やかに二次医療機関へ搬送する．緊急を要するかどうかの判断は，全身の概観（general appearance），意識レベルやバイタルサインの変動，悪寒戦慄の有無がポイントとなる．意識障害やバイタルサイン変動がみられる場合には，救急車で搬送すべきである．敗血症の判断は qSOFA スコア（呼吸数 22/分以上，意識状態の変化，収縮期血圧 100 mmHg 以下）で行う［「II-J. 敗血症」（p224）参照］．敗血症が疑われる場合には速やかに輸液を開始する．紹介や搬送に際し，血液検査は必要としない．

4) 診療所で必要な抗菌薬とその留意点
■ 診療所でみる感染症は，上記のもので 9 割以上を占めている．多くは対症療法で，抗菌薬が必要な場合には，上記の β-ラクタム系薬（アモキシシリン，アモキシシリン・クラブラン酸，セファレキシン）で治療可能である．非定型微生物による感染症の患者や β-ラクタム系薬にアレルギーのある患者に対しては，アジスロマイシンやドキシサイクリンを使用する．診療所における感染症診療は，これらの 5 薬剤で十分に対応可能である．

■ 比較的安全性が高いのは β-ラクタム系薬である．これらの薬剤の有用性と安全性は，多くの臨床研究や長年にわたる使用経験で証明されている．

■ アジスロマイシンは使い勝手はよいが，種々の微生物におけるマクロライド耐性化の問題，高齢者や循環器疾患を有する患者でのQTc 延長や心血管イベントの発症，他薬剤との相互作用などがあり，安易な使用は避ける．クラリスロマイシンも同様だが，日本では 1 回投与量が少ないことが難点である．

■ ドキシサイクリンは，ときに悪心・嘔吐や食道粘膜障害を起こすことがあり，服用時の水分摂取を多めにする．8 歳以下の小児や妊婦には禁忌．カチオン（マグネシウム・鉄・アルミニウム・亜鉛などの陽イオン）とキレート結合を起こすため，含有薬剤との

併用に注意．ワルファリンの作用を増強する．ミノサイクリンが代用可能だが，回転性眩暈の出現率が比較的高い．

■ ST合剤やクリンダマイシンも有用性が高い．ST合剤は尿路感染症，皮膚・軟部組織感染症，ときに呼吸器感染症に用いられる．クリンダマイシンはグラム陽性菌と嫌気性菌のみに抗菌活性を有するため，β-ラクタム系薬やST合剤にアレルギーのある患者の咽頭炎や皮膚軟部組織感染症に用いられる．

■ 微生物検査に限界のある診療所において，結核菌に抗菌活性を有するキノロン系薬の使用は勧められない．日本では，潜在性感染を含めた結核症の可能性を常に考慮する必要があるためである（肺結核に限らず，咽喉頭・尿路・腸管・副腎結核などもある）．

■ 耐性菌や重症患者への対応を考慮し，外来でのキノロン系薬使用は回避すべきである．大腸菌に対するキノロン系薬の感受性は7割程度に低下し，耐性化の進行が懸念されている．

■ キノロン系薬には副作用（不眠や興奮などの中枢神経刺激症状，光線過敏症，血糖異常，QTc延長など）と他薬剤との相互作用（カチオンとのキレート結合，テオフィリンやワルファリンの作用増強など）がある．

■ 第三世代経口セファロスポリンの使用は勧めない．抗菌スペクトラムが広域で，生物学的利用能（バイオアベイラビリティ）が低く，1回投与量が少ないため，耐性菌の選択を助長する可能性が高い．

5）予　防

■ 主要臓器に基礎疾患を有する患者や高齢者には，インフルエンザや肺炎球菌のワクチン接種を積極的に推奨する．

●文　献

1）宮城征四郎ほか（編）：身体所見からの臨床診断，羊土社，東京，2010
2）本郷偉元（編）：Step Up式感染症診療のコツ，文光堂，東京，2013
3）相野田祐介：特集 外来診療における正しい抗菌薬の使用．日医師会誌 **141**：991-996，2012
4）Holten KB et al：Appropriate prescribing of oral beta-lactam antibiotics. Am Fam Physician **62**：611-620, 2000

2 介護福祉施設における感染症診療

a 介護福祉施設の特性

■ 介護施設や高齢者住宅は種類が多く，サービス内容や目的，費用や入居条件なども施設によって様々である（表1）．また，看護師配置の有無や訪問診療の可否についても施設ごとに異なっており，それにより実施できる感染症診療の内容も変わってくる．

■ ほとんどの介護福祉施設では，特段の方針をとっていない限り，訪問診療や訪問看護を導入することが可能である．ただし，特別養護老人ホームと介護老人保健施設については，原則として訪問診療が入ることは認められておらず（緊急往診は可），訪問看護が入ることもできない．

■ 都道府県から指定を受けた特定施設，特別養護老人ホーム，介護老人保健施設には，常勤看護師がいるため1日複数回の静注抗菌薬投与が可能である．ここは，1日1回とせざるを得ないことが多い自宅での医療との違いといえる．

b 介護福祉施設における感染症診療

■ 抗菌薬の投与を考慮するときは，できるだけ検体を採取してグラム染色による起炎菌の推定を行うことを推奨する．また，悪寒戦慄や血圧の変動など菌血症が疑われるときは，血液培養を依頼しておきたい[1]．

■ ただし，施設医療のセッティングにおいては，感染症を疑うたびにグラム染色などの検体検査を実施することが困難な状況もある．表2，3はグラム染色などの検体検査を実施しない状況における初期治療を想定している．これで状態が改善しないのであれば，急性期病院への紹介を考える[2]．

■ 施設ごとに入所者の培養情報を集積し，主要菌の薬剤感受性結果をモニターした「ローカルファクター」を作成する．この感受性パターンに基づいて，当該施設で診療する医師が活用できるよう，抗菌薬の適正利用に向けたガイドラインを作成する．

■ 施設の力量は，看取り経験の有無で推察できる．看取り経験のない施設では，状態の変化に対して踏ん張れない（すぐに救急搬送してしまう）ことが多い．また，電話での報告内容でも察することができる．バイタルサインがいえない施設は，そもそも急変に気づけない可能性がある．

■ 施設職員の観察力によって，感染症診療の方針は変わってくる．バイタルサインや呼吸状態などを介護職員が適切に把握し，その

表1 介護福祉施設の類型と医療提供

類 型	基本的性格	医療依存	医療体制	訪問診療	訪問看護
ケアハウス	自治体から助成のある低所得者向け住宅	低	訪問看護と連携	可能	可能
グループホーム	認知症高齢者の共同生活の場				
有料老人ホーム	入浴, 排泄, 食事などの介護サービス提供を目的とした施設	中			
サービス付き高齢者向け住宅	安否確認や生活相談サービスが付いた住宅				
特定施設*	24時間切れ目のない介護サービスを提供		配置看護師		
特別養護老人ホーム	要介護高齢者のための生活施設		非常勤嘱託医, 配置医師	往診のみ	不可
介護老人保健施設(老健)	要介護高齢者にリハビリを提供し, 在宅復帰を目指す施設	高	常勤医師1人以上(100:1)		
介護療養型医療施設	医療の必要な要介護高齢者の長期療養施設		常勤医師3人以上(48:1)	不可	

*定員が30人以上の施設で, 都道府県から事業者指定を受けたもの. 有料老人ホーム, サービス付き高齢者向け住宅, ケアハウスなどが取得可能.

表2 介護福祉施設による感染症の内服治療(軽症)

診 断	初期治療	標準用量	投与期間
急性上気道炎	通常は抗菌薬不要		
細菌性肺炎	アモキシシリン・クラブラン酸(オーグメンチン®)とアモキシシリン(サワシリン®)を併用	250 mg/125 mg, 1日3回 250 mg, 1日3回	5～10日間
急性膀胱炎	セファレキシン(L-ケフレックス®)	1 g, 1日2回	3～5日間
急性腎盂腎炎	セファレキシン	1 g, 1日2回	10～14日間
急性胃腸炎	通常は抗菌薬不要*		
蜂窩織炎	セファレキシン	1 g, 1日2回	局所の発赤が消退してから3日間

*最近の抗菌薬投与歴があるときは, *Clostridioides difficile*(CD)腸炎を除外する.

変化を医師に報告できるとは限らない. これを確実に求めるのなら, 病院に搬送してから治療すべきである.

表3　介護福祉施設による感染症の静注治療（中等症以上）

診　断	初期治療	標準用量	投与期間
細菌性肺炎	セフトリアキソン（ロセフィン®）	1 g, 24 時間ごと	5〜10 日間
急性腎盂腎炎	セファゾリン（セファメジン®α）	2 g, 8 時間ごと*	10〜14 日間
急性胃腸炎	通常は抗菌薬不要（全身状態が不良な場合は病院へ紹介）		
蜂窩織炎	セファゾリン	2 g, 8 時間ごと*	局所の発赤が消退してから 3 日間

*セファゾリンの用量は 1 g, 6 時間ごととしてもよいが，看護師配置の関係で 1 日 4 回の施行が困難な施設も少なくないため，ここでは 2 g, 8 時間ごとを推奨している.

C　介護福祉施設における感染対策

1) 標準予防策

■ 介護福祉施設においても，標準予防策は遵守される必要がある. すなわち，血液，体液，汗以外の分泌物，排泄物，損傷のある皮膚・粘膜に触れるときに，感染性の病原体の可能性を考慮し，手洗いなどの手指衛生を行うとともに，適切な個人用防護具を着用して，確実な感染対策を行うことが求められる[3].

■ 身体ケアに関わる病原体の伝播は，手指を介する経路が最も重要である. アルコール擦式消毒薬による手指衛生を基本とし，血液や体液など目にみえる汚れがみられるときには，流水と液体石鹸による手指衛生を行う[4].

■ 血液や体液に触れるとき，触れる可能性があるケアのときには，手袋を着用する. 手袋を外すときに病原体に手指が汚染される可能性があるため，適切に着脱するとともに，直後の手指衛生が必要である.

■ 口腔内の吸引，オムツや尿の処置など，介護者の衣類や露出部位が汚染される危険性があるときには，使い捨てのエプロンを着用する. エプロンを脱ぐには，露出している上腕の汚染も考慮した，適切な手指衛生が必要である.

■ 利用者に咳やくしゃみなどの呼吸器感染症状を認めるときには，サージカルマスクを着用してからケアを実施する.

2) 接触感染予防策

■ 標準予防策は，すべての利用者のケアにあたって心がけるべき感染対策だが，接触感染する病原体や感染症を利用者が有するときには，これに加えて接触感染予防策を行う.

■ 接触感染する病原体や感染症として，ノロウイルスやロタウイルスによる感染性胃腸炎，*Clostridioides difficile*，疥癬，流行性角結膜炎があげられる. 多剤耐性菌に求められる接触感染予防策につ

いては，後述「3) 多剤耐性菌への対策」で述べる．

■ 接触感染予防策では，あらかじめ使い捨ての手袋とエプロンを着用してからケアを実施する．前腕まで汚染されるリスクがあるときには，袖のある使い捨てのガウンの着用が必要となる．利用者との接触による感染だけでなく，利用者周囲の環境表面にも微生物が付着している可能性を考慮する．

■ ケアに用いる器材（体温計，自動血圧計，食器，タオルなど）は利用者専用とすることが望ましく，やむを得ず複数の利用者に使用するときには，利用者ごとに必ず洗浄または消毒する．

3) 多剤耐性菌への対策

■ 多剤耐性菌を保菌した状態で自宅や施設で暮らしている高齢者は少なくない．病院向けに設計されているガイドラインでは，多剤耐性菌について徹底した接触感染予防策をとるよう求めているが，これを介護福祉施設におけるケアに適応させることは困難なことが多い．

■ 利用者に感染徴候を認めておらず，多剤耐性菌を保菌しているだけと考えられる状態では，一般的な標準予防策を実施することで十分であり，隔離や利用制限などを実施する必要はない．また，症状のない入所者について，多剤耐性菌の保菌の有無を調べる必要はない．保菌者に対して除菌目的で抗菌薬を投与することは，一般的には不要とされているが，事例ごとに判断することが望ましい．

■ 多剤耐性菌による感染徴候を認めており，喀痰，下痢，膿尿，褥瘡からの排膿など周囲への伝播のリスクが高いと考えられる場合には，当該利用者に対する接触感染予防策を施設職員は実施する．

■ 個室での療養，専用トイレの設置，入浴順序を最後とするなどについて，可能な範囲での実施を検討する．

■ 当該利用者の家族などの面会者に接触感染予防策の実施を求める必要はないが，手洗いの励行などを呼びかけることが望ましい．感染症の治療を早期に開始することも必要である．

■ 感染症の徴候が消失したことをもって接触感染予防策を終了する．培養検査によって菌の陰性化を確認する必要はない．

● 文 献

1) 喜舎場朝和：発熱患者の取り扱い方―塗沫検査の効用．Medicina **15**：574-577，1978

2) American Medical Directors Association（AMDA）：Clinical Practice Guideline：acute change of condition in the long-term care setting. AMDA, Columbia, MD, 2003

3) CDC：Guideline for Isolation Precautions：Preventing Transmission of Infectious Agents in Healthcare Settings, 2007

4) Boyce JM et al：Guideline for Hand Hygiene in Health-Care Settings. MMWR Recomm Rep **51**：1-45, 2002

3 在宅における感染症診療

a 在宅ケアの特性

■ 在宅医療における感染症診療では，常に総合的な視点が求められる．入院医療との最大の違いは，そこに「暮らし」があるということである．ときに，治癒よりも生活が優先されることもある．

■ 在宅医療では，限られたリソースの中で診断し，暮らしの中で可能な治療方針を家族や訪問看護師と模索することが求められる．その力量によって，呼吸や血圧など状態の変化への対応方針も変わってくる．チーム連携の中で仕事をする以上は，ほかの職域についての知識が不可欠である．

■ 在宅ケアを受けている高齢者では，自覚症状の乏しい発熱を訪問スタッフが拾って医師に連絡してくることも少なくない．すなわち，自覚症状により受診することの多い救急医療と比して，在宅ケアでは非感染性疾患（薬剤熱や腫瘍熱，静脈血栓塞栓症など）と遭遇する頻度が高い．

■ 在宅ケアで発熱の原因がわからないときは，フォーカスが明らかになるまで，抗菌薬の投与を控えて見守ることも大切な診療戦略である．ただし，全身状態が急速に悪化している場合や，家族との信頼関係のために必要としている場合などは，この限りではない．

■ 患者を医療側で観察できる入院医療との違いがあり，在宅ケアでは抗菌薬投与の閾値は低くならざるを得ない．ただし，漠然と発熱に抗菌薬を投与するのではなく，明確な仮説をもって感染症の治療を開始することが必要である．

■ 治療を最優先として考えるのであれば，静注を要するような中等症以上の感染症治療は入院させて行うことが原則である．特に全身状態が不安定であったり，診断が明らかでなかったりするときには，入院医療とするのが原則である．

■ 特別な事情がない限り，感染症の治療を在宅で行い続けることにこだわるべきではない．在宅医療では，病院医療と比して感染症の治療に失敗するリスクが高く，失敗に気づくのも遅れがちとなることを理解しておく．よって，在宅から入院への切り替えについて，あらかじめ関係者でコンセンサスを形成しておくことが重要である．

b 在宅における抗菌薬使用

■ 在宅で静注抗菌薬を使用するには，通常，訪問看護に点滴の実施を依頼する．そのためには，訪問看護指示書，点滴指示書のほか

に特別訪問看護指示書を発行する.

■ 特別訪問看護指示書とは，急性増悪・終末期・退院直後などにおいて，主治医が週4回以上の頻回な訪問看護を一時的に行う必要があると認めた場合に，患者の同意を得て発行するものである．これにより，連日，場合によっては1日複数回の訪問による抗菌薬静注が可能となる．

■ 特別訪問看護指示書を発行して1日複数回の静注を実施する場合には，難病等複数回訪問看護加算の算定が必要となり，1割負担であっても1日2回で1日あたり450円，3回なら1日あたり800円の自己負担を追加で求めることになる（2017年現在）．また，訪問看護ステーションのスケジュール管理も大変である．そこで，在宅で静注抗菌薬を使用する場合には，できるだけ1日1回となるよう選択することが望ましい．

〈特別訪問看護指示書のポイント〉

- 医療保険による訪問となる（訪問看護は介護保険優先）
- 連日かつ1日複数回の訪問看護も可能となる
- 2ヵ所の訪問看護ステーションから入ることも可能になる
- 指示書は月1回まで，最長14日間にわたり有効である

■ 訪問看護を依頼するからといって，医師も訪問診療を行わなければならないわけではない．外来への通院が可能であれば，医師の診察や検査などのためには外来受診させるほうがよい．医師の主な役割とは，訪問看護師からの報告を受けながら指示を更新することと，緊急時の連絡先となることである．

■ 抗菌薬の選択にあたっては，まず，患者の過去の培養履歴を参照する．過去の入院歴から培養検査を実施していることが推察されるときには，当該医療機関に情報提供を依頼するのがよい．

■ 過去の培養情報がないときには，地域における主要菌の薬剤感受性結果をモニターした「ローカルファクター」を参照する．細菌検査室を有する規模の医療機関であれば作成しているはずなので，近隣の医療機関に依頼して取り寄せるのがよい．

■ 表1に在宅医療において使用頻度の高い抗菌薬と標準用量を示す．また，表2には，それぞれの抗菌薬についての考え方を示す．静注抗菌薬については，1日1回投与の薬剤に絞っているが，家族の協力などで1日複数回の投与が可能な場合には，この限りではない．

C 終末期における抗菌薬投与の差し控え

■ 在宅ケアでは，抗菌薬をどこまで投与すべきか，あるいはどの時点で差し控えるか悩むことは少なくない．ただ，それは個々の判

表1 在宅医療において使用頻度の高い抗菌薬と標準用量

経路	記号	一般名	代表的商品名	標準用量
内服	AMPC	アモキシシリン	サワシリン®	500 mg, 1日3回
	CVA/AMPC	アモキシシリン・クラブラン酸	オーグメンチン®	250 mg/125 mg, 1日3回
	CEX	セファレキシン	L-ケフレックス®	1 g, 1日2回
	LVFX	レボフロキサシン	クラビット®	500 mg, 1日1回
	AZM	アジスロマイシン	ジスロマック®	1日目 500 mg, 1日1回 2日目以降 250 mg, 1日1回
	DOXY	ドキシサイクリン	ビブラマイシン®	100 mg, 1日2回
	CLDM	クリンダマイシン	ダラシン®	300 mg, 1日4回
	ST	ST合剤	バクタ®	2錠, 1日2回
静注	CTRX	セフトリアキソン	ロセフィン®	1〜2 g, 24時間ごと
	TOB	トブラマイシン	トブラシン®	5 mg/kg, 24時間ごと

表2 在宅医療において使用頻度の高い抗菌薬と考え方

経路	記号	考え方
内服	AMPC	・ペニシリン耐性化が進んでいるため，本剤をエンピリックに使用する状況は限られている．グラム染色や培養結果を確認したのちに選択する
	CVA/AMPC	・本剤を使用するときは，アモキシシリン 250 mg，1日3回を併用する専門家が多い ・ESBLへの抗菌活性が期待できるため，耐性菌を在宅で治療するうえでの数少ない選択肢の一つである
	CEX	・MRSAを除く黄色ブドウ球菌や連鎖球菌に有効であり，軽症の蜂窩織炎に対して選択できる．また，耐性菌でなければ大腸菌やクレブシエラへの活性も期待できるため，軽症の尿路感染症に選択できる
	LVFX	・グラム陰性桿菌を幅広くカバーしており，肺炎球菌，連鎖球菌，ブドウ球菌への感受性も期待できる．ただし，MRSAに感受性があると報告されても信じてはいけない ・クラミドフィラ，マイコプラズマ，レジオネラなど異型肺炎の起炎菌もカバーしており，市中肺炎のエンピリック治療の選択肢である．ただし，本剤を使用するにあたっては，常に結核の可能性を検討する ・薬剤相互作用のリスクが高いので，定期薬の多い高齢者では注意を要する．また，頭痛，めまいなどの中枢神経症状を呈することがあり，高齢者の転倒リスクを高める可能性があるので注意する

次頁につづく

経路	記号	考え方
内服 (つづき)	AZM	・マイコプラズマやクラミドフィラによる異型肺炎に使用できる．家族内発生を認めるならば，インフルエンザを除外したうえでエンピリックに選択してもよい ・モラクセラやヘモフィルスによる肺炎で他剤が使用できない状況，連鎖球菌やブドウ球菌（MRSA を除く）による蜂窩織炎で他剤が使えない状況，カンピロバクターによる腸炎で糖尿病など免疫不全の背景があり抗菌薬を投与したい状況で選択することがある ・食事は吸収を低下させるため，空腹時に服薬させるのがよい
	DOXY	・クラミドフィラ，マイコプラズマ，レジオネラなど異型肺炎のほか，肺炎球菌にも有効．すなわち，市中肺炎を比較的カバーしている ・蜂窩織炎（MRSA によるものを含む）について，β-ラクタム系薬以外で内服治療したい状況で選択することがある． ・肝代謝型であり，腎機能障害においても用量調整は不要
	CLDM	・蜂窩織炎（MRSA によるものを含む）について，β-ラクタム系薬以外で内服治療したい状況で選択する ・腎機能障害時でも投与量を変更する必要はない．ただし，肝機能が極度に低下している場合には投与量を半分に減らしたほうがよい
	ST	・腸内細菌を広くカバーしており，在宅医療における急性腎盂腎炎，急性前立腺炎の内服治療の第一選択となりうる ・高齢者の市中肺炎の起炎菌となる肺炎球菌，インフルエンザ菌，そしてモラクセラをカバーしており，本剤をエンピリックに選択できる ・黄色ブドウ球菌が起炎菌と判明している蜂窩織炎であれば，MRSA を含めて本剤で治療できる可能性がある
静注	CTRX	・半減期が長く 1 日 1 回の経静脈投与が可能．静脈カテーテルを固定しておきたくない認知症の人には，シリンジを用いて緩徐に静注することもできる．また，静脈ラインが確保できないときなどに，点滴注射する専門家もいる ・腎機能障害時に投与量を変える必要がない ・腸内細菌を広くカバーしており，中等症以上の急性腎盂腎炎，急性前立腺炎に選択できる．ただし，緑膿菌には無効である ・MRSA を除く黄色ブドウ球菌と連鎖球菌にも活性があるため，中等症以上の蜂窩織炎にも選択できる
	TOB	・濃度依存性の抗菌効果であり，1 日 1 回の経静脈投与が可能．ただし，トラフ値が 1 μg/mL 未満となるよう投与量を調節する必要があり，とくに腎機能が低下している高齢者では注意を要する ・緑膿菌を含む多くのグラム陰性桿菌に有効であり，ESBLや AmpC を産生している耐性菌への活性も期待できる．よって，セフトリアキソンで太刀打ちできなくなったような尿路感染症への在宅治療における貴重な選択肢．ただし，前立腺への移行には課題があるため，男性の尿路感染症の治療には注意が必要である ・不可逆的に発症する高音域の聴力低下に配慮する．投与が長期化する場合には，耳閉感や耳鳴りがないかを質問したり，耳元でささやくなどにより聴力のチェックを怠らないこと．片側性に発症することもある

断であって，何らかの基準を示すことは難しい．医学的な適応をふまえつつも，患者の生き方や家族の受け止め方から総合的に判断する[1]．

■医学的な視点から抗菌薬の差し控えを検討する状況としては，①抗菌薬の投与経路が確保できないとき，②抗菌薬の副作用に本人が耐えられないとき，③抗菌薬を投与しても QOL の改善が期待できないとき，④病原体の感染による症状を認めないときの 4 つの局面が考えられる．

①嚥下機能が低下して内服ができない，静脈ラインが確保できないといった状態にあって，あまり投与にこだわりすぎると患者を苦しめてしまうこともある．患者本人が内服や点滴を拒否するケースも，これに準じて判断する．

②原因微生物が耐性化していて適切に使用できる抗菌薬がない，もしくは副作用が患者に与える影響が大きすぎると予測される場合には，抗菌薬の差し控えを検討せざるを得ない．終末期の高齢者では，抗菌薬投与による電解質異常や肝・腎機能障害への耐性が弱いこともあり，全身状態を吟味した判断が求められる．

③抗菌薬を投与することによって多少延命できたとしても，それが患者にとって最善の治療とはならず，かえって患者の尊厳を損なう可能性もある．例えば，在宅療養を希望している終末期患者を抗菌薬投与のために入院させるべきかは，回復する可能性を含めて総合的に判断する．

④血液培養から微生物が分離されたり，局所の腐敗現象を認めていても，終末期の患者では発赤，熱感，腫脹，疼痛といった局所の徴候や発熱などの全身症状を認めないこともある．もはや本人が痛みや苦しみを感じていないのであれば，抗菌薬を投与する意義は低くなってきている可能性がある．

d 在宅ケアにおける感染対策

■在宅患者と家族間の感染症伝播については，完全には防ぎきれないという覚悟がなければ在宅療養は続けられない．その共通理解のもとに病院レベルの感染対策を暮らしへと押し付けないよう心がける必要がある．

■本人の疾病観，支援者の能力など，様々な事情を総合的に判断して，とるべき感染対策の落としどころを探す．感染対策に用いる資材が，利用者負担となることについても配慮しなければならない．

■家族には，感染症に応じた対策を提案しながら，できる範囲でやってもらえればゴールである．暮らすのが，介護するのが，精いっぱいの家庭も少なくない．患者や家族に，感染対策の細かな指示をしたところで，守れるケースはそう多くないと理解する．

- 患者や家族，訪問スタッフに対してダメ出しをしないこと．やろうと思っていても，できない事情があることも少なくない．多様な暮らしを支えている在宅ケアへの敬意を忘れない．

- すでに生活の中で確立した対策があり，問題が発生していないのなら，あえて専門的な介入にこだわるべきではない．その方法を自信をもって続けていただくよう，在宅ケアの現場を励ますことも必要である．

- ただし，訪問スタッフが標準予防策を遵守することは最低限必要なことである．手指衛生のほか，防護用具を適切に使用することで，ほかの利用者へと伝播させないよう注意しなければならない[2]．

● 文　献

1) JST/RISTEX：医療従事者向け意思決定支援ガイド（平成27年9月）〔https://researchmap.jp/muzoxtil3-56600/#_56600〕（2018-5-7参照）
2) CDC：Guideline for Isolation Precautions：Preventing Transmission of Infectious Agents in Healthcare Settings, 2007

IV 薬剤からのアプローチ

- A 抗菌薬
- B 抗真菌薬
- C 抗ウイルス薬
- D ワクチン
- E 妊婦・小児への投与上の注意

A 抗菌薬

〈抗菌薬を使用するうえで重要な情報〉

- 菌側の情報：グラム染色分類，嫌気性・好気性の分別．
- 抗菌薬の情報：スペクトラム，投与量，投与回数，半減期，薬力学-薬物動態学［pharmacokinetics (PK) / pharmacodynamics (PD)］パラメータ，副作用．
- 菌側と抗菌薬の両方にかかわる情報：最小発育阻止濃度（minimum inhibitory concentration：MIC）．

■ これらの情報を総合して抗菌薬の投与設計を行う（肝腎機能，感染部位，耐性度に応じて投与経路，投与量，投与回数を設定する）．

a ペニシリン系薬

1) 分類（表 1）

2) 適応と特徴

■ ペニシリン単独ではペニシリナーゼに分解されるためペニシリナーゼを産生しない菌がターゲットとなる．嫌気性菌など多くがペニシリナーゼを産生する菌株では β-ラクタマーゼ阻害薬配合ペニシリンを用いる．

a) 天然ペニシリン（ペニシリン G）

■ 連鎖球菌に対する第一選択薬である．ペニシリン感受性肺炎球菌，破傷風の起炎菌である（*Clostridium tetani*），*Treponema pallidum* による神経梅毒の標準薬である．髄膜炎菌にも抗菌作用を示す．

b) 広域ペニシリン

■ 本系統はグラム陰性桿菌にスペクトラムを広げることを目的に開発され，抗緑膿菌作用の有無で 2 群に分けられる．

■ アミノペニシリンはグラム陰性菌には耐性化が増加傾向にあり，主要なターゲットは連鎖球菌，腸球菌（*Enterococcus faecalis*），*Listeria*，*T. pallidum*，β-ラクタマーゼを産生しない嫌気性菌．

■ ウレイドペニシリンは抗緑膿菌用ペニシリンとも称される．β-ラクタマーゼ産生菌には無効．

c) β-ラクタマーゼ阻害薬配合ペニシリン

■ 菌の産生する β-ラクタマーゼを不活化する目的で広域ペニシリンに阻害薬を配合した合剤．

■ β-ラクタマーゼ非産生菌に対してはペニシリン単剤以上の効果は期待できない．

表1 ペニシリン系薬の分類

カテゴリー	剤形	抗菌薬名	略号
グラム陽性菌用			
ペニシリンG	注射	ベンジルペニシリン	PCG
	経口	ベンジルペニシリンベンザチン	DBECPCG
	経口	phenethicillin potassium	PEPC
広域ペニシリン			
アミノペニシリン	注射・経口	アンピシリン	ABPC
	経口	アモキシシリン	AMPC
ウレイドペニシリン	注射	ピペラシリン	PIPC
β-ラクタマーゼ阻害薬配合剤			
クラブラン酸配合剤	経口	アモキシシリン・クラブラン酸配合	CVA/AMPC
スルバクタム配合剤	注射・経口	スルバクタム・アンピシリン配合	SBT/ABPC
タゾバクタム配合剤	注射	タゾバクタム・ピペラシリン配合	TAZ/PIPC

- グラム陽性菌，陰性菌，*Bacteroides fragilis* を含む嫌気性菌にスペクトラムを有する．ただし緑膿菌はタゾバクタム配合剤のみが効果を有する．
- 最もよい適応は，セファロスポリンが抗菌活性を有さない嫌気性菌を含む複数菌による感染症（誤嚥性肺炎，骨盤・腹腔内感染症など）．

3) 投与量と投与間隔（表2）

- 本系薬の最大効果を得るためには，PK/PD パラメータは％ T＞MIC である．すなわち抗菌薬の血中濃度が分離菌の MIC を超えている時間の割合が最低 30〜50％以上必要である．半減期が1時間前後であれば1回投与時に得られる最高血中濃度は MIC の4倍以上を目標とし，投与回数は post antibiotic effect (PAE)[注1]効果があれば1日3回，なければ4回を目安に投与設計を行う．半減期が2時間であれば3回投与する．

[注1]：抗菌薬投与後，血中や組織中からその薬剤が消失しても細菌の増殖がある一定期間抑制される現象．

- 大多数の薬剤が腎排泄型なので腎機能に応じて用量を調整する．

4) 副作用（表3）

- ペニシリン系薬はナトリウムを含有している薬剤が多いので，容量負荷に注意する．ペニシリンGカリウムは腎機能障害患者の高カリウム血症に注意する．

表2 ペニシリン系薬の処方量と体内動態

抗菌薬	国内標準量 (1日量/投与回数)	米国標準量 (1日量/投与回数)	投与速度(経口は1回量)	最高血中濃度 (μg/mL)	半減期 (時間)	血中活性型 (%)	胆汁中/血清	髄液中/血清
PCG	60~240万U(筋注)/2~4, 2,400万U/6(点滴静注)*2	*1	40万U筋注 / 200万U静注	5.7 / 20	記載なし / 0.5	40 / 35	5 / 5	0.05~0.1 / 5~10
DBECPCG	80~1,600万U/2~4	市販なし	40万U経口	0.175	記載なし	記載なし	記載なし	記載なし
PEPC	1,600~2,400万U/4~6	市販なし	40万U経口	3.6	記載なし	記載なし	記載なし	記載なし
ABPC (注射)	1~4g(6g)/4~6	0.15~0.2g/kg/日/4	1g/時	53	1.2	80	1~30	13
ABPC (経口)	1~3g/4~6	1~2g/4	0.5g経口	6.4	1.2	80	1~30	13
AMPC	0.75~1g/3~4	0.75~3g/3	0.25g経口	5	1.2	80	1~30	13
PIPC	2~4g(8g)/2~4	0.2~0.3g/kg/日/4~6*3	2g/時	90	1	52~80	1~30	30
CVA/AMPC	1.125~1.5g/3~4	1.5g/3	0.375g経口	5	1.2	80	1~30	記載なし
SBT/ABPC (注射)	3~6g/2	4~12g/4	3g/時	100	1.2	70	記載なし	記載なし
SBT/ABPC (経口)	750~1,125mg/2~3, 小児45~90mg/kg/日/3			5	0.89~1	記載なし	記載なし	記載なし
TAZ/PIPC	2.5~5g/2	13.5g(TAZの含有量10%)/4	2.5g/時	80	1	52~80	>1	記載なし

*2 適応疾患：化膿性髄膜炎, 心内膜炎. 梅毒.

*1 低用量 60~120万U/1回筋注. 高用量 ≧2,000万U/1回静注 (24時間連続：化膿性髄膜炎). 高用量の投与量.
*2 適応疾患：心内膜炎.
*3 カナダの投与量.

表3 β-ラクタム系薬の副作用（モノバクタムは除く）

1. 全身性アレルギー反応（アレルギー反応のⅠ～Ⅳと必ずしも合致しない）
   a. 即時型：投与後1時間未満（蕁麻疹，血管浮腫，アナフィラキシー）
   b. 加速型：投与後1～72時間（蕁麻疹）
   c. 遅延型：投与後72時間以降（皮疹，血清病[*1]，薬剤熱，Stevens-Johnson症候群[*2]）
2. 精神神経症状
   中枢神経毒性により発症．投与量に関係し2,000 U/日以上のペニシリン投与時に特に注意する
3. 消化器症状
   下痢，偽膜性腸炎．これらは嫌気性菌（Clostridioides difficile を除く）に有効な抗菌薬に共通して認められる
4. 肺病変
   好酸球性肺炎，間質性肺炎，胸膜炎
5. 血液生化学
   好中球減少症，溶血性貧血，血小板減少症，高ナトリウム血症[*3]

[*1] 薬剤の免疫複合体が関与するとされ発熱，皮疹，リンパ節腫脹，関節炎，糸球体腎炎などを呈する．
[*2] 多形滲出性紅斑の重症型で薬物，感染など（細菌，ウイルス，Mycoplasmaなど）で誘発されるⅢ型アレルギー機序が推定されている．発熱，関節痛などの全身症状と口腔，鼻，眼球，外陰部の粘膜の浮腫性紅斑，びらんの局所症状を示す．
[*3] ペニシリン系薬はナトリウムを含有するものが多いので，容量負荷に注意する．ペニシリンGカリウム®は腎機能障害患者の高カリウム血症に注意する．

b セフェム系薬

1) 分類（表4）

2) 適応と特徴

■ セフェム系薬の抗菌スペクトラムはセファロスポリンとセファマイシン，オキサセフェム系薬に分類して理解する．共通の特徴としてすべてのセフェム系薬は Enterococcus, Listeria には感受性を有さない．Legionella, Mycoplasma, Chlamydia, Rickettsia など細胞内増殖微生物にも無効．梅毒トレポネーマに対しては，セフェム系薬で唯一感受性のあるセフトリアキソンはペニシリン系薬が使用できない患者の代替薬となる．

■ 原則としてすべてのセファロスポリンは嫌気性菌に抗菌活性が劣る．一方，セファマイシン，オキサセフェム系薬は嫌気性菌に優れた抗菌活性を有する．

a) 第一世代

■ メチシリン感受性黄色ブドウ球菌（MSSA）および連鎖球菌がターゲットとなる．

■ 腸内細菌である大腸菌やクレブシエラには70%程度は感受性を示すが，ESBL産生菌など耐性菌の増加した現在では重症感染症の初期治療には使用しない．

279

表4 セフェム系薬の分類

	剤形	構造	抗菌薬名	略号
第一世代	注射	セファロスポリン	セファゾリン	CEZ
	経口	セファロスポリン	セファレキシン	CEX
			セファトリジン	CFT
			セファクロル	CCL
			セフロキサジン	CXD
			セファドロキシル	CDX
第二世代	注射	セファロスポリン	セフォチアム	CTM
	注射	セファマイシン	セフメタゾール	CMZ
	経口	セファロスポリン	セフロキシム アキセチル	CXM-AX
			セフォチアム ヘキセチル	CTM-HE
	注射	セファマイシン	セフブペラゾン	CBPZ
			セフミノクス	CMNX
	注射	オキサセフェム系薬	フロモキセフ	FMOX
第三世代	注射	セファロスポリン	セフォタキシム	CTX
			セフォペラゾン	CPZ
			セフォペラゾン・スルバクタム	SBT/CPZ
			セフチゾキシム	CZX
			セフピラシド	CPM
			セフタジジム	CAZ
			セフトリアキソン	CTRX
			セフォジジム	CDZM
	注射	オキサセフェム系薬	ラタモキセフ	LMOX
	経口	セファロスポリン	セフィキシム	CFIX
			セフテラムピボキシル	CFTM-PI
			セフポドキシム・プロキセチル	CPDX-PR
			セフジニル	CFDN
			セフチブテン	CETB
			セフジトレイピボキシル	CDTR-PI
			セフカペンピボキシル	CFPN-PI
第四世代	注射	セファロスポリン	セフブロム	CPR
			セフェピム	CFPM
			セフォゾプラン	CZOP

b) 第二世代
■ セファロスポリンはグラム陽性菌は第一世代より抗菌活性は劣り，グラム陰性菌も第三世代にははるかに及ばず，位置づけが難しく欧米での評価は低い．

■ メチシリン耐性黄色ブドウ球菌（MRSA）が猛威をふるった過去の反省からわが国で最も使用された世代であるが，モラクセラを除くとセフォチアムは肺炎球菌，インフルエンザ菌に対しても耐性が進行しており，エンピリック投与は軽症の市中感染症例に限られる．原則として薬剤感受性試験の判明後に投与する．

■ セファマイシン，オキサセフェム系薬はβ-ラクタマーゼに対して抵抗性であり感受性のある腸内細菌およびセファロスポリン系薬が無効な嫌気性菌（*Bacteroides fragilis* を含む）に抗菌活性を有し腹腔内感染に有用．

c) 第三世代
■ 髄液への移行性に優れることが特徴である．第二世代で抗菌活性の及ばないβ-ラクタマーゼ産生グラム陰性桿菌に用いる．

■ この世代では肺炎球菌と緑膿菌に対する抗菌活性が薬剤により大きく異なるので特徴を把握して使用する．基本となる薬剤は，抗緑膿菌作用を有するが肺炎球菌に抗菌活性の劣る①セフタジジムと，抗緑膿菌作用は劣るが肺炎球菌に抗菌活性を有する②セフォタキシムと，③セフトリアキソンである．②と③は半減期と代謝経路が異なる．

d) 第四世代
■ 緑膿菌とグラム陽性菌（MRSA を除く）に抗菌活性を有する．嫌気性菌には抗菌活性を有しない．

3) 投与量と投与間隔（表 5〜7）
■ ペニシリン系薬に準じる．
■ 多数の薬剤が腎排泄型（セフトリアキソン，セフォペラゾンを除く）なので腎機能に応じて用量調整．経口セフェム系薬は血中濃度がペニシリン系薬よりも低いものが大多数であり，投与量は原則として欧米の常用量に準じる．

4) 副作用と注意事項
■ ペニシリン系薬に準じる．
■ ペニシリン系薬アレルギーがある患者に本系薬を投与した場合は有意に発現頻度が高まる．
■ ビタミン K 産生抑制，同代謝障害による出血傾向（特にセファマイシン）．

IV
A
抗菌薬

281

表5 セフェム系薬（注射薬）の投与量

抗菌薬	国内成人（1日量/投与回数）		米国（1日量/投与回数）	
	常用量	最大投与量	常用量	最大投与量
CEZ	1〜3 g/2	5 g/2〜3	3〜6 g/3	12 g/3〜4
CTM	0.5〜2 g/2〜4	4 g/2〜4	市販なし	市販なし
CMZ	1〜2 g/2	4 g/2	市販なし	市販なし
CBPZ	1〜2 g/2	4 g/2	市販なし	市販なし
CMNX	2 g/2	6 g/3〜4	市販なし	市販なし
FMOX	1〜2 g/2	4 g/2〜4	市販なし	市販なし
CTX	1〜2 g/2	4 g/2	2〜3 g/2〜3	12 g/4
CPZ	1〜2 g/2	6 g/2	3〜9 g/3	9 g/3
SBT/CPZ	1〜2 g/2	4 g/2	2〜4 g/2	8〜12 g/4
CZX	1〜2 g/2〜4	4 g/2〜4	2〜3 g/2〜3	12 g
CPM	1〜2 g/2	4 g/2〜3	市販なし	市販なし
CAZ	1〜2 g/2	4 g/2	2〜6 g/2〜3	6 g/3
CTRX	1〜2 g/1〜2	4 g/2	1〜2 g/1	4 g/2
CDZM	1〜2 g/2	4 g/2	市販なし	市販なし
LMOX	1〜2 g/2	4 g/2〜4	市販なし	市販なし
CPR	0.5〜2 g/2	2 g/2〜4	2〜4 g/2	2〜4 g/2
CFPM	1〜2 g/2	4 g/2〜4	2〜4 g/2	4 g/2
CZOP	1〜2 g/2	4 g/2〜4	市販なし	市販なし

表6 セフェム系薬（経口薬）の投与量

抗菌薬	国内成人（1日量/投与回数）		米国（1日量/投与回数）
	常用量	最大投与量	常用量
CEX	1 g/4	2 g/4	1〜2 g/4
CFT	1 g/4	100 mg/kg/日	市販なし
CCL	0.75 g/3	1.5 g/3	0.75〜1.5 g/3
CXD	30 mg/kg/3	1.5 g/3	市販なし
CDX	0.75 g/3	1.5 g/3	1〜2 g/2
CXM-AX	0.75 g/3	1.5 g/3	0.5〜1.0 g/2
CTM-HE	0.3〜0.6 g/3	1.2 g/3	市販なし
CFIX	0.1〜0.2 g/2	0.4 g/2	0.4〜0.8 g/1〜2
CFTM-PI	0.15〜0.6 g/3		市販なし
CPDX-PR	0.2 g/3	0.4 g/3	0.2〜0.4 g/2
CFDN	0.3 g/3		0.6 g/2
CETB	0.3〜0.4 g/3		0.4 g/2
CDTR-PI	0.3 g/3	0.6 g/3	0.2〜0.4 g/2
CFPN-PI	0.3 g/3	0.45 g/3	市販なし

空欄は設定または資料なし．

表7 セフェム系薬の体内動態

抗菌薬	剤形	投与速度（経口は1回量）	最高血中濃度（μg/mL）	半減期（時間）	血中活性型（%）	胆汁中/血清	髄液中/血清
CEZ	注射	1g/0.5時	130	2.5	15	1	0.01~0.04
CTM	注射	1g/時	65	1.5	92	2~3	0.1
CMZ	注射	1g/時	80	1.5	16	2~3	0.05
CBPZ	注射	1g/時	100	1.5	45	0.05~0.16	0.1
CMNX	注射	1g/時	100	2.5	39	<0.5	0.1
FMOX	注射	1g/時	44	1.5	65	1~2	0~0.2
CTX	注射	1g/時	28.5	0.8	40	0.15~0.75	0.1
CPZ	注射	1g/時	125	2.7	13	8~12	0.01~0.2
SBP/CPZ	注射	1g/時	51/105	1.2		8~12	8~12
CZX	注射	1g/時	60	1.5	70	0.3	0.05
CPM	注射	1g/時	210	4.5	0.04	8~10	
CAZ	注射	1g/時	70	1.7	80	0.15~0.5	0.2~0.4
CTRX	注射	1g/時	180	7	4~18	2~5	0.08~0.16
CDZM	注射	1g/時	100	2	14	15	0.1
LMOX	注射	1g/時	98	2.17	40	1~2	0.05
CPR	注射	1g/時	60	1.7	90	1.5	0.1
CFPM	注射	1g/時	80	2	85	0.1	0.1
CZOP	注射	1g/時	70	2	92	0.2~0.3	0.2~0.4

次頁につづく

抗菌薬	剤形	投与速度 （経口は1回量）	最高血中濃度 （μg/mL）	半減期 （時間）	血中活性型 （%）	胆汁中/血清	髄液中/血清
CEX	経口	0.25 g	6	1	85	≧1	≧0
CFT	経口	0.25 g	4	1.3		≧1	≧0
CCL	経口	0.25 g	9	0.5	77	≦1	≧0
CXD	経口	0.25 g	4	0.7	91	≦1	≧0
CDX	経口	0.25 g	12	1.2	80	0.1	≧0
CXM-AX	経口	0.25 g	3	1	65	1	≧0
CTM-HE	経口	0.1 g	1.54	0.6	65	2	≧0
CFIX	経口	0.05 g	0.7	0.5	40	100	≧0
CFTM-PI	経口	0.2 g	2.9	1	25	≦1.5	
CPDX-PR	経口	0.1 g	1.5~1.8	2	70	2	
CFDN	経口	0.1 g	1.1	1.5	27	1	
CETB	経口	0.1 g	5.6	2	35	1	
CDTR-PI	経口	0.1 g	1.7	1.5	8.5	2	
CFPN-PI	経口	0.1 g	1.3	1	55	1	

空欄は資料なし。

C カルバペネム系薬

1) 分類 (表8)

2) 適応と特徴 (表9)

- グラム陽性菌［MRSA，メチシリン耐性表皮ブドウ球菌（MRSE），バンコマイシン耐性腸球菌（VRE）を除く］，緑膿菌を含むグラム陰性菌，嫌気性菌（*Clostridioides difficile* を除く）をカバーする広域スペクトラムと強い抗菌力を有する（パニペネム・ベタミプロン配合はグラム陰性桿菌にやや抗菌活性が劣る）．

- セフェム系薬が無効な *Enterococcus*，*Listeria* に対しては薬剤ごとに抗菌活性が異なる．

- 広域スペクトラム β-ラクタマーゼ産生菌には絶対適応である．

3) 投与量と投与間隔

- ペニシリン系薬に準じる．表10にドリペネムのデータを示したが，PK/PD パラメータはどの薬剤も近似しているので，同じ MIC をもつ菌に対する各カルバペネム系薬の投与設計は同じと考えてよい．

- 500 mg を3回投与では MIC 4 mg/mL が限界なので，8 μg/mL 以上の菌では1回の投与量を増やすか，もしくは1回投与量は同じで投与回数を増やす．

- すべての薬剤が腎排泄型なので腎機能に応じて用量を調整する．

4) 副作用と注意事項

- ペニシリン系薬に準じる．

- 腎機能障害．

- 中枢痙攣の誘発作用はイミペネムが最も強く，ドリペネムではほとんど認められない．

表8 カルバペネム系薬と類縁薬の分類

カテゴリー	抗菌薬名	略号	剤形	国内成人(1日量/投与回数)	米国(1日量/投与回数)
カルバペネム系薬	イミペネム・シラスタチン配合	IPM/CS	注射	1~2g/2~3	2~4g/3~4
カルバペネム系薬	パニペネム・ベタミプロン配合	PAPM/BP	注射	1~2g/2	市販なし
カルバペネム系薬	メロペネム	MEPM	注射	1~2g/2~3	1.5~6g/3
カルバペネム系薬	ビアペネム	BIPM	注射	0.6~1.2g/2	市販なし
カルバペネム系薬	ドリペネム	DRPM	注射	0.5~1.5g/2~3	市販なし
ペネム系薬	ファロペネム	FRPM	経口	0.45~0.6g/3	市販なし

表9 カルバペネム系薬と類縁薬の体内動態

抗菌薬	剤形	投与速度(経口は1回量)	最高血中濃度(μg/mL)	半減期(時間)	胆汁中/血清	髄液中/血清	AUC(μg・時/mL)	血中活性型(%)
IPM/CS	注射	500mg/0.5時	35.6	0.87	0	0.08	45.3	93
PAPM/BP	注射	500mg/0.5時	31.9	1.03	1~0.5	0.1	39.8	93
MEPM	注射	500mg/0.5時	25.7	1.18	1~3	0.2	28.1	97.6
BIPM	注射	300mg/0.5時	26.2	1.09	0.5		33.2	96~97
DRPM	注射	250mg/0.5時	18.1	0.9	6		20.06	94~98
FRPM	経口	150mg	2.4	1	<1			14

空欄は資料なし。

表10　ドリペネムの％T＞MIC

1回投与量 (mg)	1日投与回数	％T＞MIC（30～60分点滴静注）						
		目標菌のMIC（％）						
		0.25 µg/mL	0.5 µg/mL	1 µg/mL	2 µg/mL	4 µg/mL	8 µg/mL	16 µg/mL
250	2	43～45	36～38	28～30	21～23	13～15		
500	2	50～52	43～45	36～38	28～30	21～23		
250	3	65～68	54～57	42～46	31～34	20～22		
500	3	75～79	65～68	54～57	42～46	31～34		
1,000*	3			93±6.8		72±21	58±24	37±20

*メロペネムの3時間点滴静注のデータ.
［嶋田甚五郎ほか：第53回日本化学療法学会総会　新薬シンポジウム（S-4661：Doripenem），2005］

d　アミノグリコシド系薬

1) 分類（表11）

2) 適応と特徴

■ グラム陽性（*Streptococcus*を除く）および陰性の好気性菌に有効で，嫌気性菌には無効.

■ 髄液と細胞内移行は不良.

■ ゲンタマイシンとトブラマイシンは薬剤耐性傾向は同じで，アミカシンはこれらの耐性菌に対して用いる二次選択薬.

3) 投与量と投与間隔（表12）

■ 本系薬の有効性のPK/PDパラメータはC_{max}/MICである.

■ 表11には本邦で承認された分割投与方法を示したが，PAEもあり本邦では承認されていないが，1日量を1回で投与したほうが臨床効果および副作用発現低下の面から推奨されている（*Enterococcus*の心内膜炎を除く）. [5,6]にサンフォード感染症治療ガイドを参考に記載した.

■ 基本的に静菌作用が主でβ-ラクタム系薬との併用を行う.

4) 副作用と注意事項

■ 腎機能障害，第8脳神経障害.

■ 最低血中濃度（トラフ値）は表12を参考にできるだけ下げる.

■ すべてのアミノグリコシド系薬は99％以上未変化体のまま腎より排泄されるので，腎機能障害に応じた投与設計が必要（表13）.

表11　アミノグリコシド系薬の分類

抗菌薬名	略号	剤形	国内成人（1日量/投与回数）	米国（1日量/投与回数）
第1群　抗結核作用あり				
ストレプトマイシン	SM	注射	15 mg/kg（筋注）[*1]	[*2]
カナマイシン	KM	注射	[*3]	[*4]
		経口（非吸収性）	2～4 g/4	
第2群　抗緑膿菌作用なし				
アストロマイシン	ASTM	注射	400 mg/2（点滴）	市販なし
リボスタマイシン	RSM	注射	1 g/1～2（筋注）	市販なし
スペクチノマイシン	SPCM	注射	2 g/1（筋注）	2 g/1（筋注）
第3群　抗緑膿菌作用あり				
ゲンタマイシン	GM	注射	3 mg/kg/3（筋注または点滴）	[*5]
トブラマイシン	TOB	注射	120～180 mg/2～3（筋注または点滴）	[*5]
アミカシン	AMK	注射	100～400 mg/1～2（筋注）100～400 mg/1～2（点滴）	[*6]
ジベカシン	DKB	注射	100 mg/1～2（点滴）	市販なし
シソマイシン	SISO	注射	100 mg/2（点滴）	市販なし
ミクロマイシン	MCR	注射	120～240 mg/2～3（点滴）	市販なし
イセパマイシン	ISP	注射	400 mg/1～2（点滴）	8～15 mg/kg/1
ベカナマイシン	AKM	注射	400～600 mg/2～3（筋注）	市販なし
第4群　抗MRSA作用あり				
アルベカシン	ABK	注射	150～200 mg/2（点滴）	市販なし

[*1] 結核に最大 750 mg/日，または 1,000 mg/週2回投与．
[*2] 結核に 15 mg/kg/日（筋注），はじめの 2～3 ヵ月は連日，以後週2回．20～40 mg/kg/日または 1 回 25～30 mg/kg/週2～3回（静注）
[*3] 結核には 15 mg/kg/日（筋注）または 1 回 1 g を朝，夕2回，週2回（筋注）．その他の感染症には 15 mg/kg/1～2回．薬物治療モニタリング（TDM）を行い，2 回の場合にはピーク値 15～30 μg/mL，トラフ値を 5～10 μg/mL，1 回の場合にはピーク値 56～64 μg/mL，トラフ値を<1 μg/mL．
[*4] 5～7.5 mg/kg/日（静注または筋注）
[*5] 分割投与：初回 2 mg/kg/1，次回以降 1.7 mg/kg，以後 TDM にてピーク値 4～10 μg/mL，トラフ値を 1～2 μg/mL．
1 回投与：5.1 mg/kg/1回，以後 TDM にてピーク値 16～24 μg/mL，トラフ値を<1 μg/mL．
[*6] 分割投与：7.5 mg/2回，ピーク値 15～30 μg/mL，トラフ値 5～10 μg/mL．
1 回投与：15 mg/kg/1回，ピーク値 56～64 μg/mL，トラフ値を<1 μg/mL．

表12 アミノグリコシド系薬の体内動態

抗菌薬	剤形	投与速度	最高血中濃度 (μg/mL)	半減期 (時間)	尿中排泄率 (%)	目標血中濃度 (μg/mL)		胆汁中/血清	髄液中/血清
						ピーク値	トラフ値		
SM	注射	1,000 mg 筋注	40	5	50〜75			<1	
KM	注射	500 mg 筋注	28	3	80			<1	0.2
	経口		0						
ASTM	注射	200 mg/時	12	2	75			<1	<0.1
RSM	注射	500 mg 筋注	33	1.66	70				<1
SPCM	注射	2 g 筋注	91.4	4	45.4/6 時間				
GM	注射	60 mg/0.5 時 (点滴)	6.7			6〜10	<2		
TOB	注射	60 mg/時	6	3.16	85	6〜10	<2	1	0.1
AMK	注射	100 mg/時	8	2	70	20〜30	<10	<1	0.1
DBK	注射	50 mg/時	4.5	2	70〜80				0.1
SISO	注射	50 mg/時	4.5	2	70〜80				<0.1
MCR	注射	120 mg/時	9	2	80〜90			<1	<0.1
ISP	注射	200 mg/時	12	1.83	90			<1	
AKM	注射	200 mg 筋注	25	2	55			0.5	
ABK	注射	100 mg/時	8	2.5	70〜80	7〜12	<2	<1	<1

空欄は資料なし。

表13 アミノグリコシド系薬の調整（1回投与法）

Ccr	24 時間ごとの投与量（mg/kg）				48 時間ごとの投与量（mg/kg）		*（mg/kg）
	>80	80〜60	60〜40	40〜30	30〜20	20〜10	<10
GM/TOB	5.1	4	3.5	2.5	4	3	2
AMK/KM/SM	15	12	7.5	4	7.5	4	3

*72 時間ごとおよび透析後の投与量.

［菊池賢ほか（監）：サンフォード感染症治療ガイド2017年版, ライフサイエンス出版, 東京, 2017 を参考に著者作成］

e キノロン系薬

1）分類（表14）

2）適応と特徴

■ 当初はグラム陰性菌のみであったが近年開発された本系薬は肺炎球菌にも十分な抗菌力を有する.

■ PK/PD パラメータが最も研究されている抗菌薬で, 肺炎球菌に対して 30<area under the curve（AUC）/MIC, 陰性菌に対しては 100〜125<AUC/MIC および C_{max}>8〜10 が指標. 組織移行性がおおむね良好な薬剤が多い.

3）投与量と投与間隔（表15）

■ 表14 に記載した欧米のように1日量を1回もしくは可能な限り少なく分割して投与するほうが抗菌活性をより期待できる.

■ 排泄経路は抗菌薬により肝または腎と異なる.

4）副作用と注意事項

■ 妊婦, 授乳中の女性, 小児には禁忌（ノルフロキサシンは適応あるが臨床的有用性は低い）.

■ 薬物相互作用（解熱薬, キサンチン製剤など多数）.

■ 薬剤ごとに副作用に特色があるので添付文書を必ず把握して投与する.

■ 吸収阻害に注意（ミルク, 鉄剤, カルシウム, マグネシウム, 制酸薬）.

f マクロライド系薬

1）分類（表16）

2）適応と特徴

■ 基本的スペクトラムはグラム陽性菌.

■ 細胞内増殖菌：*Mycoplasma*, *Chlamydophila*, *Legionella*, *Campylobacter*, *Bordetella pertussis*（百日咳菌）, 猫ひっかき病の起炎菌（*Bartonella henselae*）などの細菌または非定型病原微生物.

■ *Helicobacter pylori*, 非結核性抗酸菌（*Mycobacterium avium* com-

表14 抗菌特性に基づくキノロン系薬の分類

抗菌薬名	略号	剤形	国内成人(1日量/投与回数) 常用量(mg)	最大投与量(mg)	米国(1日量/投与回数)常用量(mg)
第一世代 体内活性が低く,尿路感染症のみの適応					
ナリジクス酸	NA	経口	1,000〜4,000/2〜4		
第二世代 グラム陰性菌に抗菌活性増大,グラム陽性菌は効果が限定					
ノルフロキサシン	NFLX	経口	300〜800/3〜4	1,200/3	
シプロフロキサシン	CPFX	経口	200〜600/2〜3		1,000〜1,500/2
		注射	800〜1,200/2〜3	1,200/3	800〜1,200/2〜3
オフロキサシン	OFLX	経口	300〜600/2〜3	600/2〜3	400〜800/2
プルリフロキサシン	PUFX	経口	400/2	600/2	
ロメフロキサシン	LFLX	経口	200〜600/2〜3		400/1
第三世代 広域スペクトラムのバランス良好,肺炎球菌の MIC 0.25〜0.5 μg/mL					
トスフロキサシン	TFLX	経口	300〜450/2〜3	600/3〜4	未発売
レボフロキサシン	LVFX	経口	500/1		500〜750/1
レボフロキサシン	LVFX	注射	500/1		500〜750/1
第四世代 グラム陽性菌に強い抗菌活性,肺炎球菌の MIC 0.012〜0.25 μg/mL					
ガレノキサシン	GRNX	経口	400/1		400/1
モキシフロキサシン	MFLX	経口	400/1		400/1
シタフロキサシン	STFX	経口	100/1	200/2	未発売

空欄は資料なし.

plex:MAC).
- 14,15員環ではグラム陰性菌(インフルエンザ菌,モラクセラ).
- わが国ではびまん性汎細気管支炎に対する少量長期投与が行われている.
- *T. pallidum* (ペニシリンアレルギーのある患者への第二選択薬).

3) 投与量と投与間隔
- 消化管からの吸収が悪く半減期の短いエリスロマイシンを除けば1日1〜2回投与.

4) 副作用と注意事項
- 肝代謝系であり,チトクロム P450 系の薬物相互作用に注意.
- 消化器症状(モチリン様作用,嫌気性菌に抗菌活性).
- QTc 間隔の延長.

表15　キノロン系薬の体内動態

抗菌薬	投与速度 （経口は1回量）	最高血中濃度 （μg／mL）	半減期 （時間）	血中活性型 （%）	尿中排泄率 （%）	胆汁中／血清	髄液中／血清	AUC（μg・時／mL） ／1日投与量
ナリジクス酸	500 mg	13		3.5	80	0.1～0.3	1	
ノルフロキサシン	200 mg	0.7～1.2	3～4	95	40	10	0.1	
シプロフロキサシン（経口）	200 mg	1.2	3～4	60～80	50	30～50	0.3	
シプロフロキサシン（注射）	400 mg	4.6	4	60～80	30～50	28～45	0.26	
オフロキサシン	200 mg	1.7	4～6	80	90	2～20	0.3～0.5	
ロメフロキサシン	200 mg	1.9	7～9	79	80	7～10		
プルリフロキサシン	200 mg	1.1	8		36.2			
トスフロキサシン	300 mg	1	4	63	50	5～7	0.07	11.6/450 mg
レボフロキサシン（経口）	500	8.04	6.9～89	52	85	0.3～4.2	0.3～0.5	50.86/500 mg
レボフロキサシン（注射）	500	9.79	6.5～9.6	52	87		0.3～0.5	51.95/500 mg
ガレノキサシン	400 mg	1.7	7.1	80	75.3		0.13	89.8
モキシフロキサシン	400 mg	4.1	14	50	35		0.47	51.5/400 mg
シタフロキサシン	50 mg×2 100 mg×1	0.51 1.00	5.7～6.2	45～52	70			2.62±0.52

空欄は資料なし。

表16 経口マクロライド系薬と類縁薬の分類と抗菌特性

カテゴリー	抗菌薬名	略号	国内成人（1日量/投与回数）常用量（mg）	米国（1日量/投与回数）常用量（mg）	最高血中濃度（μg/mL）	半減期（時間）	AUC（μg・時/mL）	好中球への移行比（細胞内/外）
14員環	エリスロマイシン	EM	800~1,200/4~6	1,000~2,000/4	1.88	1.78（0~12時間）	6.05（0~12時間）	6.5
	クラリスロマイシン	CAM	400/2	1,000/2	1.11	3.53（0~12時間）	6.87（0~12時間）	12.6
	ロキシスロマイシン	RXM	300/2	市販なし	6.83（0~8時間）		58.8（0~8時間）	21.9
15員環	アジスロマイシン	AZM（経口）	500/1	適用疾患で異なる	0.38（ピーク値~9時間）	68	3.32（0~48時間）	65
	アジスロマイシン	AZM（注射）	500/1	500/1	1.99	89.7±43.2	7.02（0~24時間）	
	アジスロマイシン	AZM（ドライシロップ）	2,000/1	2,000/1	1.24	66.2±8.24	16.6（0~24時間）	
16員環	キタサマイシン	LM	600~1,600/3~4	市販なし	0.8	1.67		
	ジョサマイシン	JM	800~1,200/3~4	市販なし	0.5	1.5		
	ロキタマイシン	RKM	600/3	市販なし	0.5	2		
	ミデカマイシン	MDM	800~1,200/3~4	市販なし	1	1.5	1.64（0~8時間）	
	アセチルスピラマイシン	AC-SPM	800~1,200/4~6	市販なし	0.5	4		

IV

A

抗菌薬

9 抗メチシリン耐性黄色ブドウ球菌（MRSA）薬

1) 分類 （表17）

■ ダプトマイシンは後述「j-3) ダプトマイシン」(p304) 参照.

2) 適応と特徴

■ グラム陽性菌全般に抗菌活性を有するが，ターゲットは抗菌活性，耐性菌出現のリスク，副作用，コストの面から表17に示した微生物に絞る.

■ 例としてバンコマイシンは *Streptococcus*, *Staphylococcus*, *Enterococcus* に抗菌活性を有するが，ペニシリン系薬のほうがより殺菌的.

■ ペニシリン系薬とは交差耐性をもたない.

a) バンコマイシン

■ 経口投与では吸収はほとんどされず高い薬剤濃度が便中に排泄される. このことは *C. difficile* による偽膜性腸炎の治療に適している.

■ 経静脈投与では血管内に投与されたバンコマイシンは血清および腹水，関節液，心膜液などの体液にのみ移行すると考える.

■ 体内からのクリアランスは典型的な腎排泄型の抗菌薬であり，体重と腎機能障害の程度に応じて薬剤量の調節が必要. 間欠的な血液濾過透析での薬剤の除去率は低いが，高血液流量透析や持続的血液濾過透析では除去率が高まる.

■ 治療に有効なバンコマイシンの最低血中濃度（トラフ値）の目標は，蜂窩織炎，皮膚・軟部組織感染症では $10\sim15\,\mu g/mL$ とし，菌血症，心内膜炎，骨髄炎，髄膜炎，肺炎（院内肺炎，医療・介護関連肺炎），重症皮膚軟部組織感染においては $15\sim20\,\mu g/mL$ が推奨されている. トラフ値 $20\,\mu g/mL$ 以上は腎毒性の発現が高率となり注意が必要である.

■ バンコマイシンは薬剤濃度の治療域と中毒域が狭い薬剤であるため，4日以上バンコマイシン治療を行う可能性のある症例ではTDM が推奨されている. 特に重症感染症例，腎機能の低下が予測される患者，透析，高度肥満または低体重患者では必須である.

■ バンコマイシンは抗菌薬濃度が定常状態に達するのに3日以上かかるため，早急に治療濃度を得る必要がある症例では初回負荷投与が推奨されている（表18）. 初回量は腎機能に拘わらず，重症度に応じて $25\sim30\ mg/kg$ 投与し，$4\sim5$ 回目の点滴開始前 30 分以内に採血し，得られた血中薬剤濃度から以後の投与量を設計する. 腎機能障害時には半減期延長により3日目でも定常状態に達していない症例があり，トラフ値の過小評価の危険性を考慮する. また病的肥満患者では，予測値と実測値に解離が認めることがある.

表 17 抗 MRSA 薬, 抗 VRE 薬の分類

カテゴリー	抗菌薬名	略号	剤形	適応菌種	国内成人(1日量/投与回数)	米国(1日量/投与回数)	投与速度(mg/時)	最高血中濃度(μg/mL)	半減期(時間)	胆汁中/血清	髄液中/血清	血中活性型(%)
グリコペプチド系薬	バンコマイシン	VCM	注射	MRSA, PRSP	2 g/2~4*1	*2	1,000	20~50	5.2	0.5	7~14	<45~90
	バンコマイシン	VCM	経口	C. difficile	0.5~2 g/4	500 mg/4	0					
テイコプラニン系薬	テイコプラニン	TEIC	注射	MRSA	*3	*4					10	
オキサゾリジノン系薬	リネゾリド	LZD	注射	VREF*5, MRSA	1,200 mg/2	800~1,200 mg/2	600	15~20	5		60~70	70
	リネゾリド	LZD	経口	VREF, MRSA	1,200 mg/2	800~1,200 mg/2	600	15~20	5		60~70	70
ストレプトグラミン系薬	キヌプリスチン・ダルホプリスチン	QPR/DPR	注射	VREF	22.5 mg/kg/3	7.5 mg/kg/3	7.5/kg	5	1.5			
アミノグリコシド系薬	アルベカシン	ABK	注射	MRSA	150~200 mg/2	市販なし	100	8	2.5	70~80	<1	

空欄は設定なしまたは資料なし.

*1 疾患と腎機能により投与量が異なる（本文参照）. TDM: 目標ピーク値 20~50 μg/mL, トラフ値 5~10 μg/mL.

*2 15~19 mg/kg, 静注 12 時間ごと. 髄腔内へは 5~10 mg/回を 48~72 時間ごと. リファンピシン, セフェム系薬との併用が望ましい.

*3 ローディング 400~800 mg/2, 以後は 200~400 mg/1.

*4 化膿性関節炎の維持には 12 mg/kg/日, S. aureus による心内膜炎には 12 mg/kg を 12 時間ごと 3 回, 以後 12 mg/kg を 24 時間ごと投与.

*5 VREF : vancomycin-resistant Enterococcus faecium.

表18 バンコマイシン投与量

A. 初回負荷量

患者体重	推奨初回負荷量	投与時間（分）
25〜35 kg	750 mg×1	60
36〜45 kg	1,000 mg×1	60
46〜55 kg	1,250 mg×1	90
56〜65 kg	1,500 mg×1	90
66〜75 kg	1,750 mg×1	120
≧76 kg	2,000 mg×1	120

B. 維持量

Ccr（mL/分）	追加量と投与間隔	トラフ値測定時期
>50	15〜20 mg/kg，8〜12 時間ごと	4〜5 回目投与前
30〜49	15〜20 mg/kg，12〜24 時間ごと	3〜4 回目投与前
15〜29	10〜15 mg/kg，24 時間ごと	3 回目投与前
<15	10〜15 mg/kg，24〜48 時間ごと	24 時間ごと（3 回目投与前） 48 時間ごと（3 回目投与前）
血液透析	初回量 20〜25 mg/kg×1 維持量：10〜15 mg/kg，透析後のデータが<15 mg/L または<20 mg/kg であれば 24 時間ごと，>20 mg/kg では投与しない．12 時間後濃度測定	・透析前（高血液流量透析では 3 時間透析で 20％が除去される） ・透析終了後 4 時間
持続的血液濾過透析	初回量：20〜25 mg/kg×1 維持量：10〜15 mg/kg，24 時間ごと	3〜4 回目投与前

[Stanford Hospital & Clinics Vancomycin Dosing Guidelines 2013（http://med.stanford.edu/content/dam/sm/bugsanddrugs/documents/dosing/2013VancomycinDosingGuide.pdf）（2018-5-7 参照）より引用]

- 初回 TDM 後は 1 週間に 1 回の TDM 実施を推奨する．ただし，TDM にて投与計画を変更した場合，血行動態が不安定な症例，高用量の投与を行っている患者，腎機能障害や不安定な患者，腎障害ハイリスク患者では，より頻回の測定が必要になる．
- 320 名の MRSA 院内感染患者を対象とした報告では，無効率は MRSA の MIC>1μg/mL とバンコマイシンのトラフ値が<15μg/mL の両者に相関が認められている．MIC≧2μg/mL ではほかの治療薬を選択する．

b）テイコプラニン
- 適応感染症：テイコプラニンの MRSA に対する抗菌力はバンコマイシンと同等．

〈体内動態と投与設計〉

> ・通常成人には，1回量400 mgまたは200 mgを1日1回投与するが，早期に有効な血中濃度トラフ値を確保するために初日のみ800 mgまたは400 mgを2回に分けて投与する
> ・蛋白結合率が約90％と高いため，遊離型の濃度をMIC以上に維持するにはtrough値を10 μg/mL以上に保つことが必要とされており，そのためには1回量400 mgが推奨される

＊腎機能障害はトラフ値60 μg/mL以上で発現注意とされており，安全域（治療域）の広い薬剤である．

＊透析患者を含む腎機能障害患者においても初期投与3日間は通常量を投与し，4日目以降は腎機能障害度に応じて投与間隔で調整．分布容積が大きく組織への移行は良好であり，未変化体のまま主に腎から排泄される．

＊半減期が約50時間と長く，1日1回投与の薬剤である．

c) リネゾリド

■ 経口薬と静注薬で同じ血中濃度を得る．各組織への移行性に優れる．

■ 肝腎機能障害の患者でも用量調整が不要．

d) キヌプリスチン・ダルホプリスチン

■ *Enterococcus* では *E. faecium* には有効だが *E. faecalis* には無効であることに注意.

3) 副作用と注意事項
a) バンコマイシン，テイコプラニン

■ red man syndrome（点滴速度が速いために起こるヒスタミン遊離作用）：アレルギーではないので日を変えて再投与が可能（溶解濃度に注意する）（表 19）.

■ 腎機能障害，聴覚障害，血中濃度に関係する．前者はトラフ値と，後者はピーク値と関連する．

b) リネゾリド

■ 好中球減少，血小板減少（投与日数と比例して出現，14日目を過ぎると急増）.

■ 乳酸アシドーシス（重症肝機能障害患者への投与で出現しやすい．しばしば致命的）.

■ 末梢神経障害.

c) キヌプリスチン・ダルホプリスチン

■ 末梢静脈炎（投与経路は中心静脈カテーテルのみ）.

■ チトクロム P450 代謝酵素に関連する薬物相互作用.

■ QTc 延長.

IV

A

抗菌薬

表19 red man syndrome に対応するためのバンコマイシン投与量

投与量	投与時間
500 mg/100 mL	1 時間以上かけて点滴静注
1,000 mg/200 mL	2 時間以上かけて点滴静注
1,500 mg 以上 /300 mL	3 時間以上かけて点滴静注

h テトラサイクリン系薬

1) 分類（表20）

2) 適応と特徴

■ スペクトラムは非常に広いが副作用が多く，現在では非定型病原微生物が主要なターゲット.

■ その他では非結核性抗酸菌症の *Mycobacterium fortuitum*, *M. chelonae* に有効. 第二世代は経口薬でも吸収性が良好で注射薬に匹敵する血中濃度を得る.

3) 投与量と投与間隔

■ 第二世代は半減期が長く 1 日 2 回.

■ 脂溶性であるため初期負荷量は維持量の倍量を投与.

4) 副作用と注意事項

■ 妊婦，授乳婦，8 歳以下の小児には禁忌.

■ 吸収阻害に注意（ミルク，鉄剤，カルシウム，マグネシウム，制酸薬）.

■ 消化器症状（悪心，嘔吐）. 食道内に停留すると食道潰瘍をきたす（200 mL 以上の水で服用）. 中枢神経症状（めまい，不眠）.

■ 日光過敏症.

i その他の抗菌薬

1) 分類（表21）

2) 適応と特徴（表22）

a) アズトレオナム

■ 好気性グラム陰性菌のみ抗菌活性を有する.

■ 他剤との併用は相乗効果は認めず，スペクトラムの拡大のみ.

b) ホスホマイシン

■ O-157 による腸管感染症の治療で脚光を浴びた.

■ 米国では単純性尿路感染症のみ適応がある.

■ ほかの感染症ではスペクトラムは広いが単独投与での有用性は低く，重症感染症（MRSA，緑膿菌）に対して併用時に用いられる.

■ 選択毒性は高く，ナトリウム含量が高いため心不全患者への投与には注意.

表 20 テトラサイクリン系薬の分類と抗菌特性

カテゴリー	抗菌薬名	略号	剤形	国内成人（1日量/投与回数）	米国（1日量/投与回数）	投与速度（経口は1回量）	最高血中濃度（μg/mL）	半減期（時間）	血中活性型（%）	胆汁中/血清
第一世代	テトラサイクリン	TC	経口	1,000 mg/4	*1	250 mg	1.5～2.2	6～10	88～94	2～30
	デメチルクロロテトラサイクリン	DMCTC	経口	450～600 mg/2～4	市販なし	150 mg	1.3	12～16		2～30
第二世代	ドキシサイクリン	DOXY	経口	*2	200 mg/2	100 mg	1.5～2.1	11～13	5	2～30
	ミノサイクリン	MINO	注射	*3	200 mg/2	200 mg/2 時間	4.4	6	24	2～30
	ミノサイクリン	MINO	経口	*3	200 mg/2	200 mg	2～3.5	16	24	2～30

空欄は資料なし.
*1 1～2 g/4.
*2 初日 100～200 mg/1～2, 2日目より 100 mg/1.
*3 初日 100～200 mg/1～2, 2日目より 100 mg を 12～24 時間ごと.

IV

A

抗菌薬

表21 その他の抗菌薬の分類

カテゴリー	抗菌薬名	略号	剤形	国内成人（1日量/投与回数）	米国（1日量/投与回数）
モノバクタム系薬	アストレオナム	AZT	注射	1〜2 g/2	3〜8 g/3〜4
ホスホマイシン系薬	ホスホマイシン	FOM	注射	2〜4 g/2	市販なし
			経口	2〜3 g/3〜4	3 g/1
リンコマイシン系薬	クリンダマイシン	CLDM	注射	600〜1,200 mg/2〜4（極量 2,400 mg）	1,800〜2,700 mg/3
			経口	600〜1,200 mg/4	600〜1,800 mg/4
メトロニダゾール	メトロニダゾール		経口	500〜2,000 mg/2〜4（疾患により量が異なる）	500〜2,000 mg/2〜4（疾患で量異なる）
			注射	1,500〜2,000 mg/3〜4	
サルファ剤	スルファメトキサゾール・トリメトプリム	ST	注射	TMPとして15〜20 mg/kg/3（細菌のみ）[*1]	TMPとして8〜10 mg/kg/2〜4（細菌）[*1]
			経口	注射に準ずる	注射に準ずる
リファンピシン	リファンピシン	RFP	経口	450〜600 mg/1（結核の適応のみ）	600 mg/1〜2[*2]

*1 一般感染症：TMPとして320 mg/2，ニューモシスチス肺炎：(1) 治療量 TMPとして15〜20 mg/kg/2〜3，(2) 予防量 TMPとして80 mg/1．
*2 結核は10 mg/kg（最大600 mg）1回投与
SMX：スルファメトキサゾール，TMP：トリメトプリム．

表22 その他の経口抗菌薬の体内動態

カテゴリー	抗菌薬名	略号	国内成人（1日量）常用量（極量）	米国（1日量）常用量～極量	最高血中濃度（μg/mL）	半減期（時間）	血中活性型（%）	胆汁中/血清	髄液中/血清	尿中排泄率（%）
ホスホマイシン系薬	ホスホマイシン	FOM	2～3 g/3～4	3g/1	3	3～4		<1	<0.03	30
リンコマイシン系薬	クリンダマイシン	CLDM	600～1,200 mg/4	600～1,800 mg/4	5.5	0.5	6～15	1～4	<0.01	10
メトロニダゾール	メトロニダゾール（経口）	MNZ, MTZ	500～2,000 mg/2～4（疾患で異なる）	500～2,000 mg/2～4（疾患で異なる）	20～25	6～14	80	1	0.45～0.89	
	メトロニダゾール（注射）	MNZ, MTZ	1,500～2,000 mg/3～4	2,000～4,000 mg（疾患で異なる）	13.1/500 mg	12.4			1*	61（72時間）
サルファ剤	スルファメトキサゾール・トリメトプリム	SMX/TMP（800/160）	TMPとして 320 mg/2（細菌）	TMPとして 160/2	46.8/1.46	7.8/6.8	40～50/42	1～2	0.5/0.4	
リファンピシン	リファンピシン	RFP	450～600 mg/1（結核の適応のみ）	600 mg/	4～32	2～5	20	100	10>≧1	30

*髄膜炎では血漿濃度の1～3倍に達する。

c) クリンダマイシン

- 嫌気，好気性グラム陽性菌にスペクトラムを有する．
- 体内分布は良好だが脳脊髄液への移行は不良で髄膜炎，脳膿瘍には用いない．
- 肝代謝のため尿路への移行も不良．
- 50 S サブユニットに結合することにより抗菌作用を示す．そのため同じ作用機序を示す抗菌薬（マクロライド系薬，ストレプトグラミン系薬）と拮抗し交差耐性を有する．ユニークな機序としてグラム陰性菌の β-ラクタマーゼ産生とエンドトキシンを抑制することが知られ，抗菌活性はないもののグラム陰性菌感染症に他剤と併用されることもある．
- 10 日以上の投与で偽膜性腸炎の発症頻度は急激に高まる．心毒性に注意する．
- 時間依存性であり投与間隔を遵守する．

d) メトロニダゾール

- 嫌気性グラム陰性菌感染症に用いられる．
- 経口薬の吸収性（生物学的利用率）は静注薬に匹敵するほど高い．
- 本剤の注射薬は海外では 30 ヵ国以上で発売されていたが，国内では未承認であったため経口ができない患者の治療に難渋することが問題となり，感染症関連の各種学会の要望により 2014 年に承認となった．「嫌気性菌感染症」，「感染性腸炎（偽膜性大腸炎を含む）」および「アメーバ赤痢」の適応症を取得している．
- クリンダマイシンが無効の *Bacteroides fragilis* にも有効．
- 偽膜性腸炎の治療薬としても有用．
- 体内分布は良好である．特筆すべきは脳脊髄液への移行が血中濃度の 80％ にも達することであり，嫌気性菌による中枢神経感染症の第一選択薬．逆にクリンダマイシンは髄液への移行性は不良である．
- 造血器障害に注意．ジスルフィラム様作用があり禁酒が必要．

e) ST 合剤

- スルファメトキサゾール（SMX）とトリメトプリム（TMP）の合剤．わが国では 1 錠中の含量は SMX 400 mg，TMP 80 mg である．
- 嫌気性菌以外のグラム陽性菌，陰性菌に広くスペクトラムを有するが，副作用，耐性の面からニューモシスチス肺炎の治療および予防薬，適応承認外であるがトキソプラズマ症の第二選択薬として用いられる．

f) リファンピシン

- 結核菌に対する key drug であるが，ほかの細菌に対しても強い抗菌作用を示す（わが国では結核のみ承認）.

- 対象は重症感染症（レジオネラ肺炎，心内膜炎，シャント感染，生体異物感染など）. 単剤で使用すると容易に耐性化するため，感染症の治療薬としては必ず他剤と併用する.

- 薬物相互作用が多彩であり，必ず確認してから投与する. このように本剤は大変有用であるが，使用法に専門知識を必要とするので感染症専門医と相談して投与する.

j 最近，緊急承認された薬剤耐性用抗菌薬

- 世界中で薬剤耐性菌が増加する中，海外では承認されているが日本では未承認の抗菌薬の導入が感染症関連学会から要望書が提出され，緊急承認となった抗菌薬について概説する. これらの抗菌薬は最終的な薬剤耐性用抗菌薬として，学会指針に基づく適正使用を厳守することが重要である.

1) コリスチン（ポリミキシン E）

a) 分　類

- ポリペプチド系薬.

b) 適応と特徴

- コリスチンは既存の薬剤では期待できない感染症に対して，海外では使用されているが国内未承認であったため，厚生労働省より「医療上の必要性の高い未承認薬・適応外薬」として製薬会社へ開発要請がなされ，2015 年に販売承認に至った. 適応菌種は「コリスチンに感性のグラム陰性桿菌（大腸菌，シトロバクター属，クレブシエラ属，エンテロバクター属，緑膿菌，アシネトバクター属）」で，β-ラクタム系薬，フルオロキノロン系薬およびアミノ配糖体系の 3 系統の抗菌薬に耐性を示す細菌である.

c) 投与量と投与間隔（成人）

> 1.25〜2.5 mg/kg，12 時間ごと，30 分以上かけて点滴

d) 主な副作用

- 腎機能障害（21％），神経系障害（2％）. 重大な副作用として腎不全，腎機能障害，呼吸窮迫，無呼吸，偽膜性大腸炎の報告がある.

2) チゲサイクリン

a) 分類

- グリシルサイクリン系薬

b) 適応と特徴

- 2010 年に感染症関連 4 学会が「多剤耐性アシネトバクター感染症に関する四学会からの提言」を公表，欧米で使用されているチゲ

IV

A

抗菌薬

サイクリンの早期導入を要望し 2012 年に承認された.

■ 適応菌は，本剤に感性の大腸菌，シトロバクター属，クレブシエラ属，エンテロバクター属，アシネトバクター属. ただし，ほかの抗菌薬に耐性を示した株菌に限る.

c) 投与量と投与間隔（成人）

初回 100 mg，以後 12 時間ごとに 50 mg をそれぞれ 30〜60 分かけて点滴

d) 主な副作用

■ 悪心（26.4％），嘔吐（18.1％），下痢（11.9％）など，重大なものはショック，アナフィラキシー様症状，重篤な肝機能障害，肝不全，血小板減少症，急性膵炎，偽膜性大腸炎，皮膚粘膜眼症候群の報告がある.

3）ダプトマイシン

a) 分 類

■ リポペプチド系薬

b) 適応と特徴

■ 2012 年に本邦で承認されたリポペプチド系の静注抗菌薬で，新規作用機序をもつため，バンコマイシンおよびリネゾリド耐性の MRSA に抗菌活性をもつ. グラム陰性菌に対しては抗菌力がない.

■ 肺のサーファクタントで不活化されるため，肺炎には適応がない.

c) 投与量と投与間隔

■ 抗菌活性は濃度依存性である. また PAE を 6 時間有する. 蛋白結合率が約 91％で高いため，血中濃度半減期が約 8.5 時間と長く，腎排泄性である.

成人：6 mg/kg（敗血症，感染性心内膜炎），4 mg/kg（深在性皮膚感染症，外傷・熱傷および手術創などの二次感染，びらん・潰瘍の二次感染），24 時間ごと，30 分かけて点滴

d) 主な副作用

■ 有害事象が発現し，開発が中止された経緯がある. その後，用法を 1 日 1 回投与に変更し，有効性と安全性が確認され世界 70 ヵ国以上の国で承認された.

■ 重大な副作用としてショック，アナフィラキシー様症状，横紋筋融解症，好酸球性肺炎，末梢性ニューロパチー，腎不全，偽膜性大腸炎の報告がある.

B 抗真菌薬

- 現在，アゾール系薬，キャンディン系薬，ポリエン系薬，フルオロピリミジン系薬の合計4系統の抗真菌薬が使用できる．
- 各種真菌に対する抗真菌薬のスペクトラムと組織移行性を表1，2に示す．
- 真菌の場合，属レベルではなく菌種によって感受性が異なるため，臨床現場では菌種の同定が必要である．また，菌種でブレイクポイントが異なるため，感受性の評価も注意する．
- 特に遭遇する機会が多いカンジダ血症の治療に関して，表3にカンジダの菌種ごとに推奨される抗真菌薬を示した．
- 免疫不全の有無や異物の留置の有無で，推奨される抗真菌薬が異なることから，殺菌性・抗バイオフィルム効果などを意識した治療戦略が必要である．
- 一般的に真菌感染は，重症患者に発症することが多く，それらの患者は腎・肝機能障害も呈していることが多いため，腎・肝機能障害の有無によって推奨される投与量を表4〜6に示した．相互作用にも注意し，抗真菌薬を選択する．

a アゾール系薬[1〜3]

- 作用機序：真菌細胞膜脂質であるエルゴステロールの合成を阻害．
- フルコナゾール（FLCZ）はカンジダ属，クリプトコックス属，トリコスポロン属などの酵母様真菌に対してのみ抗真菌活性を呈するが，ボリコナゾール（VRCZ），イトラコナゾール（ITCZ）はアスペルギルスなどの糸状真菌にも活性をもつ．また，ITCZは一部の接合菌に対しても抗真菌活性を有する．
- ホスフルコナゾール（F-FLCZ）はFLCZのプロドラッグで，FLCZをリン酸エステル化し，水溶性を向上させた薬剤である．体内ではほぼ完全にFLCZに加水分解される．
- アゾール系薬は，バイオフィルムに対する抗真菌活性が落ちる（MIC値が上昇する）ため，バイオフィルムが関連する感染症への使用は推奨されない．
- ほかの抗真菌薬と異なり，静注薬のみならず，内服薬も存在する抗真菌薬である．
- 耐性機序：チトクローム P450 ステロール 14α-デチラーゼ（CYP51）の遺伝子変異による結合親和性が低下や，CYP51の発現量の増加，薬剤排出ポンプの機能亢進などによる．

305

表1 各種真菌に対する抗真菌薬のスペクトラム

	アゾール系薬			キャンディン系薬	ポリエンマクロライド系薬	フルオロピリミジン系薬
	FLCZ	VRCZ	ITCZ	MCFG·CPFG	L-AMB	5-FC
Candida albicans	○	○	○	○	○	○
Candida parapsilosis	○	○	○	○ (使用避ける)	○	○
Candida tropicalis	○	○	○	○	○	○
Candida glabrata	×	△	△	○	○	○
Candida krusei	×	△	△	○	○	×
Candida lusitaniae	○	○	○	○	×	○
Candida guilliermondii	×	△	△	○ (使用避ける)	○	○
Aspergillus spp.	×	○	○	○	○	△
Cryptococcus neoformans	○	○	○	×	○	○
Mucor spp.	×	×	×	×	○	×

○：一般的に感受性あり，△：感受性の確認が必要もしくは高用量で治療可能，×：一般的に感受性なし．

表2 各抗真菌薬と組織移行性

	アゾール系薬	キャンディン系薬	ポリエンマクロライド系薬	フルオロピリミジン系薬
髄液	○ (ITCZを除く)	×	△	○
肺	○	○	○	○
胆道系	○	○	○	○
腎・尿路	◎ (ITCZを除く)	×	×	○
皮膚・軟部組織	○	○	○	○
骨	○	○	○	○
関節	○	○	○	○
脈絡膜	◎	○	○	○
硝子体	◎	×	△	○

◎：移行性高い，○：移行性中等度，△：移行性低い，×：ほとんど移行しない．

表3 カンジダ血症に対して推奨される抗真菌薬（菌種別）

菌　種	軽　症	重　症	易感染・異物あり
C. albicans	FLCZ VRCZ	MCFG・CPFG L-AMB	MCFG・CPFG L-AMB
C. parapsilosis	FLCZ VRCZ	FLCZ L-AMB	L-AMB
C. tropicalis	FLCZ VRCZ	MCFG・CPFG L-AMB	MCFG・CPFG L-AMB
C. glabrata	MCFG・CPFG （感性であればVRCZ）	MCFG・CPFG L-AMB	MCFG・CPFG L-AMB
C. krusei	L-AMB MCFG・CPFG （感性であればVRCZ）	L-AMB	L-AMB MCFG・CPFG
C. lusitaniae	FLCZ 感性であればVRCZ	MCFG・CPFG	MCFG・CPFG
C. guilliermondii	L-AMB （感性であればVRCZ）	L-AMB	L-AMB

重症度は APACHE-II score で評価．

表4 成人（腎・肝機能正常）における各抗真菌薬（静注）の投与量

抗真菌薬		初回投与量（日）	投与量（日）
アゾール系薬	ホスフルコナゾール （F-FLCZ, プロジフ®）	初日・2日目： 800 mg, 1回	400 mg, 1回
	ボリコナゾール （VRCZ, ブイフェンド®）	初日のみ： 6 mg/kg, 2回	4 mg/kg, 2回
	イトラコナゾール （ITCZ, イトリゾール®）	初日・2日目： 200 mg, 2回	200 mg, 1回
キャンディン系薬	ミカファンギン （MCFG, ファンガード®）		カンジダ症： 100〜150 mg, 1回 アスペルギルス症： 150〜300 mg, 1回
	カスポファンギン （CPFG, カンサイダス®）	初日のみ： 70 mg, 1回	50 mg, 1回
ポリエンマクロライド系薬	アムホテリシンB リポソーム製剤 （L-AMB, アムビゾーム®）		カンジダ症： 2.5〜5.0 mg/kg, 1回 アスペルギルス症： 2.5〜5.0 mg/kg, 1回 クリプトコックス症： 2.5〜5.0 mg/kg, 1回 ムーコル症： 5.0〜10.0 mg/kg, 1回

ITCZ，L-AMB は他剤との配合変化が生じやすいため単独ルートで投与．

表5 成人（腎・肝機能正常）における各抗真菌薬（内服薬）の投与量

抗真菌薬		初回投与量（日）	投与量（日）	服用法
アゾール系薬	フルコナゾール（FLCZ, ジフルカン®）	初日・2日目：800 mg, 1回	400 mg, 1回	食後
	ボリコナゾール（VRCZ, ブイフェンド®）	体重40 kg以上初日のみ：150 mg, 2回	200 mg, 1回	食間
		体重40 kg未満初日のみ：300 mg, 2回	100 mg, 1回	
	イトラコナゾール（ITCZ, イトリゾール®）	初日・2日目：200 mg, 2回	200 mg, 1回	内用液：空腹時カプセル：食直後
フルオロピリミジン系薬	フルシトシン（5-FC, アンコチル®）		25～50 mg/kg, 4回	食後

表6 成人（腎・肝機能障害あり）における抗真菌薬の投与量

抗真菌薬		腎機能	初回投与量（日）	投与量（日）
アゾール系薬	ホスフルコナゾール（F-FLCZ, プロジフ®）	Ccr ≧ 50	初日・2日目：800 mg, 1回	400 mg, 1回
		Ccr ≦ 50	初日・2日目：400 mg, 1回	200 mg, 1回
		透析（HD）	初日のみ：400 mg, 1回	HD後に200 mg
		持続透析（CHDF）	初日のみ：400 mg, 1回	200 mg, 1回
	ボリコナゾール（VRCZ, ブイフェンド®）・イトラコナゾール（ITCZ, イトリゾール®）	静注薬はCcr ≦ 30の場合は投与禁忌（注射薬の可溶化剤が蓄積するため）．内服薬は使用可能．VRCZは肝機能障害（Child-Pugh分類A or B）の場合，初日は通常量であるが，2日目以降は体重40 kg以上なら100 mg/日，体重40 kg未満なら50 mg/日へ減量		
キャンディン系薬		腎機能障害による用法・用量の調整は不要．ただし，CPFGでは肝機能障害患者（Child-Pugh分類B）では2日目以降の投与量を35 mg, 1回/日へ減量を行う		
ポリエンマクロライド系薬		腎機能障害による用法・用量の調整は不要		
フルオロピリミジン系薬	フルシトシン（5-FC, アンコチル®）	Ccr ≧ 50		25～50 mg/kg, 4回
		Ccr 10～50		25～50 mg/kg, 2回
		Ccr ≦ 10		25～50 mg/kg, 1回
		透析（HD）		HD後に25～50 mg/kg
		持続透析（CHDF）		25～50 mg/kg, 2回
		腹膜透析		25～50 mg/kg, 1回

1) 適 応

a) カンジダ症[4]

①カンジダ血症

- 菌種によって異なるが，軽症において第一選択薬.
- *C. albicans*, *C. parapsilosis*, *C. tropicalis* に対しては F-FLCZ もしくは FLCZ を積極的に使用.
- *C. glabrata*, *C. guilliermondii* では感受性があれば VRCZ も選択肢となる.
- *C. krusei* に対してはキャンディン系薬もしくはポリエン系薬を選択.
- step down：5〜7 日間キャンディン系薬を使用し，患者の状態がよければ，積極的にアゾール系薬の経口薬への変更を考慮する.

②カンジダ性眼病変

- アゾール系薬は眼内の移行性が良好なため，感受性があれば脈絡網膜炎・硝子体炎などの眼病変に使用することができる.

③食道カンジダ症

- FLCZ 100 または 200 mg/日が第一選択薬.

b) アスペルギルス症[3]

- 侵襲性アスペルギルス症や慢性壊死性肺アスペルギルス症に対しては，VRCZ が第一選択薬.
- 肺アスペルギローマは，手術不能症例に対して使用する.

c) クリプトコックス症

- 肺クリプトコックス：F-FLCZ（もしくは FLCZ）にフルシトシン（5-FC）を併用して治療を行う.
- クリプトコックス髄膜炎：アムホテリシン B リポソーム製剤（L-AMB）で初期治療を行った後の step down として選択される.

d) トリコスポロン症

- VRCZ を選択し，治療を行う.

2) PK-PD[5]

- 有効性のパラメータは AUC/MIC で，カンジダ症に対しては 25 μg/mL，アスペルギルス症に対しては 35〜40 μg/mL 必要である.
- FLCZ は腎代謝，VRCZ，ITCZ は肝代謝の薬剤である.
- VRCZ は TDM が必要（VRCZ は非線形の薬動態を示すこと，特にアジア人では CYP2 C19 変異体による poor metabolizer が多く，TDM が重要）. 投与 5〜7 日目に定常状態に到達するため，その時期に TDM を行う. 目標トラフ値は 1〜2 μg/mL 以上である（4〜5 μg/mL を超えると肝機能障害が出現しやすい）.

- ITCZ は経口吸収率の問題から，内用液を選択するのが望ましい.
- ITCZ は FLCZ や VRCZ と異なり，蛋白結合率が高く（99.8%），髄液には移行しない.

3）薬物間相互作用[5]

- リファンピシン（RFP）との併用で，FLCZ や ITCZ の血中濃度が低下する.
- FLCZ や VRCZ は降圧薬，抗不整脈薬，抗てんかん薬，抗精神病薬，免疫抑制薬などの血中濃度を上昇させるため，使用する際には必ず添付文書を確認する.

4）有害事象

- FLCZ：QT 延長，脱毛などが起こる.
- VRCZ：特に一過性の視覚異常（羞明，霧視，色覚異常など）が約 25%の患者に出現する（後遺症は残らない）. 血中濃度が高い場合には，精神・神経障害（不穏，幻覚など）が起こる. 長期投与の場合，皮膚悪性腫瘍を発症することもあり，注意を要する. その他，光線過敏症，骨痛，肝機能障害の出現にも注意する.
- ITCZ：内用液においては初期にシクロデキストリンによる消化器症状（嘔吐・下痢など）が約 10%で出現するが，投与継続できる場合が多い. その他，浮腫や心不全，低 K 血症などが起こる.

5）その他

- アゾール系薬は造血幹細胞移植後の予防投与でも使用される.
- ITCZ のカプセル製剤は，酸性のジュースなどと内服すると消化管からの吸収率が上昇する. 逆に，制酸薬と内服した場合には吸収率が低下するため注意を要する. また，空腹時では 30～40%しか吸収されないため，必ず食直後に投与を行う.
- ITCZ の注射剤は単独でのライン投与，投与前後は生理食塩水でルート内のフラッシュが必要である.
- VRCZ の注射剤にはスルホブチルエーテル-β-シクロデキストリン（SBECD），ITCZ の注射剤にはヒドロキシプロピル-β-シクロデキストリン（HPCD）という薬剤の溶解補助剤が含まれる. これらのシクロデキストリンには蓄積性の腎毒性があるため，VRCZ と ITCZ の注射剤は Ccr が 30 mL/分未満の患者では投与禁忌である.
- 妊婦または妊娠している可能性がある女性には投与しない（動物実験で催奇形性が報告されている）. また，母乳にも移行するため，授乳婦への投与も極力控える（安全性は確率されていない）.

b　キャンディン系薬[1~3]

- 作用機序：真菌細胞壁の構成成分である 1,3-β-D グルカンの合成酵素を阻害.

- ミカファンギン（MCFG），カスポファンギン（CPFG）はともに，カンジダ，アスペルギルス以外の真菌には活性をもたない．
- 特に，カンジダ属に対しては殺菌的に作用する．
- *C. glabrata*，*C. krusei* をはじめとするアゾール系薬耐性もしくは低感受性のカンジダ属にも有効性がある（ただし，*C. parapsilosis*，*C. guilliermondii* に対する活性は高くない）．
- 主に，重症侵襲性カンジダ症，侵襲性アスペルギルス症に対する代替治療，発熱性好中球減少症におけるエンピリック治療に使用される薬剤である．
- MCFG においては用量調整が必要になるような薬剤相互作用がない．
- CPFG では肝機能障害の程度によって（Child-Pugh 分類 A・B）投与方法が確立している．
- 真菌が形成するバイオフィルムに対して，抗バイオフィルム作用を有する．
- キャンディン系薬は静注薬のみしか存在しないものの，抗真菌薬の中では最も副作用が少ない．
- 耐性機序：キャンディン系薬の作用部位である 1,3-β-D グルカン合成酵素の遺伝子変異（*FKS1*，*FKS2*）による．

1）適　応
a）カンジダ症[4]
①カンジダ血症
- 重症な場合，好中球減少例，昇圧剤などを使用していて中心静脈カテーテル（CV）の入れ替えになる場合，または熱傷や外傷などで CV が入れ替え・抜去できない場合には第一選択薬（ただし，*C. parapsilosis* や *C. guilliermondii* などはもともと *FKS* 変異をもち，キャンディン系薬の MIC 値が高い菌種の場合には他剤へ変更することが望ましい）．
- *C. krusei* によるカンジダ血症については，キャンディン系薬の臨床的評価は不十分．

②カンジダ性眼病変
- 脈絡網膜には移行性があるが，硝子体には移行性が不良のため，硝子体浸潤を起こしている場合には，キャンディン系薬から他剤へ変更する（アゾール系薬，もしくはポリエンマクロライド系薬＋フルオロピリミジン系薬）．

b）アスペルギルス症[3]
- 侵襲性アスペルギルス症に対してキャンディン系薬は，VRCZ，L-AMB との併用でのみ使用する．

- 慢性壊死性肺アスペルギルス症に対しては，キャンディン系薬が第一選択薬である．
- 肺アスペルギローマに対しては，手術不能症例に使用する．

2) PK-PD[5]
- 有効性のパラメータは，カンジダ属では AUC/MIC>20，アスペルギルス属では C_{max}/MIC>10 である．
- MCFG，CPFG はともに肝代謝の薬剤である．
- TDM は不要である．

3) 薬物間相互作用[5]
- MCFG：用量調整が必要となるような薬剤相互作用はない．
- CPFG：RFP や抗てんかん薬（カルバマゼピン，フェニトイン），デキサメタゾンなどと併用する場合，血中濃度が低下するため投与量を 70 mg/日に増量が必要．また，免疫抑制薬のシクロスポリンと併用する際には CPFG の血中濃度上昇，タクロリムスと併用する際には CPFG の血中濃度が低下する．

4) 有害事象
- MCFG，CPFG はともに，肝機能障害，汎血球減少などの副作用に注意する．

5) その他
- 真菌感染が疑われる発熱性好中球減少症の場合には CPFG のみが保険適用である．
- 造血幹細胞移植後の予防投与では MCFG のみが保険適用である．
- MCFG は注射用蒸留水での溶解は不可である（生理食塩水，5%ブドウ糖溶液は可）．
- CPFG はブドウ糖溶液での溶解は不可である（生理食塩水，注射用蒸留水は可）．

C ポリエンマクロライド系薬[1~3]
- 作用機序：真菌の細胞膜を構成するエルゴステロールに直接作用して膜透過性を亢進させることで真菌の内容物を漏出させる．
- L-AMB，AMPH デオキシコール酸製剤（ABD）の 2 剤が使用可能である．
- ほとんどすべての真菌に殺真菌作用を示すが，*C. lusitaniae*，*Aspergillus terreus*，スケドスポリウム属，トリコスポロン属，フザリウム属に対しては効果がない．
- 真菌が形成するバイオフィルムに対して，抗バイオフィルム作用を呈する．
- L-AMB は腎・肝機能障害患者においても，用法・用量の調整が不要である．透析で除去されない．ABD は用量依存性に腎機能

障害を発症するため，注意を要する．

■発熱，悪寒などを避けるため，2〜4時間かけて投与を行う．

■耐性機序：真菌細胞膜のエルゴステロール合成量低下による．

■L-AMB は尿路への移行が乏しいため，尿路感染症の場合には ABD を選択する．また，新生児への投与や，*Coccidioides immitis* による髄膜炎では ABD を選択する．

1) 適 応
a) カンジダ症[4]

①カンジダ血症

■重症，易感染性，中心静脈カテーテルなどの異物が挿入されている場合，合併症に骨髄炎や心内膜炎などを呈している場合には第一選択薬として考慮する．

■*C. krusei*，*C. guilliermondii* の場合には第一選択薬．

■*C. lusitaniae* は自然耐性であるため，他剤を使用する（アゾール系薬，もしくはキャンディン系薬）．

②カンジダ性眼病変

■移行性には乏しいものの，*C. glabrata* や *C. krusei* などアゾール系薬が低感受性を示す菌種に対して 5-FC との併用で使用する．

■硝子体浸潤を呈している場合には，ポリエンマクロライド系薬がもつ殺菌性を考慮し，5-FC との併用で使用することが望ましい．

b) アスペルギルス症[3]

■侵襲性アスペルギルス症：第二選択薬（L-AMB：2.5〜5.0 mg/kg）．

■*Aspergillus terreus* は自然耐性であるため，他剤を使用する．

c) クリプトコックス症

■クリプトコックス症髄膜炎：5-FC との併用で使用（L-AMB：5〜10 mg/kg）．

d) ムーコル症

■高用量（L-AMB：5〜10 mg/kg）で第一選択薬となる．

2) PK-PD[5]

■有効性のパラメータは C_{max}/MIC≧4 である．

■代謝経路は腎臓で，緩徐に排泄される（数日かかる）．

■TDM は不要である．

3) 薬物間相互作用[5]

■相互作用はないが，腎機能障害を有する薬剤との併用はなるべく避ける．

4）有害事象とその対応

■腎機能障害（輸入細動脈の収縮と尿細管細胞の障害による）：腎機能障害を軽減するため ABD 投与前に生理食塩水の負荷を考慮する.

■投与時関連反応（炎症性サイトカインの産生誘導が関連）：発熱，消化器症状，背部痛などが高率に起こるため，初日の投与は2時間かけて投与することが望ましい. 投与時関連反応を起こした場合には，アセトアミノフェンやジフェンヒドラミン（1 mg/kg）などの前投与で，L-AMB の再投与は可能である. また，投与数日以内で，投与時関連反応は消失する.

■低 K 血症，低 Mg 血症：週に2回程度の血液検査で電解質異常の確認を行う.

■貧血（エリスロポエチン産生低下による）：可逆的な変化で，投与終了後に回復する.

5）その他

■L-AMB は1バイアルを注射用水 12 mL で溶解し，5％ブドウ糖溶液 250 mL で希釈して使用（生理食塩水では配合変化が生じる）. 投与前後には5％ブドウ糖溶液でルート内のフラッシュも必要である.

■妊婦・授乳婦への投与は極力避けることが望ましい.

d フルオロピリミジン系薬[1～3]

■作用機序：5-FC は真菌細胞内のシトシンジアミナーゼにより 5-fluorouracil（5-FU）を経て，5-fluoro-uracil triphosphate（5F-UTP）に変換され，RNA に取り込まれる. その結果，蛋白合成を阻害し，抗真菌活性を呈する.

■5-FC が使用可能な薬剤である.

■カンジダ属やクリプトコックス属などの酵母様真菌に対して抗真菌活性を有する（糸状菌には効果が乏しい）.

■*C. krusei* や *Cryptococcus neoformans* では MIC 値が高い傾向をもつ.

■髄液移行性が良好な薬剤である.

■主にカンジダ性心内膜炎，カンジダ性骨髄炎，カンジダ性眼病変の硝子体炎，クリプトコックス髄膜炎の治療に使用する薬剤である.

■単独使用ではすぐに耐性を獲得するため，必ずほかの抗真菌薬と併用で使用する（主に F-FLCZ や L-AMB）.

■L-AMB との併用では，5-FC の取り込み効率が上昇し，相乗効果を発揮する.

■髄注も行うことができる薬剤である（1％溶液 10 mL を週2回投与）.

■内服薬しかないものの，バイオアベイラビリティは良好（90%以上）．

■耐性機序：5-FC を変換する酵素の変異による．

1）適　応
a) カンジダ症[4]

■カンジダ性心内膜炎，カンジダ性骨髄炎：アゾール系薬，キャンディン系薬，もしくは L-AMB と併用で使用．

■カンジダ性眼病変の硝子体炎：L-AMB と併用で使用．

b) クリプトコックス症

■クリプトコックス髄膜炎：L-AMB との併用治療が第一選択．

2）PK-PD[5]

■有効なパラメータは%TAM≧45%である．

■代謝経路は腎臓である．

■半減期が短いため（2〜5時間），腎機能正常であれば1日4回投与する．

3）薬物間相互作用[5]

■相互作用はないが，血球減少を呈する薬剤との併用はなるべく避けることが望ましい．

4）有害事象

■消化器症状，一過性の肝機能障害，骨髄抑制などが起こる．

5）その他

■妊婦・授乳婦にも投与可能な薬剤である．

●文　献
1）深在性真菌症のガイドライン作成委員会（編）：深在性真菌症の診断・治療ガイドライン，p103-p114，協和企画，東京，2014
2）日本医真菌学会（編）：侵襲性カンジダ症の診断・治療ガイドライン 2013，p9-p39，2013
3）日本医真菌学会（編）：アスペルギルス症の診断・治療ガイドライン 2015，p20-p21，2015
4）竹末芳生ほか（編）：侵襲性カンジダ症，p120-p158，医薬ジャーナル社，大阪，2014
5）日本化学療法学会ほか（編）：抗菌薬 TDM ガイドライン，p114-p132，2016

C 抗ウイルス薬

A 抗ウイルス薬の分類および適応

■ わが国で使用可能な抗ウイルス薬には種々の薬剤があるものの,本書の特徴上,専門医によって使用されるべき抗 HIV 薬と肝炎ウイルス治療薬に関する記載は控え,本項では比較的一般的にみられることの多いインフルエンザウイルス,ヘルペスウイルス属および RS ウイルスに対する治療薬を中心に述べる.

a 抗インフルエンザウイルス薬

■ 抗インフルエンザウイルス薬としてわが国で使用可能な薬剤には M2 蛋白阻害薬であるアマンタジンとノイラミニダーゼ阻害薬であるオセルタミビル,ザナミビル,ラニナミビル,ペラミビル,そして 2018 年に新しく登場したキャップ依存性ヌクレアーゼ阻害薬であるバロキサビルマルボキシルがある.

■ 抗インフルエンザ薬を治療に用いる場合には,すべてのインフルエンザ患者に治療が必須ではないことをふまえ,その使用の必要性を慎重に検討すべきである[1].

■ 表 1 に各薬剤の比較を示す.

1) M2 阻害薬

a) アマンタジン (シンメトレル®)

■ A 型インフルエンザのみに存在する M2 蛋白を阻害するため B 型インフルエンザには無効.

> 通常 100 mg, 1 日 2 回, 内服

■ 発症 48 時間以内の投与で,発熱や全身症状が 1～2 日間短縮する.

■ ノイラミニダーゼ阻害薬に比べ耐性化しやすく,耐性率は 30～80％との報告もある.

■ 副作用は消化器と中枢神経にみられ,重大な中枢神経系の副作用として,抑うつ,振戦,歩行障害,または幻覚などがある.

■ 腎機能障害患者では神経系の副作用が増強することがあるため注意を要する.

■ 抗コリン薬や抗ヒスタミン薬との併用は中枢神経系の副作用を増強することがある.抗うつ薬や抗痙攣薬などとの併用の際も注意が必要である.

2) ノイラミニダーゼ阻害薬

■ A 型および B 型のインフルエンザウイルスのノイラミニダーゼの酵素活性部位に選択的に結合しノイラミニダーゼ活性を抑制する.

表1 抗インフルエンザウイルス薬

	アマンタジン	オセルタミビル	ザナミビル	ラニナミビル	ペラミビル	バロキサビル マルボキシル
分類	M2蛋白阻害薬	ノイラミニダーゼ阻害薬				キャップ依存性エンドヌクレアーゼ阻害薬
適応	A型インフルエンザ治療	A型・B型インフルエンザ治療および予防			A型・B型インフルエンザザ治療	A型・B型インフルエンザ治療
対象	成人	成人およ体重37.5 kg以上の小児*1	成人, 小児*2	成人, 小児	成人, 小児	成人, 小児
剤形	錠剤, 細粒	カプセル・ドライシロップ	吸入剤	吸入剤	注射剤	錠剤
投与経路	内服	内服	吸入	吸入	点滴	内服
投与量 治療	100 mg, 1日2回	成人: 75 mg, 1日2回, 5日間 幼小児: 2 mg/kg, 1日2回, 5日間	成人, 小児ともに2ブリスター (10 mg), 1日2回, 5日間	成人, 10歳以上の小児: 40 mg, 1回 10歳未満の小児: 20 mg, 1回	成人: 300 mg, 15分以上かけて点滴 (重症例では600 mg) 小児: 10mg/kg, 15分以上かけて点滴 (最大量600 mg)	成人および12歳以上の小児: 40 mg, 1日1回 (80 kg以上では80 mg, 1日1回) 12歳未満: 体重40 kg以上; 40 mg, 体重20〜40kg; 20 mg, 体重10〜20 kg; 10 mg, いずれも1日1回
投与量 予防	適応なし	成人: 75 mg, 1日1回, 10日間 体重37.5 kg以上の小児: 75 mg, 1日1回, 10日間	成人, 小児ともに2ブリスター (10 mg), 1日1回, 10日間	成人, 10歳以上の小児は20 mg, 1日2回 10歳未満の小児: 20 mg, 1回	適応なし	適応なし
投与期間	3〜5日	5日間 (予防の場合成人〜10日, 小児10日)	5日間 (予防は10日間)	1日 (治療, 予防とも)	1日 (重症例では反復投与)	1日
半減期	約10時間	6〜10時間	約2.5時間	3〜6時間	6.5時間	95.5〜99.6時間
排泄	腎臓	腎臓	腎臓	腎臓	腎臓	肝臓

*1 10歳以上の未成年の患者においては、原則として使用を差し控える。

*2 小児に対しては、ザナミビルを適切に吸入投与できると判断された場合にのみ投与する。

[菊地賢ほか (監): サンフォード感染症治療ガイド 2016, ライフサイエンス出版, 東京, 2016, 医薬品医療機器総合機構: 医療用医薬品の添付文書情報 (http://www.info.pmda.go.jp/psearch/html/menu_tenpu_base.html) (2018-2-15 参照) を参考に著者作成]

- わが国では投与法の異なる4種類のノイラミニダーゼ阻害薬が発売されている.

a) オセルタミビル (タミフル®)

- 内服するプロドラッグのノイラミニダーゼ阻害薬.
- 生物学的利用能は80%で内服により速やかに吸収され,肺,鼻腔,および中耳などへの移行も良好.

> 成人には75 mg,小児 (1~12歳) には2 mg/kgを1日2回,5日間,内服

- 75 mgの1日1回内服で74%の症状発現の予防効果がある.
- 副作用として悪心,嘔吐,および下痢などの消化器症状がみられるが,食物と一緒に服用することで軽減される.

b) ザナミビル (リレンザ®)

- 専用の吸入器を用いた吸入型のノイラミニダーゼ阻害薬.

> 2ブリスター (10 mg),1日2回,5日間,吸入

- 専用器具を用いた吸入により77.6%が口腔咽頭部,14.1%が下気道に達する.
- 気道の上皮からのウイルスの放出を阻止する.
- 消化管からはほとんど吸収されない.
- 発症48時間以内の投与によりインフルエンザの主要症状は1日以上短縮する.
- 喘息患者および慢性閉塞性肺疾患 (COPD) 患者では気道の攣縮を誘発する可能性があり,ザナミビルの吸入前に気管支拡張薬の吸入を行うことが勧められている.

c) ラニナミビル (イナビル®)

- 吸入型の長時間作用型ノイラミニダーゼ阻害薬.
- 吸入器と薬剤の一帯型で操作が簡便であり1回の吸入で治療が完結する.
- 服用の中断の心配がなく,コンプライアンスの面でも優れている.

> 成人には40 mg,10歳未満の小児には20 mg,単回,吸入

d) ペラミビル (ラピアクタ®)

- 注射薬の長時間作用型のイラミニダーゼ阻害薬.
- 経口や吸入が困難な症例,ハイリスク患者,肺炎を含めた重症例において用いられる.

> 成人には300 mg,小児には10 mg/kg,単回,点滴が基本

*重症化の恐れがある場合は600 mgまでの増量や連日の投与が可能.

3) キャップ依存性エンドヌクレアーゼ阻害薬

■ インフルエンザウイルスに特異的な酵素であるキャップ依存性エンドヌクレアーゼの活性を選択的に阻害し，ウイルスの mRNA 合成を抑制することでインフルエンザウイルスの増殖を抑制する．A 型および B 型インフルエンザウイルスともに効果を示す．

a) バロキサビルマルボキシル (ゾフルーザ®)

■ 現在使用可能な唯一のキャップ依存性エンドヌクレアーゼ阻害薬．

■ A 型および B 型インフルエンザウイルス感染症患者に対して単回内服で有効性が確認されており，良好なアドヒアランスが期待できる．

> 成人および 12 歳以上の小児には 40 mg (80 kg 以上では 80 mg)，12 歳未満の小児には体重 40 kg 以上で 40 mg，体重 20 kg 以上 40 kg 未満で 20 mg，体重 10 kg 以上 20 kg 未満で 10 mg を 1 日 1 回，内服

■ 予防投与における有効性および安全性は確立していない．

■ 副作用として下痢，肝機能障害が報告されている．

4) 抗インフルエンザウイルス薬の予防投与

■ オセルタミビル，ザナミビル，ラニナミビルは A 型もしくは B 型のインフルエンザ感染症の予防に使用可能である (表 1)．

■ 予防に用いる場合は，原則として，インフルエンザウイルス感染症を発症している患者の同居家族または共同生活者で下記の者が対象となる．

> ①高齢者 (65 歳以上)
> ②慢性呼吸器疾患または慢性心疾患患者
> ③代謝性疾患患者 (糖尿病など)
> ④腎機能障害患者

b 抗ヘルペスウイルス薬

■ 抗ヘルペスウイルス薬の対象は，単純ヘルペスウイルス (HSV)，水痘・帯状疱疹ウイルス (VZV)，およびサイトメガロウイルス (CMV) 感染症である．それぞれに対する治療薬について以下に述べる (表 2)[2,3]．

1) 抗 HSV・VZV 治療薬

a) アシクロビル (ゾビラックス®)

■ 内服および静注の抗 HSV・VZV 治療薬．

■ ウイルス感染細胞に対する特異性・選択性が強く，ほかの抗ウイルス薬に比べ重大な副作用が少ない．

表2　抗ヘルペスウイルス薬

分類	一般名	商品名	対象ウイルス	疾患	用法・用量	コメント・副作用
単純ヘルペス・水痘・帯状疱疹ウイルス治療薬	アシクロビル	ゾビラックス®点滴静注注	HSV, VZV	免疫低下した患者に発症した単純疱疹・水痘症状・脳炎、髄膜炎	5 mg/kg を 8 時間ごと、7 日間、1時間以上かけて点滴。脳炎/髄膜炎では 10 mg/kg まで増量可能、14～21日間	【副作用】過敏症：発熱、発疹、紅斑、蕁麻疹、中枢神経系：傾眠、錯乱、振戦、幻覚、昏睡などがみられるが治療終了 1～2週間で改善する。腎障害：クレアチニン上昇、高用量で尿細管に結晶化し閉塞（事前の十分な水分補給、急速注入を避ける、腎機能障害）。肝臓：ALT・ASTの上昇、血液：貧血、まれに好中球減少、血管炎では点滴部位の血管痛、灼熱感や蜂窩織炎を呈する
		ゾビラックス®錠	HSV, VZV	単純疱疹、帯状疱疹、骨髄移植時の予防投与	単純疱疹：200 mg, 1日5回 帯状疱疹：800 mg, 1日5回 予防投与：200 mg, 1日5回 （移植7日前から35日後まで）	
	バラシクロビル	バルトレックス®錠	HSV, VZV	単純疱疹・帯状疱疹・水痘	単純疱疹：500 mg, 1日2回 帯状疱疹・水痘：1,000 mg, 1日3回	吸収後体内でアシクロビルのエステル型プロドラッグ。生物学的利用能（バイオアベイラビリティ）はアシクロビルの3～5倍
			HSV	造血幹細胞移植における帯状疱疹の発症抑制	500 mg, 2回（移植7日前から35日後まで）	【副作用】アシクロビルと同様
	ファムシクロビル	ファムビル®錠	HSV, VZV	単純疱疹、帯状疱疹	単純疱疹：250 mg, 1日3回 帯状疱疹：500 mg, 1日3回	【副作用】精神神経系：頭痛、傾眠、めまい、腎臓：尿蛋白陽性、BUN増加、血液：白血球数増加/減少、貧血、好酸球増加、血小板数増加、一過性の精神障害
	ビダラビン	アラセナ®-A点滴静注注	HSV, VZV	単純ヘルペス脳炎、帯状疱疹	ヘルペス脳炎：10～15 mg/kg/日, 10日間 免疫抑制例の帯状疱疹：5～10 mg/kg/日, 5日間	【副作用】精神神経障害：振戦、幻覚、消化器症状。骨髄抑制：貧血、好中球減少、その他：過敏症、肝・腎機能障害
	ビダラビン	アラセナ®-A軟膏	HSV, VZV	単純疱疹、帯状疱疹	1日4～5回患部に塗布	【副作用】局所刺激症状
サイトメガロウイルス治療薬	ガンシクロビル	デノシン®点滴静注用	CMV	AIDS、臓器移植・腫瘍患者における重篤なCMV感染症	初期治療：5 mg/kg, 12時間ごと, 14日間 維持療法：6 mg/kg/日, 週5日または 5 mg/kg/日, 連日	【副作用】骨髄抑制：白血球（好中球）減少20.7%、血小板減少15.1%、貧血<5%。好中球減少は投与開始後2週間前後に多く中止後1週間で回復、好中球減少または G-CSF製剤に反応する。本剤投与中に 500/mm³ 未満の好中球減少か 50,000/mm³ 未満の血小板減少があったら中止する
	バルガンシクロビル	バリキサ®錠	CMV	AIDS、臓器移植・腫瘍患者における重篤なCMV感染症、臓器移植におけるCMV感染症の発症予防	初期治療：900 mg, 2回 維持療法：900 mg, 1回 発症予防：900 mg, 1回	ガンシクロビルのプロドラッグでありバイオアベイラビリティは食事とともに約60%（ガンシクロビルの7～9倍） 【副作用】ガンシクロビルと同様
	ホスカルネット	点滴静注用ホスカビル®	CMV	AIDS患者におけるCMV網膜炎、造血幹細胞移植患者におけるCMV血症およびCMV感染症	初期治療：60 mg/kg, 8時間ごと、または 90 mg/kg, 12時間ごと、2～3週間 維持療法：90～120 mg/kg/日	【副作用】臨床医的に最大の毒性は腎機能障害。血清クレアチニン値の測定を行う投与前と投与中に0.5～1/回の生理食塩水の負荷を行う、貧血、電解質異常（低Mg、低K、低Ca血症など）、頭痛、発熱

> 5 mg/kg, 1日3回, 7日間, 内服

※脳炎・髄膜炎においては必要に応じて投与期間の延長や投与量の増量を(10 mg/kgを上限として)考慮する.

- 髄液中濃度は血漿中の約半分の濃度に達する.
- 経口で投与する場合は生物学的利用能が15〜20%と低いため,単純疱疹には1回200 mgを,帯状疱疹には800 mgを1日5回内服する必要がある.

b) バラシクロビル (バルトレックス®)

- アシクロビルのエステル型プロドラッグであり,経口吸収率がアシクロビルの3〜5倍と大きく改善されている(平均で54%).
- 適応は単純疱疹,帯状疱疹および水痘の治療と造血幹細胞移植における単純疱疹の発症抑制と性器ヘルペスの発症抑制.

> 単純疱疹:500 mg, 1日2回, 内服
> 帯状疱疹:1,000 mg, 1日3回, 内服

- 経口のアシクロビルに比べ服薬量や回数を減少させ服薬コンプライアンスも改善させることができる. 副作用はアシクロビルと同様.

c) ファムシクロビル (ファムビル®)

- アシクロビルと並んで抗ヘルペス効果を示すペンシクロビルのプロドラッグ製剤.
- ファムシクロビルの活性代謝物であるペンシクロビルは,ヘルペスウイルス感染細胞内において特異的にリン酸化され,ペンシクロビル三リン酸となり,ウイルスのDNA合成を阻害することにより,ヘルペスウイルスの増殖を抑制する.

> 単純疱疹:250 mg, 1日3回, 内服
> 帯状疱疹:500 mg, 1日3回, 7日間, 内服

d) ビダラビン (アラセナ-A®)

- HSV, VZVに対する治療薬として注射薬と軟膏製剤がある.
- 注射薬の適応は単純ヘルペス脳炎と免疫抑制患者における帯状疱疹.
- 軟膏の適応は帯状疱疹と単純疱疹.
- HSV脳炎治療においてアシクロビルの効果に及ばないが,アシクロビル耐性のHSVやVZV感染症には有効.

2) サイトメガロウイルス (CMV) 治療薬

a) ガンシクロビル (デノシン®)

- 経口および静注の抗CMV治療薬.

- CMV のみならず HSV や VZV にも有効な薬剤であるが，副作用の面から CMV に限定して使用される．

> 初期治療として 5 mg/kg を 12 時間ごと，14 日間，点滴．その後，維持療法として 6 mg/kg を週 5 日，または 5 mg/kg を連日投与

- 主な副作用として骨髄抑制があり血算を頻回にフォローする必要がある．
- 好中球減少はガンシクロビル投与開始後 2 週間後にみられることが多く，中止後 1 週間程度で改善する．
- 本剤投与中に 500/mL 未満の好中球減少や 50,000/mL 未満の血小板減少が認められたら休薬する．
- 約 1/3 の症例で骨髄抑制や中枢神経の副作用にてガンシクロビルの中断を要する．
- 骨髄抑制は可逆性であり薬剤の中止に伴い回復する．
- 本薬剤における好中球減少は顆粒球コロニー刺激因子（granulocyte colony-stimulating factor：G-CSF）製剤に反応するため，ガンシクロビルの継続が必要な場合は好中球減少に対し G-CSF 製剤を併用して治療することができる．

b) バルガンシクロビル (バリキサ®)

- ガンシクロビルのプロドラッグである．
- 経口吸収率はガンシクロビルの 6〜8％に比べ 60％と著明に改善されている．

> 初期治療として 900 mg を 1 日 2 回，21 日間，内服．その後，維持療法として 900 mg，1 日 1 回，内服

- 適応は AIDS 患者，臓器移植後，悪性腫瘍における CMV 感染症の治療と臓器移植（造血幹細胞移植を除く）における CMV 感染症の発症抑制．
- 副作用はガンシクロビルと同等．

c) ホスカルネット (ホスカビル®)

- AIDS 患者の CMV 網膜炎および造血幹細胞移植患者における CMV 血症および CMV 感染症に対して適応がある．

> 初期治療として 60 mg/kg を 1 日 3 回または 90 mg/kg を 12 時間ごと，2〜3 週間，点滴．その後，維持療法として 90〜120 mg/kg，24 時間ごと点滴

- ガンシクロビル耐性の場合か，副作用でガンシクロビルが使用できない場合に用いられる．

- 重篤な腎機能障害を起こすことがあり，血清クレアチニン値の十分なモニターが必要．
- 本剤の腎機能障害を軽減するため，本剤初回投与前および毎回の点滴静注時には適切な水分補給が必要．

C 抗RSウイルス薬

a) パリビズマブ（シナジス®）

- パリビズマブはRSウイルスに対する特異的抗体である．
- 新生児，乳児および幼児におけるRSウイルス感染による重篤な下気道疾患の発症を抑制する．
- すでに発症したRSウイルス感染症に対する本剤の治療効果は確立されていない．

〈パリビズマブの適応〉

① 在胎週数28週以下の早産で，12ヵ月齢以下の新生児および乳児
② 在胎週数29〜35週の早産で，過去6ヵ月齢以下の新生児および乳児
③ 在胎週数29〜35週の早産で，過去6ヵ月以内に気管支肺異形成症の治療を受けた24ヵ月齢以下の新生児，乳児および幼児
④ 24ヵ月齢以下の血行動態に異常のある先天性心疾患の新生児，乳児および幼児
⑤ 24ヵ月齢以下の免疫不全を伴う新生児，乳児および幼児
⑥ 24ヵ月齢以下のダウン症候群の新生児，乳児および幼児

RSウイルス流行期を通して15mg/kg，月1回，筋注

B 腎機能障害時の各抗ウイルス薬の投与量

- 多くの抗ウイルス薬は腎機能に応じた投与量の調節が必要となる．
- 表3[2,3]にクレアチニンクリアランス（Ccr）に応じた各種薬剤の推奨投与量を示す．

● 文　献

1) Hyden FG：antiviral drugs. Principles and Practice of Infectious Disease, 5 th ed, Mandell GL et al（eds），p460-491, Churchill Livingstone, Philadelphia, 2000
2) 菊池賢ほか（監）：サンフォード感染症治療ガイド2016，ライフサイエンス出版，東京，2016
3) 医薬品医療機器総合機構：医療用医薬品の添付文書情報［http://www.info.pmda.go.jp/psearch/html/menu_tenpu_base.html］（2018-5-7参照）

表 3 腎機能障害時の各薬剤の推奨使用量（抗インフルエンザウイルス薬、抗ヘルペスウイルス薬）

抗ウイルス薬	健常者機能の投与量	推定される Ccr による腎機能障害の程度に応じた調節			透析時における追加投与		コメントおよび CAVH の用量
		>50~90 mL/分	10~50 mL/分	<10 mL/分	間欠透析時	CAPD 時	
抗インフルエンザウイルス薬							
アマンタジン	100 mg, 1 日 2 回	1~2 日に 1 回	2~3 日に 1 回	週 1 回	必要なし	必要なし	
サナミビル	2 ブリスター (10 mg), 1 日 2 回	海外では投与量の調節は必要ないとされている					
ラニナミビル	40 mg, 1 回吸入	データなし					
オセルタミビル	健常者機能の投与量 75 mg, 1 日 2 回	Ccr>60 75 mg, 1 日 2 回	30<Ccr≦60 30 mg, 1 日 2 回 ／ 10<Ccr≦30 30 mg, 1 日 1 回	Ccr≦10 データなし	間欠透析時 透析後 30 mg	CAPD 時 透析後 30mg	
ペラミビル	健常者機能の投与量 通常の場合 300 mg, 1 日 1 回 重症化の恐れのある場合 600 mg, 1 日 1 回	推定される Ccr による腎機能障害の程度に応じた調節 ≧50 300 mg, 1 日 1 回 600 mg, 1 日 1 回	30~50 100 mg, 1 日 1 回 200 mg, 1 日 1 回 ／ 10~30 50 mg, 1 日 1 回 100 mg, 1 日 1 回	Ccr<10 および間欠透析時 体重に投与量を調節し投与	Ccr<10 および透析時における追加投与	CAPD 時	

次頁につづく

抗ウイルス薬	健常者機能の投与量	推定されるCcrによる腎機能障害の程度に応じた調節			透析時における追加投与		コメントおよびCAVHの用量
		>50~90 mL/分	10~50 mL/分	<10 mL/分	間欠透析時	CAPD時	
抗ヘルペスウイルス薬							
アシクロビル	5~12.5 mg/kg, 1日3回	5~12.5 mg/kg, 1日3回	5~12.5 mg/kg, 1日1~2回	2.5~6.25 mg/kg, 1日1回	透析後に2.5~6.25 mg/kg	Ccr<10と同様	CAVH 3.5 mg/kg/日を投与
バラシクロビル	1,000 mg, 1日3回	1,000 mg, 1日3回	1,000 mg, 1日1~2回	500 mg, 1日1回	透析後に500 mg	Ccr<10と同様	Ccr 10~50と同様
ファムシクロビル	500 mg, 1日3回	500 mg, 1日3回	500 mg, 1日1~2回	250 mg, 1日1回	透析後に250 mg	データなし	
ビダラビン	5~12 mg/kg	データなし					
ガンシクロビル	初期治療: 5 mg/kg, 12時間ごと	5 mg/kg, 12時間	1.25~2.5 mg/kg, 24時間ごと	1.25 mg/kg, 週3回	透析後	Ccr<10と同様	
	維持療法: 5.0 mg/kg, 24時間ごと	2.5~5.0 mg/kg, 24時間ごと	0.6~1.25 mg/kg, 24時間ごと	0.625 mg/kg, 週3回	透析後 0.6 mg/kg	Ccr<10と同様	
	内服: 1 g, 1日3回	0.5~1 g, 1日3回	0.5~1 g, 1日2回	0.5 g, 週3回	透析後に0.5 g		
バルガンシクロビル	900 mg, 1日2回	900 mg, 1日2回	500 mg, 1~2日に1回	使用しない			
ホスカルネット							ホスカルネットの投与量はCcr (mL/分)÷患者体重 (kg)に基づき調整

ホスカルネット	mL/分/kg の Ccr						
	>1.4	1.0~1.4	0.8~1.0	0.6~0.8	0.5~0.6	0.4~0.5	<0.4
初期治療: 60 mg/kg, 8時間ごと, 2~3週間, 点滴	60 mg/kg, 8時間ごと	45 mg/kg, 8時間ごと	50 mg/kg, 12時間ごと	40 mg/kg, 12時間ごと	60 mg/kg, 24時間ごと	50 mg/kg, 24時間ごと	使用不可
維持療法: 90~120 mg/kg, 点滴	90~120 mg/kg, 24時間ごと	70~90 mg/kg, 24時間ごと	50~65 mg/kg, 24時間ごと	50~105 mg/kg, 48時間ごと	60~80 mg/kg, 48時間ごと	50~70 mg/kg, 48時間ごと	使用不可

CAPD : continuous ambulatory peritoneal dialysis, 持続携行式腹膜透析. CAVH : continuous arterio-venous hemofiltration, 持続動静脈血液濾過.
[菊池賢ほか (監) : サンフォード感染症治療ガイド 2016, ライフサイエンス出版, 東京, 2016, 医薬品医療機器総合機構 : 医療用医薬品の添付文書情報 [http://www.info.pmda.go.jp/psearch/html/menu_tenpu_base.html] (2018-5-7 参照) を参考に著者作成]

D ワクチン

- 表1に本邦および海外で使用されているワクチンを示す.
- 諸外国に比べ，本邦はまだ定期接種のワクチンの種類が少ない.
- 海外渡航の際に接種が必要なワクチンが，本邦ではまだ未認可のものがある.
- 予防接種後の健康被害発生に関しては，本邦で認可されているワクチンの場合は救済制度が設けられている. 一方，未認可の輸入ワクチンに関しては，ワクチンの輸入代行業者が独自に保険制度に加入している場合が多く，その制度を利用することになる.
- ワクチンを接種する前に，必ず問診票（予診票）の記載事項を確認する.
- ワクチン接種後は接種記録手帳などを作成し受診者へ渡す.
- ワクチン接種後20〜30分間は，受診者は副反応の有無の観点からすぐに連絡がとれる場所にいることが望ましい（基本的には待合室や観察室での待機が望ましい）.
- 複数のワクチンの同時接種は可能であり，接種部位を2.5 cm以上あけるようにする.
- トラベルクリニック（日本渡航医学会のホームページなどに掲載あり）では一般的に，4〜5種類のワクチンを同時に接種している.
- ワクチン接種の際は，血管迷走神経反射やアナフィラキシーショックなどが起こりうることを想定して，ベッドもしくはリクライニングチェアを使用する.
- 本邦においては，不活化ワクチン接種後，別の種類のワクチン（生ワクチンでも不活化ワクチンでも）を接種する際，中6日以上（いわゆる1週間以上）あけなければならない. また，生ワクチン接種後は，別の種類のワクチン（生ワクチンでも不活化ワクチンでも）を接種する際，中27日以上（いわゆる4週間以上）あけなければならない.
- 諸外国では，別の種類のワクチンを接種する際の接種間隔は，非経口の生ワクチン同士の接種の場合にのみ4週間以上あける規定があるが，それ以外の場合（不活化ワクチン同士や不活化ワクチンと生ワクチンの組み合わせ）においては規定はないことが多い.

a ワクチンの各論

- 表2に本邦における定期接種のワクチンの概要を示す.
- 表3に本邦における任意接種のワクチンの概要を示す.
- 表4に海外で使用される代表的なワクチンの概要を示す.

表1　各種ワクチン

定期接種ワクチン	任意接種ワクチン	代表的な海外製ワクチン
B型肝炎ワクチン（小児）	ロタウイルスワクチン	成人用3種混合ワクチン Tdap（破傷風・ジフテリア・百日咳）
ヘモフィルスb型ワクチン	おたふくかぜワクチン	
13価肺炎球菌結合型ワクチン（小児）	インフルエンザワクチン	A型肝炎ワクチン
	A型肝炎ワクチン	B型肝炎ワクチン
DPT（ジフテリア・百日咳・破傷風）・不活化ポリオ4種混合ワクチン	髄膜炎菌ワクチン（4価結合型）	A型肝炎・B型肝炎混合ワクチン
	B型肝炎ワクチン	A型肝炎・腸チフス混合ワクチン
IPV（不活化ポリオワクチン）	13価肺炎球菌結合型ワクチン	腸チフスワクチン
DT（ジフテリア・破傷風）トキソイド	狂犬病ワクチン	髄膜炎菌ワクチン（血清型A, C, Y, W-135, 4価結合型）
BCGワクチン（結核）	破傷風トキソイド	髄膜炎菌ワクチン（血清型B）
麻疹風疹（MR）混合ワクチン	黄熱ワクチン	狂犬病ワクチン
	水痘ワクチン（帯状疱疹予防目的）	ダニ媒介性脳炎ワクチン
水痘ワクチン		コレラワクチン
日本脳炎ワクチン	DPT（ジフテリア・百日咳・破傷風）混合ワクチン	MMR（麻疹・おたふくかぜ・風疹3種混合）ワクチン
ヒトパピローマウイルス様粒子ワクチン（2価, 4価）		デングワクチン
インフルエンザワクチン（65歳以上）		
23価肺炎球菌多糖体ワクチン（高齢者）		

[岡部信彦ほか：予防接種に関するQ＆A集, p16-p21, 日本ワクチン産業協会, 東京, 2016, 中野貴司ほか：まるわかりワクチンQ＆A, p12-p13, 日本医事新報社, 東京, 2015を参考に著者作成]

b　海外渡航に際してのワクチン接種

■ 海外渡航に際してワクチンの接種が必要な場合がある.

■ 海外のどの国, どの地方, どれくらいの期間, どんな目的, どんな宿泊施設, どんな活動かにより, 接種推奨ワクチンは異なってくる.

■ トラベルクリニックにて相談する.

■ 表5に渡航先別推奨ワクチンを示す. 1ヵ月以上の渡航を想定してワクチンを選定したが, 実際にはトラベルクリニックで各自の渡航内容に適したワクチンを選定してもらう.

■ 海外渡航の際に推奨されるワクチンは, 外務省在外公館医務官情報（世界の医療事情）, 厚生労働省検疫所（FORTH）海外渡航のためのワクチン, 国際協力機構（JICA）予防接種のご案内, など参照すべきサイトにより若干異なるが, 各自の渡航内容に適したアドバイスをトラベルクリニックで受けるようにする.

327

表 2　定期接種ワクチンの概要

ワクチン名（疾患名）	ワクチンの性質	対象年齢（対象者）	接種回数	標準的な接種間隔	接種量	接種方法
B型肝炎ワクチン（小児）	不活化	1歳未満	3回	1回目と2回目は1カ月、1回目と3回目は5〜6カ月	各0.25 mL（10歳以上は0.5 mL）	皮下（10歳以上は皮下または筋肉内）
ヘモフィルスb型ワクチン（小児）	不活化	2カ月以上5歳未満	初回3回、追加1回	初回は4〜8週間隔、追加免疫終了後おおむね1年	各0.5 mL	皮下
13価肺炎球菌結合型ワクチン（小児）	不活化	2カ月以上5歳未満	初回3回、追加1回	初回は27日以上、追加は3回目の接種後60日以上、かつ生後12〜15カ月	各0.5 mL	皮下
DPT（ジフテリア・百日咳・破傷風）・不活化ポリオ4種混合ワクチン	不活化	3カ月以上7.5歳未満	1期初回3回、1期追加1回	1期初回は3〜8週間、1期追加は初回免疫終了後12〜18カ月	各0.5 mL	皮下
IPV（不活化ポリオワクチン）	不活化	3カ月以上7.5歳未満	1期初回3回、1期追加1回	1期初回は3〜8週間、1期追加は初回免疫終了後12〜18カ月	各0.5 mL	皮下
DT（ジフテリア・破傷風）トキソイド	不活化	2期：11歳以上13歳未満	1回		0.1 mL	皮下
BCGワクチン（結核）	生	1歳未満	1回		規定量	経皮
麻疹風疹（MR）混合ワクチン	生	1期：12〜24カ月、2期：5歳以上7歳未満で小学校就学前の1年間にある者	1期1回、2期1回		0.5 mL	皮下
水痘ワクチン	生	12〜36カ月	2回	6〜12カ月	各0.5 mL	皮下
日本脳炎ワクチン	不活化	1期：6カ月〜7.5歳未満、2期：9歳以上13歳未満	1期初回2回、1期追加1回、2期1回	1期初回は1〜4週間、1期追加は初回免疫終了後おおむね1年	各0.5 mL（3歳以上）各0.25 mL（3歳未満）	皮下
ヒトパピローマウイルス様粒子ワクチン（2価、4価）	不活化	おおよそ12〜16歳	3回	2価は初回接種後1カ月、6カ月以上、4価は初回接種後2カ月、6カ月以上	各0.5 mL	筋肉内

次頁につづく

ワクチン（疾患名）	ワクチンの性質	対象年齢（対象者）	接種回数	標準的な接種間隔	接種量	接種方法
インフルエンザワクチン	不活化	65歳以上、60歳以上65歳未満の該当者	毎年1回		0.5 mL	皮下
23価肺炎球菌多糖体ワクチン（高齢者）	不活化	60歳以上65歳未満の該当者、2014年度から2018年度までの経過措置の対象者（65歳から5歳ごと、65歳の者（2019年度より）	1回		0.5 mL	筋肉内または皮下

［岡部信彦ほか：予防接種に関するQ＆A集，p16-p21，日本ワクチン産業協会，東京，2016，中野貴司ほか：まるわかりワクチンQ＆A，日本医事新報社，東京，p12-p13，2015を参考に著者作成］

表3　任意接種ワクチンの概要

ワクチン名（疾患名）	ワクチンの性質	対象年齢（対象者）	接種回数	標準的な接種間隔	接種量	接種方法
ロタウイルスワクチン	生	1価：6週〜24週、5価：6週〜32週	1価：2回、5価：3回	4週以上（初回接種は14週6日までに行う）	1価各1.5 mL、5価各2.0 mL	経口
おたふくかぜワクチン	生	1歳以上	2回（推奨）	1回1歳、2回目小学校入学前1年間	各0.5 mL	皮下
インフルエンザワクチン	不活化	6ヵ月以上全年齢（定期接種対象者を除く）	6ヵ月以上3歳未満：2回、3歳以上13歳未満：2回、13歳以上：1回または2回	4週が望ましい	3歳未満各0.25 mL、3歳以上各0.5 mL	皮下
A型肝炎ワクチン	不活化	全年齢	初回2回、追加1回	初回は2〜4週間、追加は初回1回接種後24週間	各0.5 mL	皮下または筋肉内
髄膜炎菌ワクチン（4価結合型）	不活化	全年齢（2歳以上を推奨）	1回		0.5 mL	筋肉内
B型肝炎ワクチン	不活化	(1) B型肝炎の予防 (2) B型肝炎ウイルス母子感染の予防（保険適用） (3) 汚染事故後のB型肝炎発症予防	3回	(1) 4週間隔で2回、さらに1回目から20〜24週後に1回 (2) 出生直後、1、6ヵ月 (3) 事故発生後7日以内、およびその後1ヵ月後	各0.5 mL（10歳未満各0.25 mL）	皮下または筋肉内（10歳未満は皮下）

次頁につづく

ワクチン名（疾患名）	ワクチンの性質	対象年齢（対象者）	接種回数	標準的な接種間隔	接種量	接種方法
13価肺炎球菌結合型ワクチン	不活化	65歳以上、5歳以上6歳未満	1回		各0.5 mL	成人：筋肉内、小児：皮下
狂犬病ワクチン	不活化	全年齢	曝露前3回、曝露後6回	曝露前：4週間隔で2回、6~12ヵ月後1回、以降3、7、14、30、90日	各1.0 mL（小児も成人も同量）	皮下
DPT（ジフテリア・百日せき・破傷風）混合ワクチン	不活化	1期初回免疫：3ヵ月以上7.5歳未満 1期追加免疫：初回免疫終了後6ヵ月以上の小児の追加免疫：標準として11歳以上13歳未満 成人（追加免疫）	1期初回3回、1期追加1回	1期初回は3~8週間、1期追加は初回免疫終了後12~18ヵ月	各0.5 mL	皮下
破傷風トキソイド	不活化	全年齢	初回2回、追加1回	初回は3~8週間 追加は初回免疫終了後12~18ヵ月	各0.5 mL	皮下または筋肉内
黄熱ワクチン	生	9ヵ月以上	1回（1回の接種で接種10日後から生涯有効）		0.5 mL	皮下
水痘ワクチン（帯状疱疹予防目的）	生	50歳以上	1回		0.5 mL	皮下

［岡部信彦ほか：予防接種に関するQ&A集, p16-p21, 日本ワクチン産業協会, 東京, 2016, 中野貴司ほか：まるわかりワクチンQ&A, p12-p13, 日本医事新報社, 東京, 2015 を参考に著者作成］

表4 代表的な海外製ワクチンの概要

ワクチン名（疾患名）	商品名	ワクチンの性質	対象年齢（対象者）	接種回数	標準的な接種間隔	接種量	接種方法
成人用3種混合ワクチンTdap（破傷風・ジフテリア・百日咳）	Boostrix®, Adacel®	不活化	10歳～64歳	1回		0.5 mL	筋肉内
A型肝炎ワクチン	Havrix®, Vaqta®	不活化	1歳以上	初回1回（1年有効）、追加1回（20年有効）	6～12ヵ月	18歳以下：0.5 mL、19歳以上：1.0 mL	筋肉内
B型肝炎ワクチン	EngerixB®, RecombivaxHB®	不活化	全年齢	3回	2回目は初回から1ヵ月、3回目は初回から6ヵ月	出生後～19歳：各0.5 mL、20歳以上：各1.0 mL	筋肉内
A型肝炎・B型肝炎混合ワクチン	Twinrix®	不活化	18歳以上	3回	2回目は初回から1ヵ月、3回目は初回から6ヵ月	各1.0 mL	筋肉内
A型肝炎・腸チフス混合ワクチン	Hepatyrix®	不活化	15歳以上	1回	A型肝炎を追加接種する場合は6～12ヵ月後	1.0 mL	筋肉内
腸チフスワクチン	TyphimVi®	不活化	2歳以上	1回		0.5 mL	筋肉内
髄膜炎菌ワクチン（血清型A, C, Y, W-135, 4価結合型）	Menveo®	不活化	2ヵ月～55歳	2ヵ月：4回、7～23ヵ月：2回、2～55歳：1回	2ヵ月：4回（2, 4, 6, 12ヵ月齢）、7～23ヵ月：2回（7～23ヵ月齢、2歳：1回目の接種から最低3ヵ月経過後）	0.5 mL	筋肉内
髄膜炎菌ワクチン（血清型B）	Bexsero®	不活化	2ヵ月～50歳	2～5ヵ月：3回、追加1回 6～11ヵ月：初回2回、追加1回 12～23ヵ月：初回2回、追加1回 2～10歳：2回 11歳以上：2回	2～5ヵ月：初回3回（2ヵ月あけて2回目、以降1ヵ月以上あけて）、追加1回（12～15ヵ月齢、遅くとも24ヵ月齢まで） 6～11ヵ月：初回2回（2ヵ月以上あけて）、追加1回（2歳、かつ2回目の接種より2ヵ月以上あけて） 12～23ヵ月：初回2回（2ヵ月あけて）、追加1回（2回目より12～23ヵ月あけて） 2～10歳：2回（2ヵ月以上あけて） 11歳以上：2回（1ヵ月以上あけて）	0.5 mL	筋肉内

次頁につづく

ワクチン名（疾患名）	商品名	ワクチンの性質	対象年齢（対象者）	接種回数	標準的な接種間隔	接種量	接種方法
狂犬病ワクチン	Verorab®, Rabipur®, Imovax® Rabies	不活化	全年齢	曝露前3回, 曝露後5回	曝露前(0, 7, 21 または28日目) 曝露後(0, 3, 7, 14, 28日目)	Verorab®: 各0.5 mL, Rabipur®: 各1.0 mL, Imovax® Rabies: 各1.0 mL	筋肉内
ダニ媒介性脳炎ワクチン	Encepur-, FSME-IMMUN-	不活化	1歳以上	3回	Encepur®: 初回, 1～3カ月後, 9～12カ月後 FSME-IMMUN®: 初回, 1～3カ月後, 5～12カ月後 それぞれ迅速接種法もあり	Encepur®: 1～11歳 各0.25 mL Encepur®: 12歳以上 各0.5 mL FSME-IMMUN®: 1～15歳 各0.25 mL FSME-IMMUN®: 16歳以上 各0.5 mL	筋肉内
コレラワクチン	Dukoral®	不活化	2歳以上	6歳以上2回, 2歳～6歳3回	6歳以上: 1～6週間間隔で2回 2歳～6歳: 1週間間隔で3回	1バイアル分を冷水に混ぜて	経口
MMR（麻疹・おたふくかぜ・風疹3種混合）ワクチン	Priorix®	生	9カ月以上	2回	1カ月以上あけて	0.5 mL	推奨方法は皮下（筋肉内も可）
デングワクチン	Dengvaxia®	生	9歳～45歳	3回	6カ月	0.5 mL	皮下

[中野貴司ほか：海外渡航者のためのワクチンガイドライン2010, p48-p54, 協和企画, 東京, 2010を参考に著者作成]

表5　渡航先別推奨ワクチン（1ヵ月以上の渡航の際の目安を示したが，実際にはトラベルクリニックなどで個別事例に関し要相談）

	麻疹	A型肝炎	B型肝炎	破傷風（またはTdap）	日本脳炎	狂犬病	腸チフス	髄膜炎菌	ポリオ	黄熱	ダニ媒介性脳炎
北米	○	○	○	○							
中南米	○	○	○	○		○	○			一部○	
西欧・北欧・南欧	○	○	○	○							
東欧・ロシア	○	○	○	○		○	○				○
オセアニア	○	○	○	○	一部○						
太平洋地域	○	○	○	○	一部○		○				
東アジア	○	○	○	○							
東南アジア	○	○	○	○							
南アジア	○	○	○	○					一部○		
中東	○	○	○	○					一部○		
アフリカ	○	○	○	○				一部○	一部○	一部○	

- ワクチン接種は渡航前に行うことが多いが，海外で犬などの哺乳類の動物に噛まれた場合，渡航日程によっては，本邦に帰国後，狂犬病ワクチンの曝露後接種を継続する必要がある．
- 狂犬病ワクチンの曝露後接種は，本邦において保険診療での取り扱いが可能である．
- 狂犬病ワクチンの曝露後接種に加えて，ヒト抗狂犬病ウイルス免疫グロブリンの接種が必要な場合は，同グロブリンが本邦内にて入手不可のため，海外現地にて適切な時期（曝露後接種開始から1週間以内）に接種しておくことを強く勧める．

●文　献
1）岡部信彦ほか：予防接種に関するQ & A集，p16-p21，日本ワクチン産業協会，東京，2016
2）中野貴司ほか：まるわかりワクチンQ & A，p12-p13，日本医事新報社，東京，2015
3）中野貴司ほか：海外渡航者のためのワクチンガイドライン2010，p48-p54，協和企画，東京，2010

E 妊婦・小児への投与上の注意

A 妊娠中の抗菌薬投与

a 妊娠と抗菌薬

- 流産や先天異常の自然発生率はそれぞれ約15％，2〜3％といわれており，これをベースラインリスクと呼ぶ．催奇形性を有する薬剤とは，この先天異常の発生率を上昇させる薬剤のことである．

- 薬剤は妊娠中のどの時期においても，胎児に有害な影響を及ぼす可能性がある．

- 妊娠3週末までの胎児は，催奇形性のある薬剤に曝露されると着床できずに死滅するか，流産となる．しかし生き延びると正常な個体が発生する（All or None の法則）．

- 最も影響を受けやすい時期は，器官形成期の妊娠4週〜7週末（妊娠2ヵ月）である．

- 妊娠8〜15週末（妊娠4ヵ月）までの胎児では，重要臓器の形成が終了している時期であるが，生殖器や口蓋の形成が未完成であるため，薬剤の影響が出ると，生殖器の形成が不完全であったり，口蓋裂になったりする可能性がある．

- 妊娠15週末（妊娠4ヵ月）までは，奇形発生や発育異常のリスクのため，可能な限り投薬を避ける．

- 妊娠後半期に入っても，胎児毒性に留意しながら薬物治療を行う必要がある（例：アミノグリコシド系薬による非可逆的な第8脳神経障害，テトラサイクリン系薬の中期・後期曝露による歯牙着色・エナメル質形成不全）．

- 母親の利益を熟考し，必要と判断されれば安全な抗菌薬を選択し，十分量を投与する．用量を減量したり，期間を短縮したりするとかえって治療を長引かせることになる．

- 妊婦への薬剤に関するリスク区分として，米国医薬品食品局（FDA）の基準，豪州保健省薬品・医薬品行政局（Therapeutic Goods Administration：TGA）の基準（Australian categorisation system for prescribing medicines in pregnancy：ACSMP）がある（表1）．両リスクカテゴリーでは定義内容が異なる（表2）ことに注意が必要．

- 2015年6月30日よりFDAは従来のA，B，C，D，Xの5種に区分する Pregnancy Category を廃止し，「リスクの概要」，「臨床上の留意事項」，および「データ」を添付文書に記載することを求めている．

表1 妊婦への薬剤投与のリスク区分

抗菌薬	FDA (妊娠)	ACSMP (妊娠)	MMM (授乳)
アミノグリコシド系薬			
アミカシン	D	D	L2
ゲンタマイシン	D	D	L2
カナマイシン	D	D	–
イセパマイシン	D	–	–
トブラマイシン	D	D	L2
ストレプトマイシン	D	–	L3
β-ラクタム系薬			
ベンジルペニシリン	B	A	L1
ベンジルペニシリンベンザチン	B	A	–
アンピシリン	B	A	L1
アモキシシリン	B	A	L1
ピペラシリン	B	B1	L2
アモキシシリン・クラブラン酸	B	AMPC：A CV：B1	L1
スルバクタム・アンピシリン	B	ABPC：A	L1
タゾバクタム・ピペラシリン	B	B1	L2
セファゾリン	B	B1	L1
セファレキシン	B	A	L1
セファクロル	B	B1	L1
セフロキシム アキセチル	B	B1	L2
セフォタキシム	B	B1	L2
セフトリアキソン	B	B1	L1
セフタジジム	B	B1	L1
セフピロム	–	B2	–
セフェピム	B	B1	L2
セフィキシム	B	–	L2
セフジニル	B	–	L1
セフポドキシム プロキセチル	B	B1	L2
セフチブテン	B	–	L2
セフジトレン	B	–	L2
モノバクタム系薬			
アズトレオナム	B	B1	L2
カルバペネム系薬			
イミペネム	C	B3	L3
メロペネム	B	B2	L3
ドリペネム	B	B2	L3
ニューキノロン系薬			
シプロフロキサシン	C	B3	L3
ノルフロキサシン	C	B3	–
オフロキサシン	C	B3	L2
レボフロキサシン	C	–	L2
モキシフロキサシン	C	B3	L3
マクロライド系薬			
エリスロマイシン	B	A	L3
アジスロマイシン	B	B1	L2
クラリスロマイシン	C	B3	L1
テトラサイクリン系薬			
テトラサイクリン	D	D	L3
ドキシサイクリン	D	D	L3
ミノサイクリン	D	D	L3
グリシルサイクリン系薬			
チゲサイクリン	D	D	L4
リンコマイシン系薬			
クリンダマイシン	B	A	L2
グリコペプチド系薬			
バンコマイシン	C	B2	L1
テイコプラニン	–	B3	–
リポペプチド系薬			
ダプトマイシン	B	B1	L1

次頁につづく

抗菌薬	FDA	ACSMP	MMM
オキサゾリジノン系薬			
リネゾリド	C	B3	L3
ST 合剤			
スルファメトキサゾール	C	C	L3
トリメトプリム	C	B3	L2
その他			
コリスチン	C	B2	–
メトロニダゾール	B	B2	L2
クロラムフェニコール	C	A	L4
ホスホマイシン	B	–	L3
チニダゾール	C	B3	L3

抗真菌薬	FDA	ACSMP	MMM
アムホテリシン B	B	B3	L3
ミコナゾール	C	A	L2
ケトコナゾール	C	B3	L2
イトラコナゾール	C	B3	L3
フルコナゾール	C/D[*1]	D	L2
ボリコナゾール	D	B3	L3
ミカファンギン	C	–	L3
カスポファンギン	C	B3	L3
フルシトシン	C	B3	L4

抗マラリア薬・抗寄生虫薬	FDA	ACSMP	MMM
メフロキン	C	B3	L2
アトバコン・プログアニル	C	–	アトバコン：L3
キニーネ	C	D	L2
アルテメテル・ルメファントリン	C	D	–
プリマキン	C	D	L3
ピリメタミン	C	B3	L4
アルベンダゾール	C	D	L2
メベンダゾール	C	B3	L3
イベルメクチン	C	B3	L3
ニタゾキサニド	B	–	L3
ペンタミジン	C	B3	–
プラジカンテル	B	B1	L2
スルファドキシン・ピリメタミン	C	スルファドキシン：C ピリメタミン：B3	スルファドキシン：- ピリメタミン：L4
キニジン	C	C	L3

抗 *Mycobacterium* 薬	FDA	ACSMP	MMM
クロファジミン	C	C	L3
サイクロセリン	C	–	L4
ジアフェニルスルホン	C	B2	–
エタンブトール	C	A	L3
エチオナミド	C	–	–
イソニアジド	C	A	L3
パラアミノサリチル酸	C	–	L3
ピラジナミド	C	B2	L3
リファブチン	B	C	–
リファンピシン	C	C	L2

抗ウイルス薬	FDA	ACSMP	MMM
アシクロビル	B	B3	L2
アデホビル ピボキシル	C	B3	L4
アマンタジン	C	B3	L3
Cidofovir	C	D	–
エンテカビル	C	B3	L4
ファムシクロビル	B	B1	L3
ホスカルネット	C	B3	L5
ガンシクロビル	C	D	L3
インターフェロン類	C	β1a,1b：D β2a,2b,γ1b：B3	α2b：L3 α-N3：L3 β1a,β1b：L2
オセルタミビル	C	B1	L2
ペラミビル	C	–	–
リバビリン	X	X	IFNα2b + リバビリン：L4
バラシクロビル	B	B3	L2

次頁につづく

抗ウイルス薬	FDA	ACSMP	MMM
バルガンシクロビル	C	D	L3
ザナミビル	C	B1	L2
抗レトロウイルス薬[*2]	FDA	ACSMP	MMM
ドルテグラビル	B	B1	–
エムトリシタビン	B	B1	L5
エトラビリン	B	B1	L5
マラビロク	B	B1	–
リルピビリン	B	B1	–
サキナビル	B	B1	L5
ジダノシン	B	B2	L5
エルビテグラビル	B	B2	–
ネルフィナビル	B	B2	–
ネビラピン	B	B3	L5
リトナビル	B	B3	L5
テノホビル	B	B3	L5
サニルブジン	C	B3	L5
ダルナビル	C	B2	–
アバカビル	C	B3	L5
ホスアンプレナビル	C	B3	–
インジナビル	C	B3	L5
ラミブジン	C	B3	L5
ロピナビル・リトナビル	C	B3	L5
ラルテグラビル	C	B3	L5
ジドブジン	C	B3	L5
エファビレンツ	D	D	L5
アタザナビル	B	B2	–

[*1] C：カンジダ膣症に対する単回投与，D：その他．
[*2] 抗レトロウイルス薬に関する一般的な意見：① HIV に感染した母親の授乳は
　　一般的に推奨されない，②授乳が必要とされる状況では，各国の推奨に従う．
　　　　　　　　　　　　　　　　　　　　　　　　[文献 1) ～4) を参考に著者作成]

b 授乳中の抗菌薬の使用

■ 世界保健機関（WHO）による授乳と母体の薬物療法に関する勧告（http://www.who.int/maternal_child_adolescent/documents/55732/en/)（2018-2-16 参照）や Medications & Mothers' Milk（MMM）の Hale らの分類基準が参考になる．本書では Hale らの分類を示す（表 1, 2）．

■ 妊娠中の薬剤を含めて，**海外のカテゴリーは必ずしも本邦と同じ背景のもとでの使用を前提にしてない点に注意が必要．**

B 小児の投与上の注意

a 小児に適応のない薬剤

■ 可能な限り，新生児・小児適応がある薬剤を選択する．
■ しかしながら，新生児・小児適応のない医薬品も多い．
■ 適応承認のない薬物の使用，いわゆる off-label use では，責任はすべて医師が負うことになる．保険医療による償還がなされない，健康被害が生じたときに医薬品副作用被害救済制度による給付が受けられない，などの可能性がある．

表2 リスク分類基準

旧・FDA 薬剤胎児危険度分類基準[*1]	
カテゴリー A	ヒトの妊娠第1三半期の対照試験で,胎児への危険性は証明され,またその後の妊娠期間でも危険であるという証拠がないもの
カテゴリー B	動物生殖試験では胎仔への危険性は否定されているが,ヒト妊婦での対照試験は実施されていないもの.あるいは,動物生殖試験で有害な作用(または出生数の低下)が証明されているが,ヒトでの妊娠第1三半期の対照試験では実証されていない,またその後の妊娠期間でも危険であるという証拠はないもの
カテゴリー C	動物生殖試験では,胎仔に催奇形性,胎仔毒性,その他の有害作用があることが実証されているが,ヒトでの対照試験が実施されていないもの.あるいは,ヒト,動物ともに試験は実施されていないもの.ここに分類されている薬剤は,潜在的な利益が胎児への潜在的リスクを上回る場合にのみ使用する
カテゴリー D	ヒトの胎児へのリスクが明らかであるが,妊婦への使用による利益が容認されるもの(例:生命が危険にさらされているとき,または重篤な疾病で安全な薬剤が使用できないとき,あるいは効果がないとき,その薬剤をどうしても使用する必要があるとき)
カテゴリー X	動物またはヒトでの試験で胎児異常が証明されている場合,あるいはヒトでの使用経験上,胎児へのリスクが認められる場合,またはその両方の場合で,この薬剤を妊婦に使用することは,ほかのどの利益よりも明らかにリスクが上回るもの.ここに分類される薬剤は,妊婦または妊娠する可能性のある婦人には禁忌である

オーストラリア TGA Pregnancy Category の分類基準 (ACSMP)[*2]	
カテゴリー A	数多くの妊婦,妊娠可能年齢の女性に投与されてきた薬だが,それによって奇形の頻度や胎児に対する直接的,間接的な有害作用の発生頻度の増加が確認されていない薬剤
カテゴリー B1	妊婦,妊娠可能年齢の女性への使用経験は限られているが,それによる奇形やその他胎児に対する直接的,間接的な有害作用の発生頻度の増加が確認されていない薬剤.動物実験で胎仔への障害の発生頻度の増加は示されていない
カテゴリー B2	妊婦,妊娠可能年齢の女性への使用経験は限られているが,それによる奇形やその他胎児に対する直接的,間接的な有害作用の発生頻度の増加が確認されていない薬剤.動物実験データは不十分かデータを欠いているが,入手可能なデータからは胎児への障害の発生頻度の増加は示されていない
カテゴリー B3	妊婦,妊娠可能年齢の女性への使用経験は限られているが,それによる奇形やその他胎児に対する直接的,間接的な有害作用の発生頻度の増加が確認されていない薬剤.動物実験では胎仔への障害の発生頻度の増加がみられたが,ヒトでの意義は不明

次頁につづく

カテゴリー C	その薬理作用のために，ヒトの胎児や新生児に奇形以外の有害作用を起こした，あるいは起こす可能性のある薬剤．これらの作用は可逆的なこともある
カテゴリー D	ヒトの胎児に奇形や不可逆的な障害の発生頻度の増加を起こした，あるいは起こした疑いがある，または起こすと推測される薬剤．これらの薬剤は有害な薬理作用もあるかもしれない
カテゴリー X	胎児に永続的な障害を起こす高いリスクがあり，妊婦や妊娠の可能性のある女性には投与するべきではない薬剤
MMM の分類基準（2017 年）	
Compatible：L1	多くの授乳婦が使用し，児への有害作用の増加がない薬剤．授乳中の女性における対照研究において児に対するリスクが示されず，乳児への害を与える可能性がほぼない，もしくは児において経口的に生体利用できない薬剤
Probably compatible：L2	限られた数の研究であるが，授乳婦が使用し，児への有害作用の増加がない薬剤，あるいは，授乳中の女性がこの薬剤を使用することによるリスクを証明したエビデンスがほぼないもの
Probably compatible：L3	授乳婦における対照研究はないが，乳児への有害作用を示す可能性がある薬剤，もしくは生命への危険性の低いごく軽い副作用が示されている薬剤．これらの薬剤は潜在的利益が児に対する潜在的リスクを上回る場合に投与すべきである（全く論文発表データのない新規薬剤は，いかに安全とされていても自動的にこのカテゴリーに分類される）
Probably hazardous：L4	乳児へのリスクもしくは母乳産生に対するリスクが証明されているが，授乳婦が薬剤を使用する利益が児に対するリスクがあっても許容される薬剤（例：薬剤が生命を脅かす状況に必要な場合や安全な薬剤が使用できないまたは無効である重症例）
Hazardous：L5	授乳婦における研究で，児に対する著しく明らかなリスクがヒトに対する使用経験から示され，児に対し著しい障害を引き起こすリスクの高い薬剤．授乳婦がこの薬剤を使用するリスクは，授乳によるいかなる有益性も明らかに凌ぐ薬剤．この薬剤は授乳中の母親へは禁忌となる

*1 A → X の順でリスクが増加するわけではない．リスク・ベネフィットの判断を含む．
*2 FDA の定義とは異なる点に注意が必要．
［青木 眞：レジデントのための感染症診療マニュアル，第 3 版，p76-p81，医学書院，東京，2015，Thomas W et al：Medications & Mothers' Milk 2017，Springer Publishing Company，New York，2016 を参考に著者作成］

IV

E

妊婦・小児への投与上の注意

b 小児投与量

■ 小児では新生児，乳幼児，幼児，学童など年齢（発達の段階）により薬剤の吸収，分布（血清蛋白質血中濃度が低い），代謝，排泄（肝・腎機能が未熟）などの体内動態が異なり，同系統の薬剤においても投与量が異なる．

■ 小児への薬物投与量（mg/kg）は以下の換算式が知られているが，個々の薬物の薬物動態の特徴，疾患の状態，性別等の因子もあり，調節は複雑である．

Augsberger の式：$\frac{年齢 \times 4 + 20}{100} \times$ 成人量（1歳以上）

Young の式：$\frac{年齢}{年齢 + 12} \times$ 成人量（2歳以上）

■ 代表的な抗菌薬投与量を表3に示す．

■ 一般に小児では，体重当たりの投与量が成人の常用量に比して多くなるが，成人での最大投与量は超えないようにする．

■ アミノグリコシド系薬やグリコペプチド系薬などの治療域濃度が狭く，副作用が発現しやすいまたは副作用が重篤である薬剤では TDM を行い投与量決定すべきである．

c 小児コンプライアンスの問題

■ 小児では確実に抗菌薬が投与できるか，すなわち良好なコンプライアンスを得られるかが大変重要．内服薬を飲ませるための具体的な服薬指導が必要である．

■ 乳児への飲ませ方は，粉薬では少量の水で練って上顎または頬の内側にこすりつけ，その後にミルクを飲ませたり，水や白湯などを与える．

■ ミルクは小児の主食なので，薬の味でミルクが嫌いにならないよう，混ぜないようにする．

■ シロップは小さめのカップで少しずつ与えたり，スポイトを奥歯の位置に入れて流し込む（舌の先は苦みを強く感じるため避ける）か，あるいはスプーンやほ乳瓶の乳首で与える．

■ 幼児では，ジュースやアイスクリーム，ヨーグルト，ココア，練りチョコレートなどの甘い物に混ぜたり，シャーベット状に凍らせて与える方法がある．ただし，マクロライド系薬のようにジュースやスポーツドリンクに混ぜると苦みが増す薬剤もあるため注意する（表4）．

■ 静注，筋注，坐剤，内服の投与法があるが，現在筋注投与は実際的でなく，坐剤も少なく，確実に投与するには静注となる．

■ 静注は通常小児には1日2回以上の投与が求められ，末梢静脈ルート確保の困難さから，小児への外来での繰り返し静注は現実的ではなく，入院治療となる．

表3 主な抗菌薬の小児への投与量

薬剤	mg/kg/日または mg//kg を指示した頻度で投与 >生後 28 日
アミノグリコシド系薬（静注，筋注）	
アミカシン	15～20 mg/kg/日，1 日 1 回または 15～22.5 mg/kg/日，8 時間ごとに分割
ゲンタマイシン	5～7 mg/kg/日，1 日 1 回または 2.5 mg/kg，8 時間ごと
トブラマイシン	5～7 mg/kg/日，1 日 1 回または 2.5 mg/kg，8 時間ごと
β-ラクタム薬（カルバペネム系薬）	
イミペネム	60～100 mg/kg/日，6～8 時間ごとに分割，1 日最大 2～4 g
メロペネム	60 mg/kg/日，8 時間ごとに分割，髄膜炎：120 mg/kg/日，8 時間ごとに分割，1 日最大 2～4 g
β-ラクタム薬［セファロスポリン系薬（内服）］	
セファクロル	20～40 mg/kg/日，8～12 時間ごとに分割，1 日最大 1 g
セフジニル	14 mg/kg/日，12～24 時間ごとに分割
セフィキシム	8 mg/kg/日，12～24 時間ごとに分割
セフポドキシムプロキセチル	10 mg/kg/日，12 時間ごとに分割，1 日最大 400 mg
セフチブテン	9 mg/kg/日，12～24 時間ごとに分割，1 日最大 9 g
セフロキシムアキセチル	20～30 mg/kg/日，12 時間ごとに分割，急性中耳炎には 30 mg/kg/日，を使用，1 日最大 1 g
セファレキシン	25～100 mg/kg/日，6 時間ごとに分割，1 日最大 4 g
β-ラクタム薬［セファロスポリン系薬（点滴）］	
セファゾリン	50～150 mg/kg/日，6～8 時間ごとに分割，1 日最大 6 g
セフェピム（*Pseudomonas* 以外）	100 mg/kg/日，8 時間ごとに分割
セフェピム（*Pseudomonas*）	150 mg/kg/日，8 時間ごとに分割
セフォタキシム	150～200 mg/kg/日，6～8 時間ごとに分割，髄膜炎 300 mg/kg/日，6 時間ごとに分割
セフタジジム	150～200 mg/kg/日，8 時間ごとに分割，嚢胞性線維症：300 mg/kg/日，8 時間ごとに分割，1 日最大 6 g
セフチゾキシム†	150～200 mg/kg/日，6～8 時間ごとに分割
セフトリアキソン	50～100 mg/kg/日，24 時間ごとに，髄膜炎 50 mg/kg/日，12 時間ごと
β-ラクタム薬（ペニシリン系薬）	
アモキシシリン	25～50 mg/kg/日，8 時間ごとに分割
アモキシシリン（急性中耳炎，肺炎）	80～100 mg/kg/日，8～12 時間ごとに分割，急性中耳炎では 12 時間ごとに分割
アモキシシリン・クラブラン酸 7：1 製剤	45 mg/kg/日，12 時間ごとに分割
アモキシシリン・クラブラン酸 14：1 製剤	体重＜ 40 kg：90 mg/kg/日，12 時間ごとに分割
アンピシリン（点滴）	200 mg/kg/日，6 時間ごとに分割，髄膜炎：300～400 mg/kg/日，6 時間ごとに分割
スルバクタム・アンピシリン	100～300 mg/kg/日，6 時間ごとに分割
ベンジルペニシリンカリウム	15 万～30 万単位/kg/日，4～6 時間ごとに分割，1 日最大 1,200 万～2,000 万単位
タゾバクタム・ピペラシリン	300 mg/kg，6 時間ごとに分割
β-ラクタム系薬（モノバクタム系薬）	
アズトレオナム	90～120 mg/kg/日，8 時間ごとに分割，1 日最大 8 g
フルオロキノロン系薬（嚢胞性線維症，炭疽，複雑性尿路感染に対してのみ承認されている）	
シプロフロキサシン（内服）	20～40 mg/kg/日，12 時間ごとに分割，1 日最大 1.5 g
シプロフロキサシン（点滴）	20～30 mg/kg/日，12 時間ごとに分割，1 日最大 1.2 g
レボフロキサシン（内服/点滴）	16～20 mg/kg/日，12 時間ごとに分割，1 日最大 750 mg
リンコサミド系薬	
クリンダマイシン（内服）	30～40 mg/kg/日，6～8 時間ごとに分割
クリンダマイシン（点滴）	20～40 mg/kg/日，6～8 時間ごとに分割
リポペプチド系薬	
ダプトマイシン	6～10 mg/kg/日，1 日 1 回

次頁につづく

薬　剤	mg/kg/日または mg//kg を指示した頻度で投与 >生後 28 日
マクロライド系薬	
アジスロマイシン（内服）	5〜12 mg/kg/日，1 日 1 回
アジスロマイシン（点滴）	10 mg/kg/日，1 日 1 回
クラリスロマイシン	15 mg/kg/日，12 時間ごとに分割，1 日最大 1 g
エリスロマイシン（内服/点滴）	40〜50 mg/kg/日，6 時間ごとに分割
テトラサイクリン系薬	
ドキシサイクリン（内服/点滴†，年齢>8 歳以上）	2〜4 mg/kg/日，12 時間ごとに分割，1 日最大 200 mg
ミノサイクリン（内服/点滴，年齢>8 歳以上）	4 mg/kg/日，12 時間ごとに分割
テトラサイクリン（年齢>8 歳以上）	25〜50 mg/kg/日，6 時間ごとに分割，1 日最大 2 g
その他	
クロラムフェニコール（点滴）	50〜100 mg/kg/日，6 時間ごとに分割，1 日最大 2〜4 g
コリスチン	2.5〜5 mg/kg/日，6〜12 時間ごとに分割．嚢胞線維症．3〜8 mg/kg，8 時間ごとに分割
ホスホマイシン（内服）	2 g，1 日 1 回
フシジン酸（内服†）	年齢 1〜5 歳：250 mg，8 時間ごと．6〜12 歳：250〜500 mg，8 時間ごと
リネゾリド（年齢 12 歳まで）	30 mg/kg/日，8 時間ごとに分割，点滴/内服
ヘキサミン	年齢>2 歳〜6 歳：50〜75 mg/kg/日，6〜8 時間ごとに分割．6 歳以上；500 mg，6 時間ごと
メトロニダゾール（内服）	30〜40 mg/kg/日，6 時間ごとに分割
メトロニダゾール（点滴）	22.5〜40 mg/kg/日，6 時間ごとに分割
ポリミキシン B（2 歳以上）	初回 2.5 mg/kg，その後 1.5 mg/kg，12 時間ごと
リファンピシン（*N. meningitidis* 予防）	10 mg/kg，12 時間ごと，2 日
チニダゾール（>3 歳，ジアルジア症，アメーバ症）	50 mg/kg，24 時間ごと，1〜5 日．1 日最大 2 g
スルファジアジン	120〜150 mg/kg/日，4〜6 時間ごとに分割，1 日最大 6 g
スルファメトキサゾール・トリメトプリム（尿路感染症など）	8〜12 mg（トリメトプリムとして）/kg/日，12 時間ごとに分割
スルファメトキサゾール・トリメトプリム（ニューモシスチス肺炎）	15〜20 mg（トリメトプリムとして）/kg/日，12 時間ごとに分割
バンコマイシン（点滴）	40〜60 mg/kg/日，6〜8 時間ごとに分割 ＊血中濃度がトラフ値 10〜15 μg/mL となるよう調節．60 mg/kg/日がもっとも目標達成しやすい．
バンコマイシン（*C. difficile* に対する内服）	40 mg/kg/日，6 時間ごとに分割
抗 *Mycobacterium* 薬	
サイクロセリン	10〜15 mg/kg/日，12 時間ごとに分割，1 日最大 1 g
エタンブトール	15〜25 mg/kg/日，1 日 1 回，1 日最大 2.5 g
エチオナミド	15〜20 mg/kg/日，12 時間ごとに分割，1 日最大 1 g
イソニアジド（1 日 1 回）	10〜15 mg/kg/日，1 日 1 回，1 日最大 300 mg
イソニアジド（週 2 回）	20〜30 mg/kg/日，週 2 回，1 日最大 900 mg
カナマイシン	15〜30 mg/kg/日，12〜24 時間ごとに分割，1 日最大 1 g
パラアミノサリチル酸	200〜300 mg/kg/日，6〜12 時間ごとに分割
ピラジナミド（1 日 1 回）	15〜30 mg/kg/日，1 日 1 回，1 日最大 2 g
ピラジナミド（週 2 回）	50 mg/kg/日，週 2 回，1 日最大 2 g
リファブチン（MAC 予防）	5 mg/kg/日，1 日 1 回，1 日最大 300 mg
リファブチン（活動性結核）	10〜20 mg/kg/日，1 日 1 回，1 日最大 300 mg
リファンピシン	10〜20 mg/kg/日，12〜24 時間ごとに分割，1 日最大 600 mg
ストレプトマイシン（2 歳以上）	20〜40 mg/kg/日，1 日 1 回，1 日最大 1 g
抗真菌薬	
アムホテリシン B（デオキシコール酸）	0.5〜1 mg/kg/日，1 日 1 回
アムホテリシン B リボソーム製剤	5 mg/kg/日，1 日 1 回
カスポファンギン	初回 70 mg/m^2，その後 50 mg/m^2，1 日 1 回
フルコナゾール	カンジダ口内炎/食道炎：6 mg/kg/日，侵襲性疾患：12 mg/kg/日
イトラコナゾール	5〜10 mg/kg/日，12 時間ごとに分割
ケトコナゾール	3.3〜6.6 mg/kg/日，1 日 1 回

次頁につづく

薬剤	mg/kg/日または mg//kg を指示した頻度で投与 >生後 28 日
ミカファンギン（生後 >4 ヵ月）	カンジダ症：2 mg/kg, 24 時間ごと（最大 100 mg）, カンジダ食道炎：体重 <30 kg：3 mg/kg 24 時ごと, >30 kg：2.5 mg/kg, 24 時間ごと（最大 150 mg）
テルビナフィン	体重 <20 kg：67.5 mg/日, 20〜40 kg：125 mg/日, >40 kg：250 mg/日（成人用量）
ボリコナゾール	12〜20 mg/kg/日, 12 時間ごとに分割 *生物学的利用能と代謝は個人によって大きく異なる. トラフ値を 1〜6 μg/mL に調節すること.
抗ウイルス薬	
アシクロビル（点滴, 新生児単純ヘルペス）	60 mg/kg/日, 8 時間ごとに分割
アシクロビル（点滴, 単純ヘルペス脳炎, 生後 >3 ヵ月）	30〜45 mg/kg/日, 8 時間ごとに分割
アシクロビル（点滴, 水痘, 免疫不全）	<1 歳：30 mg/kg/日, 8 時間ごとに分割, >1 歳：30 mg/kg/日または 1,500 mg/m²/日, 8 時間ごとに分割
アシクロビル（点滴, 単純ヘルペス, 免疫不全）	30 mg/kg/日, 8 時間ごとに分割
Cidofovir	初期治療：5 mg/kg 週 1 回, 維持療法：3 mg/kg 週 1 回（いずれも輸液とプロベネシドを併用する）
ホスカルネット	120〜180 mg/kg/日, 8〜12 時間ごとに分割.
ガンシクロビル	有症性の先天性 CMV 感染：12 mg/kg/日, 12 時間ごとに分割, CMV 治療または固形臓器移植後の最初の 2 週間：10 mg/kg/日, 12 時間ごとに分割, 抑制治療または予防：5 mg/kg/日, 24 時間ごと
オセルタミビル（年齢 <1 歳）	6 mg/kg/日, 12 時間ごとに分割
オセルタミビル（年齢 ≧1 歳）	体重 <15 kg：30 mg, 1 日 2 回, >15〜23 kg：45 mg, 1 日 2 回, >23〜40 kg：60 mg, 1 日 2 回, >40 kg：75 mg, 1 日 2 回（成人用量）
ペラミビル	研究がない
バラシクロビル（水痘または帯状疱疹）	20 mg/kg/日, 8 時間ごとに分割, 1 日最大 3 g
バルガンシクロビル	有症性の先天性 CMV 感染：32 mg/kg/日, 12 時間ごとに分割, 固形臓器移植後の CMV 予防：7× 体表面積（BSA）×Ccr・1 日 1 回（Ccr は Schwarz 式を参照）
ザナミビル（年齢 >7 歳）	10 mg（5 mg を 2 回吸入）, 1 日 2 回

†：日本にない剤形.
[菊池賢（編）：サンフォード感染症治療ガイド 2017, 第 47 版, ライフサイエンス出版, 東京, p137-p141, p317-p323, 2017 を参考に著者作成]

d 新生児・小児特有の副作用

- 小児特有な副作用としてテトラサイクリン系薬の骨・歯への沈着による骨発育不全, 歯牙の黄染, エナメル質の形成不全, ニューキノロン系薬の軟骨障害などがあげられる.
- 経口第三世代セフェム系薬や経口カルバペネム系薬でピボキシル基を有する抗菌薬は小児などに投与した際に重篤な低カルニチン血症に伴って低血糖症, 痙攣, 脳症などを起こし, 後遺症に至る症例が報告されており, 注意喚起がされている.
- グリコペプチド系薬では腎機能障害が, アミノグリコシド系薬には腎機能障害と聴覚障害（第 8 脳神経障害）などの副作用が知られており, 腎機能が未発達な小児では TDM 実施による至適用量の決定が重要である.

表 4　幼児・小児への抗菌薬の飲ませ方

薬品名	色	味	工　夫
クラバモックス®ドライシロップ	白色	イチゴクリーム味	懸濁液として処方されるとやや苦みあり，奥歯の位置へ流し込む
バナン®ドライシロップ	オレンジ色	オレンジ味	少し苦みがある，リンゴが比較的飲みやすい
フロモックス®細粒	ピンク色	イチゴ味	溶けにくい，時間が経つと苦みが出てくるので素早く飲ませたほうがよい，リンゴ・牛乳◎
メイアクト MS®細粒	オレンジ色	オレンジ味	後味が苦い，溶かすと甘みが強まるのですぐ飲ませれば飲める，リンゴ・お茶・牛乳◎
クラリス®ドライシロップ	白色	イチゴ味	酸味のある飲物は×，お茶・水・牛乳・アイスクリーム（濃厚な味のもの）
ジスロマック®細粒	薄オレンジ色	薄いコーラ味	酸味のある飲物は×，お茶・水・アイスクリーム（濃厚な味のもの）
ミノマイシン®細粒	オレンジ色	ミックスフルーツ味	カルシウムを含む製品（牛乳・バニラアイス・プリンなど）は服用後 2〜3 時間あける
タミフル®ドライシロップ	白〜淡黄	ミックスフルーツ	苦みが強い，ヨーグルト，チョコアイス，服薬補助ゼリー，ココア，オレンジジュース，スポーツドリンク○，乳酸菌飲料，バニラアイス，リンゴジュース×

同一成分であれば基本的注意は変わらないが，先発医薬品とジェネリック医薬品では味・色などが異なることがあるため，薬剤ごとに確認が必要．

● 文　献

1) 菊池賢（編）：サンフォード感染症治療ガイド 2017，第 47 版，p137-p141，p317-p323，ライフサイエンス出版，東京，2017
2) 青木眞：レジデントのための感染症診療マニュアル，第 3 版，p76-p81，医学書院，東京，2015
3) Department of Health Therapeutic Goods Administration, Australian Government：Prescribing medicines in pregnancy database. [https://www.tga.gov.au/prescribing-medicines-pregnancy-database]（2018-5-7 参照）
4) Thomas W et al：Medications & Mothers' Milk 2017, Springer Publishing Company, New York, 2016

コラム 6　抗菌薬適正使用推進プログラム（ASP）

　Antibiotic Stewardship（AS）の目指すところは，「抗菌薬使用の適正化により，感染症診療の質の向上を図り，あわせて耐性菌の出現も防止する」というものである．米国では，CRE などの耐性菌の蔓延や医療経済上の問題から，比較的早くから AS に取り組んでおり，CDC は AS program（ASP）の中核となる因子の要約（https://www.cdc.gov/antibiotic-use/healthcare/pdfs/core-elements.pdf）（2018-5-7 参照）をホームページ上に掲載している．

　この中で AS team（AST）活動としては，院内の「抗菌薬処方」と「薬剤耐性菌検出状況」を①「モニター」し，②「その動向を定期的にスタッフに提供する」に加えて，③「これらについての教育を実施する」もあげているが，こういった内容は，わが国でもすでに取り組んでいる感染制御チーム（infection control team：ICT）が多いはずである．一方，感染症治療への介入については，④「prospective monitoring and feedback（治療開始早期からの介入）」，⑤「抗微生物薬使用の事前承認制」などがあげられているが，わが国の大半の施設のように ICT や AST の医師が専従ではない場合は，④でも血液培養陽性例やカルバペネム長期使用例などに対象を絞り込む必要があると考えられる．このほかに興味深いプログラムとして，⑥「初期治療開始 48 時間後の抗菌薬 time out 制（診断や抗菌薬治療などの内容を系統的に見直す）の導入」があげられている．これは，実行主体が処方医となるが，教育的側面からも好ましい習慣の導入といえる．さらに AST に対しては，「一度に多すぎる活動に取り組まないほうがよい」，「ASP のあり方は，単一ではない」，「ASP の実行には柔軟さが必要である」などの助言もあり，ASP 先進国ならではのアドバイス集である．

付録　Dr. 喜舎場の感染症語録

まえがき

　私が沖縄県立中部病院を2007年に退職の折，故遠藤和郎君と椎木創一君が音頭をとり，元研修医たちの協力のもと，「No stain No life」なる記念誌を発行してくれました．その中に，私の口から聞いたという元研修医たちによる「喜舎場語録」も収められていました．今回，その「語録」の中からいくつか抜粋し，椎木君，成田雅と私で若干修正を加えたものを，藤田次郎教授と南江堂のご厚意のもと，「付録」としてここに記載させていただくことになり，気恥ずかしくも光栄に存ずる次第です．

　一昔前感染症診療の"無法時代"に，日々研修医とともに発熱患者の対応に明け暮れていた頃，深い考えもなく，少し乱暴に発せられた言葉なので，現代の進歩し複雑化したEBMの時代にあっては多少時代錯誤の感は否めません．一方，一昔前感染症診療の置かれていた環境を，若い世代の方達が"歴史認識"する一助になればと期待するところでもあります．本文を読み進める折々，頭休めにちょこっと読み流してくだされば幸甚に存じます．（喜舎場朝和）

＊本語録は，「喜舎場朝和先生　沖縄県立中部病院退官記念誌」（2007年発行）の「喜舎場語録」の内容をもとに，修正・加筆されました．

感染症診療について

1　大砲 vs. 拳銃，広域 vs. 狭域

　感染症は1,000人の群衆（常在菌）に1人の犯人（起炎菌）が紛れ込んでいる状態．自分が保安官だとしたらどうするか．大砲を打ち込んで一挙に片付けるか，群衆の中を捜し回って拳銃一挺で犯人のみを倒すか．

　大事なのは大砲（広域抗菌薬）と拳銃（狭域抗菌薬）の破壊力の差ではなく，犯人捜索（問診・診察・検査）と武器（抗菌薬）の使い手としての「腕」．

2　By the way, don't forget TB

　原因不明の発熱患者の鑑別診断の最後にDr. 喜舎場のボス（Dr. Martin J. Raff）が決まって付け加えた言葉．

3 Konishiki Disease

　静脈やリンパ管の流れがうっ滞した部分の皮膚は蜂窩織炎を起こしやすい. 高度肥満, 婦人科系悪性疾患術後のリンパ浮腫, 大伏在静脈がCABGのために採取された跡, 象皮病など. このような場合に, 下肢に再発性蜂窩織炎を起こしてくる.

　小錦全盛期, 相撲の最高位である横綱の地位もとうとう外国人に奪われてしまうのかと観念した頃, 「小錦が脚の炎症で稽古を休んだ」という小さい新聞記事を2, 3度目にした. 彼には悪いが, これが最強小錦のアキレス腱なのだと少しだけホッとしたもの.

4 敗血症カスケードの定義の推移

　①昔　：原発感染巣→菌血症→敗血症→敗血症性ショック
　②近年：[SIRS + infection = sepsis]→ severe sepsis → septic shock
　③最近：[SOFA, qSOFA]→ sepsis → septic shock

　感染症医の考え方は昔も今も①に近く, 原発感染巣→菌血症をより重視する. ②&③は敗血症→敗血症性ショックを重視する救急医療・集中治療専門医のスタンス. 前者は敗血症性ショックに至らないように頑張る. 後者は敗血症性ショックに至りつつある・至った状態に対し頑張る.

5 感染症診療をやるには大いに心配性でなくてはならない. 気の小さいウジウジ人間になれ

　いつも落ち着き払った初期研修医と一緒に働くのは不安である. 抗菌薬の選択は頭ふりふりウジウジ決めよ.

6 心内膜炎の点状出血を見逃すな！

　口腔内の点状出血を見逃したときのコメント. 「結膜をよくみたか？ 口の中をよく調べたか？ 頬は？ 口蓋は？ 舌の下は？ 指趾はちゃんとみたか？」

7 スメアは身体所見の一部と考えよ

　感染症による急性発熱疾患の場合は, 「病歴と身体所見だけで8割がた診断がつく」ということとは少し違う. 原発巣はどこか, 起炎微生物は何かをできるだけ速やかにみつけなければならないので, スメアの前に鑑別診断をいくつもあげてあれこれ考えている場合ではない.

付録

Dr. 喜舎場の感染症語録　**349**

8 スメアは虚心坦懐にみよ

Geckler 分類がどうとか，好中球数がどうとか，上皮細胞数がどうとか，そういう数字が気にならない域に達するまで修練を積みなさい．絵を眺めるように見入っていると，スメアが語ってくれる．「私が起炎菌でございます」と．

9 悪寒戦慄の持続時間

若い患者ならば5〜10分間も悪寒戦慄すれば体温はたちまち目標値に上昇するが，衰弱した高齢者や四肢麻痺患者などの場合，悪寒を十分感知しながら"戦慄"は弱く体温がなかなか上がらないので，悪寒はいつまでも続く．その場合悪寒の苦しみは長引き，表向き重症にみえないという危険な状態が続くことになる．

微生物について

1 細菌は「集団的頭脳」を有する生き物である

彼らは環境に対する順応性に長け，病原性，伝播性，日和見性，耐性獲得性に優れている．敵に回しながら侮っていると大変なことになる．現に今，大変なことになりつつある．

2 菌の一匹が千匹に増えるのに必要な時間を知ってるか？

大腸菌の doubling time は約20分ともいわれるので，単純計算で1匹が1,000匹に増えるのに必要な時間＝3時間20分（1,000倍≒2の10乗）．その1,000倍，100万匹に増えるのに必要な時間＝6時間40分．そのまた1,000倍，10億匹に増えるのに必要な時間＝10時間．

もちろん in vitro の計算通りに in vivo で起こるとは思わないが，chill や shaking chill を呈し sepsis が疑われる患者をみたら，モタモタしている間にドンドン菌数が増えているはずだと感じて，大いに慌てなさい．

3 抗菌薬休薬期間を長くとればとるほど耐性菌は減少する．"アルカイダ ストーリー"を知ってるかい？

アルカイダ掃討作戦に従事する重装備のアメリカ兵をテレビでみた Dr. 喜舎場．「みたか，あの重装備！テロリスト達と戦うにはあれほどの装備がいるんだね（抗菌薬曝露を絶えず受けている耐性菌）．でも相当重くてフットワークはいかにも悪そう

（耐性獲得と同時に病原性低下）．それが慌ただしい休暇で東京に来たとして（抗菌薬曝露をなくした状態），あの装備のまま銀座をヨロヨロ歩いたとして，チンピラと肩が触れた触れなかったの喧嘩になったとする．何しろあの重装備だ．いくら屈強なアメリカ兵でもチンピラに負けてもおかしくない．そこでアメリカ兵は銀座では必要のない重装備を脱ぎ捨てるはずだ（耐性を失って病原性を取り戻す）」

4 耐性菌対策の基本は①産生対策と②伝播対策

	耐性菌産生	耐性菌伝播
関係者	医師 (only!)	看護師，医師など多数
対策担当者	例 喜舎場	例 遠藤
担当者のイメージ	ロールモデル（喜舎場が？）	リーダー
活動	草の根運動	チーム，システム

①，②のバランスがとれているかどうかが重要．どちらかといえば，①はみえにくく②はみえやすいので，対策はえてして①＜②に傾きがち．

5 「ESBL 産生菌です」→「えーっ！」 「ESBL＋AmpC 産生菌です」→「ええーっっ!!」

「もうオレは帰る！こういうのをオレの前に平気な顔で次々もってくるな！」耐性菌に鈍感になりつつある研修医に対しての警鐘です．

6 嫌気性菌の臭気

Dr. 喜舎場が米国研修中に恩師，Dr. Martin J. Raff に「膿がとれました」と報告したところ，

Dr. Raff ：「Did you smell it ?」

Dr. 喜舎場：「Yes, I did」

Dr. Raff ：「Did you taste it ?」

Dr. 喜舎場：「Oh, no ?!」

Dr. Raff ：「Well, I'm just joking. Ha-ha !」

嫌気性菌感染を疑う場合，自分のもっている嗅覚も最大限活用しなさい．検体を鼻にくっつけてしっかり嗅ぐべし．

抗菌薬使用について

1 なべて抗菌薬は使えば使うほど効きが悪くなり，使わずに
おけばおくほど効きが残る

2 MSSA の脳膿瘍のときはオレを呼ぶな

MSSA に有効なセファゾリン（CEZ）は blood-brain-barrier
（BBB）を通過しない．BBB をある程度通過し，かつ MSSA に有
効なナフシリン，オキサシリンが入手できない日本では，MSSA
の脳膿瘍に対して頼れる薬がない．

ナフシリンは元々日本になかったが，オキサシリンはあった．
あったものがなくなってびっくりした Dr. 喜舎場は製薬会社に文
句をいいつつ嘆願してみたが，もちろんなしのつぶて．

3 （抗菌薬の）新薬が開発され続けている間は，臨床家の質は
問われにくい．新薬の開発が滞っている今，臨床家の質が問わ
れている

4 抗菌薬半減期ストーリー

血中濃度半減期 1 時間の抗菌薬を敗血症になってしまった「身
内」の患者に投与するとき，せめて 4 時間ごと（血中濃度 1/16 に
減じたとき）にはやりたくならないか？ 6 時間ごと（1/64 に減
じたとき），8 時間ごと（同 1/256）でよいと思うかい？

血中半減期	0.5〜1 時間	1.5〜2 時間	8 時間
抗菌薬	PCG, ABPC, PIPC CTM, CMZ, CTX*	CEZ, AZT, CAZ	CTRX
投与間隔	4〜6 時間ごと	6〜8 時間ごと	12〜24 時間ごと

*現在（近年？）「熱病」では『半減期 1.5 時間』と表示されている（椎木注）．

ちなみにセフトリアキソン（CTRX）はオレはあまり好きじゃ
ない．なぜなら，看護師が 1 日 1 回投与に慣れてしまうと，ほか
の抗菌薬を 1 日 4 回，6 回投与するのを嫌がるようになりはしな
いか．

5 第三世代セフェム系内服薬って嫌いだね

一昔前のこと，第一，第二世代セフェム系内服薬がよく売れた
後，第三世代セフェム系薬でも内服薬が販売され始めた．しか

し，この流れは明らかに矛盾している．なぜならば，第三世代セフェム系薬はグラム陰性桿菌に強いので，本来対象は市中感染＜院内感染のはずなのに，本来内服薬の対象は市中感染＞院内感染なのだから．

製薬会社が抗菌薬の説明をする際に「最近の耐性菌の状況」のデータを示すが，その多くは大学病院から集められたデータ，つまり院内感染のデータである．それで怖がらせて市中感染に対して第三世代の「内服抗菌薬」を勧めている．

6 エンピリックテラピーって，本当に経験に基づいた抗菌薬療法なのか？

患者の重篤度，診断の難しさ，時間的制約などから感染巣と起炎菌が未確定の段階で，もしくは同定できない状況のなかで，適当と思われる抗菌薬を，"経験に基づいて"，選択するというのが本来の意味のはず．

ところが現実は，"エンピリックテラピー"のちょっぴりハイカラな響きに便乗して，大方経験乏しき経験主義のもと，数撃ちゃ当たる式ブロードカバーが横行する．抗菌薬は，耐性菌による環境汚染を心配しつつ，経験と良心に基づいて，頭ふりふり悩みながら選択されなければならない．

医療への想い

1 研究の心は深くユニーク性を追求し，臨床の心は広く普遍性を追求する．研究の心は一番槍を望み，臨床の心は二番煎じでよしとする

1人の医師が研究と臨床の二足の草鞋を履くことはよくあることで，そのこと自体は矛盾しない．ただし，2つの対立する心と両者への比重のかけ方の違いをできるだけ明確に自覚しておくことが大事．

2 95％大丈夫ですよ，といったところで，目の前の患者は残りの5％に入っていないか？

「先生，私大丈夫ですか？」「○○さん，この世の中には大丈夫！といえることは非常に少ないです．大抜き丈夫，丈夫で丁度よいじゃないですか．○○さんは丈夫です！」「アッハッハ，わかりました」

付録

Dr. 喜舎場の感染症語録　353

3 診断の確かさ

昔，米国で研修医になったときの Dr. 喜舎場の経験では，カルテに書くとき，鑑別診断の各々にその確かさとして下表右列の形容詞を振り当てていた．それぞれを％で表すならば，およそ左列のようになると思われた．改めて考えてみると，日本の場合は1％から99％までカバーする「疑い」という言葉が一つあるだけではないか?!

確　率	日本の表現	米国の表現
100%	確定診断	definitive
>90%	疑い	-most likely
75%	疑い	probable
50%	疑い	possible
25%	疑い	r/o
<10%	疑い	-less likely

研修医への想い

1 回診における指導医 vs. 研修医の4つのタイプ

① antagonistic（つぶしあう）→ やらないほうがよい．
② apathetic（やってもやらなくても変わらない）
　　→どこぞの教授回診？
③ additive →少なくともこうありたい．
④ synergistic
　　→できるだけこうありたい．研修医の意欲に負うところ大．

2 「回診（Round）のイメージ」

[Pre-round]：研修医による患者の data collection & problem finding.

「喜舎場先生，7時半から朝の回診を始めませんか！」と体育会系初期研修医.

「オレも一緒に data collection, problem finding をやってくれとでもいうのかい?!」

　　↓

[狭義の Round]：研修医による data & problem の presentation →指導医との discussion.

　　↓

[Post-round]：研修医による order & management.

研修医の回診の準備に対する「責任感」と「意欲」がその質を決める.

3 「患者が shaking chill しているのをみたら，主治医も shaking しろ！」

患者が shaking chill している・したばかりと認めたら，まず主治医自身がこれは一大事と shaking しなくてはならない．ただし主治医の shaking は 5 秒以内に止めて次の行動（速やかな血培採取など）に移るべき．shaking chill は菌血症状態を示唆し，septic shock の前兆と認識する.

4 「7：3 の法則」

Dr. 喜舎場が感染症に関して「7」研修医に教えたら，研修医は「3」Dr. 喜舎場に教える（感染症以外も含めて何でもいい）のがバランスというもの．「8：2」，「9：1」はありえても，「10：0」はありえない.

付録

Dr. 喜舎場の感染症語録　355

索　引

欧　文

A
A 群溶連菌　16
── 性咽頭炎　54
activity of daily living（ADL）　7
A-DROP スコア　74, 258
Aeromonas hydrophila　177
AMPH デオキシコール酸製剤
（ABD）　312
Antibiotic Stewardship　345

B
B 型肝炎　123
B 群 β 溶血性連鎖球菌　29
Bartonella henselae　37
β-ラクタマーゼ阻害薬配合ペニ
シリン　276
Blumberg 徴候　110
Brudzinski 徴候　196

C
C 型肝炎　124
Campylobacter jejuni →カンピロ
バクター
Candida albicans　viii, 31, 171
Capnocytophaga canimorsus 敗血
症　180
catheter related blood stream
infection（CRBSI）　144
Charcot の三徴　131
childhood disease　9
Chlamydia trachomatis　157
Clostridioides difficile　15, 117
── 関連性腸炎　107
Clostridium perfringens　176
Coccidioides immitis　312
Cullen 徴候　115

CURB-65 スコア　258

D
direct acting antivirals（DAA）
123
Douglas 窩　110

E
EBM of individual patient
（EBMIP）　4
Eikenella corrodens　181
Entamoeba histolytica　107, 127
Enterococcus faecalis →腸球菌
enterohemorrhagic *Escherichia
coli*（EHEC）　107
Erysipelothrix rhusiopathiae　171
Escherichia coli →大腸菌

F
FDG-PET　234
fecal microbiota transplantation
（FMT）　118
FeverPAIN score　56
Fitz-Hugh-Curtis 症候群　190
Fusobacterium　180

G
Gardnerella vaginalis　189
granulocyte colony-stimulating
factor（G-CSF）　321
Guillain-Barré 症候群　105

H
HACEK 群　35, 135
Haemophilus influenzae →インフ
ルエンザ菌
Helicobacter pylori　100

human immunodeficiency
virus（HIV） 216

■I

interferon-gamma release
assay（IGRA） 91
invasive *Klebsiella pneumoniae*
syndrome 126
invasive liver abscess syndrome
126

■K, L

Kaposi 肉腫 220
Kernig 徴候 196
Klebsiella pneumoniae →クレブ
シエラ
Lanz 圧痛点 110

■M

M2 阻害薬 316
McBurney 圧痛点 110
*methicillin resistant Staphylo-
coccus aureus*（MRSA） 15,
39, 208
minimum inhibitory concen-
tration（MIC） 37
modified Centor criteria 56
Moraxella catarrhalis →モラクセ
ラ
multi-drug resistant *Pseudo-
monas aeruginosa*（MDRP）
15, 40
Murphy 徴候 129
Mycobacterium avium complex
（MAC）症 97
Mycobacterium fortuitum viii, 31
Mycobacterium tuberculosis →結
核菌
Mycoplasma genitalium 185,
189
Mycoplasma hominis 189

■N

Nikolsky 現象 164
Nocardia 35, 177

■P

Panton-Valentine leukocidin
（PVL） 173
Pasteurella multocida 181
personal protective equipment
（PPE） 14
Pneumonia Severity Index
（PSI） 73
polymicrobial viii, 31
polymorphonuclear
neutrophils（PMN） 29
Proteus mirabilis 149
Pseudomonas aeruginosa →緑膿
菌

■R, S

Reynold の五徴 131
Rosenstein 徴候 110
Rovsing 徴候 110
Salmonella enteritidis 107
Sequential（Sepsis-related）
Organ Failure Assessment
（SOFA） 32, 224
ST 合剤 302
standard precaution 14
Staphylococcal scalded skin
syndrome（SSSS） 164
Staphylococcus aureus →黄色ブ
ドウ球菌
Staphylococcus bovis 135
Staphylococcus epidermidis 174
Staphylococcus lugdunensis 135
Streptococcus agalactiae 189
Streptococcus pneumoniae →肺炎
球菌
Streptococcus pyogenes 30

索 引 **357**

systemic lupus erythematosus
（SLE） 113

■T

thumb sign　67
toxic megacolon　117
tree-in-bud pattern　91
Treponema pallidum　192
Trichomonas vaginalis　185
Tzanck 試験　160

■U, V

Ureaplasma urealyticum　185,
189
uropathogenic *Escherichia* coli
（UPEC）　149
vallecula sign　67
varicella　161
ventilator-associated
pneumonia（VAP）　65, 81
Vibrio vulnificus　177, 178

■W, Z

Whiff テスト　189
Ziehl-Neelsen 染色　36

和　文

■あ

アシクロビル　319
亜硝酸塩試験　149
アズトレオナム　298
アスペルギルス症　309, 311,
313
アゾール系薬　305
アデノシンデアミナーゼ　87
アマンタジン　316
アミカシン　287
アミノグリコシド系薬　287,
334, 340, 343
アミノペニシリン　276

アムホテリシンBリポソーム
製剤　312
アメーバ性肝膿瘍　126
アルコール擦式手指消毒薬　14
アレルギー性副鼻腔炎　63

■い

遺伝子検査　38
イヌ咬傷　180
医療・介護関連肺炎　82
インターフェロンγ遊離試験
（IGRA）　91
咽頭炎　54
咽頭痛　54
院内肺炎　78
インフルエンザ　10, 18, 48, 69
　―― ウイルス　16, 316
　―― ワクチン　62, 329
インフルエンザ菌　vii, 30, 39,
59, 64, 197, 199
インフルエンザb型菌ワクチ
ン　67

■う

ウイルス性肝炎　120
ウイルス性心外膜炎　143
ウイルス性腸炎　107
ウイルス性副鼻腔炎　63
ウレイドペニシリン　276

■え

壊死性軟部組織感染症　176
エボラウイルス　248
エンテロウイルス　206

■お

黄色ブドウ球菌　vi, 15, 29, 39,
135, 144, 164, 168, 173, 176,
208, 214, 292
悪寒　7
オキサセフェム系薬　281

オセルタミビル　318

■か

介護福祉施設　265
疥癬　15
改訂 Duke 診断基準　133
喀痰　28
カスポファンギン　310
かぜ症候群　48
カテーテル関連血流感染症
　　（CRBSI）　144
化膿性関節炎　214
化膿性心外膜炎　143
顆粒球コロニー刺激因子製剤
　　（G-CSF）　321
カルバペネム系薬　285, 343
カルバペネム耐性腸内細菌科細
　　菌　40
肝炎　120
肝硬変　120
ガンシクロビル　321
カンジダ　viii, 31, 171
　　── 血症　309, 311, 313
　　── 症　220, 309, 314
　　── 性眼病変　309, 311, 313
関節炎　214
頑癬　167
感染性心内膜炎　10, 133
感染性腸炎　105
肝膿瘍　126
眼梅毒　192
カンピロバクター　vii, 30, 107
　　── 腸炎　108

■き

気管支炎　48
キヌプリスチン・ダルホプリス
　　チン　297
キノロン系薬　290
キャンディン系薬　310
急性咽頭炎　54

急性ウイルス性肝炎　120
急性気管支炎　48
急性喉頭蓋炎　66
急性散在性脳脊髄炎　205
急性腎盂腎炎　152
急性胆管炎　129
急性胆嚢炎　129
急性中耳炎　59
急性副鼻腔炎　63
胸腔ドレナージ　90
狂犬病　182
胸水　86
　　── 穿刺　87
菌血症　105, 249

■く

空気感染　16
　　── 予防策　16
クラミジア　183
グラム陰性桿菌　30
グラム陰性球桿菌　30
グラム陰性双球菌　30
グラム染色　28
グラム陽性球菌　29
グラム陽性双球菌　30
グリコペプチド系薬　340, 343
クリプトコックス症　309, 313,
　　315
クリンダマイシン　302
クレブシエラ　vii, 30, 126

■け

血液培養　32
結核　10, 22, 91, 108
　　── 菌　viii, 16, 22, 31
　　── 菌核酸増幅法検査　91
結核性骨髄炎　212
結核性心外膜炎　143
下痢症　31
嫌気性菌　31
ゲンタマイシン　287

■こ

抗 RS ウイルス薬　322
広域ペニシリン　276
抗インフルエンザウイルス薬
　316
抗ウイルス薬　316
抗菌薬　276
口腔食道カンジダ症　220
口腔内嫌気性菌　180
抗酸菌　31
　──染色　29
抗真菌薬　305
口唇ヘルペス　161
叩打痛　148
喉頭蓋炎　66
喉頭ファイバー　66
紅斑　168
抗ヘルペスウイルス薬　319
抗メチシリン耐性黄色ブドウ球
　菌（MRSA）薬　294
個人防護具　14
骨髄炎　208, 210, 212
骨盤内炎症性疾患　188
股部白癬　167
コホーティング　15
鼓膜切開　62
コリスチン　303
コンタミネーション　26

■さ

細菌性肝膿瘍　126
細菌性爪周囲炎　175
細菌性腸炎　31, 107
細菌性副鼻腔炎　63
細菌尿　155
最小発育阻止濃度（MIC）　37
在宅ケア　269
サイトメガロウイルス腸炎
　105
サイトメガロウイルス治療薬
　321

ザナミビル　318
サーベイランス　46
サルモネラ　31
　──腸炎　108

■し

ジアルジア症　219
耳下腺炎　16, 21, 25
市中肺炎　73
膝胸位　141
しぶり腹　105
就業制限　23
収縮性心外膜炎　143
手指衛生　14
手術部位感染　236
食道カンジダ症　309
腎盂腎炎　152
心外膜炎　141, 143
人工呼吸器関連肺炎（VAP）
　65, 81
侵襲性副鼻腔真菌症　64
滲出性胸水　88
尋常性毛瘡　175
迅速抗原検査　37
心内膜炎　10, 133
腎膿瘍　152
心膜摩擦音　141

■す

スイッチ療法　77
水痘　19, 24, 161
　──ウイルス　16, 162
水疱　164
髄膜炎　196
　──菌　16
　──菌性敗血症　10
スピロヘータ　192
スルホブチルエーテル-β-シク
　ロデキストリン　310

■せ

性器ヘルペス　161
精索捻転症　158
精巣上体炎　158
脊椎骨髄炎　210
赤痢アメーバ　107, 127
せつ　173
接触感染　15
　── 予防策　15, 267
セファマイシン　281
セファロスポリン　281
セフェム系薬　279, 343
セフォタキシム　281
セフタジジム　281
セフトリアキソン　281
全身性エリテマトーデス（SLE）
　113
前立腺炎　156

■そ

足白癬　167
続発性細菌性腹膜炎　115
粟粒結核　10

■た

帯状疱疹　162
　── ウイルス　16, 162
大腸菌　vii, 30, 40, 105, 111,
　112, 114, 130, 149, 152, 262
大腸憩室炎　110
体部白癬　167
多核白血球（PMN）　29
多剤耐性アシネトバクター　40
多剤耐性緑膿菌（MDRP）　15,
　22, 40
ダプトマイシン　304
胆管炎　129
単純ヘルペスウイルス　15
単純疱疹　160
丹毒　168
胆嚢炎　129

■ち

チゲサイクリン　303
チモール混濁試験　218
中耳炎　59
虫垂炎　110
中東呼吸器症候群　248
中毒性巨大結腸症　117
腸炎　31, 105, 107, 108
腸球菌　vi, 30, 39
腸結核　108
腸チフス　10, 253

■つ，て

つつが虫病　249
テイコプラニン　296
テトラサイクリン系薬　298,
　334, 343
テネスムス　105
デング熱　251, 255
伝染性単核球症　58
伝染性膿痂疹　165
天然ペニシリン　276

■と

同定検査　37
動物咬傷　180
特発性細菌性腹膜炎　113
特別訪問看護指示書　270
トブラマイシン　287
塗抹検査　26
トリコスポロン症　309
トレポネーマ検査　193

■に

二次性細菌性腹膜炎　115
日本脳炎　206
ニューモシスチス肺炎　219
尿道炎　183
尿路感染症　150
尿路病原性大腸菌（UPEC）
　149

索引　**361**

■ね

ネコ咬傷 180
ネッタイシマカ 255
熱帯熱マラリア 249
粘膜カンジダ症 220

■の

ノイラミニダーゼ阻害薬 69, 316
脳炎 205
膿胸 88
脳膿瘍 203
膿瘍 126, 152, 203
膿疱 173
ノロウイルス 14

■は

肺炎 73, 78, 82
肺炎球菌 vi, 30, 39, 60, 64, 73, 197
── ワクチン 62
肺結核 91
敗血症 10, 224
梅毒 192
培養検査 37
白癬 167
播種性糞線虫症 10, 12
播種性淋菌感染症 214
破傷風 182
白血球エステラーゼ試験 149
発熱性好中球減少症 241
バラシクロビル 319
パラチフス 253
パリビスマブ 322
バルガンシクロビル 322
バロキサビルマルボキシル 319
バンコマイシン 294, 296
── 耐性黄色ブドウ球菌 39
── 耐性腸球菌 39

■ひ

非 Hodgkin リンパ腫 220
非結核性抗酸菌症 96
微生物検査 35
ヒゼンダニ 15
ビダラビン 321
ヒト咬傷 180
ヒトスジシマカ 255
非トレポネーマ検査 193
ヒドロキシプロピル-β-シクロ
デキストリン 310
皮膚カンジダ症 171
飛沫感染 16
── 予防策 16
百日咳菌 16
標準予防策 14, 267
表皮脱毒素 164

■ふ

ファムシクロビル 321
風疹 21, 24
── ウイルス 16
複雑性尿路感染症 150
副鼻腔炎 63
腹膜炎 113, 115
ブドウ球菌性熱傷様皮膚症候群
（SSSS） 164
不明熱 10, 230
フラビウイルス 206
フルオロピリミジン系薬 314
フルコナゾール 305
フルニエ壊疽 178

■へ

ペニシリン系薬 276
ペラミビル 318
ヘルペス 161
── ウイルス 206, 316
ベロ毒素 107
便移植治療（FMT） 118
便中多核白血球 viii, 31

扁桃炎　54

■ほ
蜂窩織炎　169
膀胱炎　148
疱疹　160, 162
墨汁染色　37
ホスカルネット　322
ホスフルコナゾール　305
ホスホマイシン　298
ポリエンマクロライド系薬　312

■ま
麻疹　19, 24
　　——ウイルス　16, 206
マクロライド系薬　290, 340
マラリア　253

■み，む
ミカファンギン　310
ムーコル症　313
無症候性細菌尿　155
ムンプス　25
　　——ウイルス　206

■め，も
メチシリン耐性黄色ブドウ球菌
　（MRSA）　15, 39, 208, 292
メトロニダゾール　302
毛包炎　174

モラクセラ　vii, 30

■や，よ，ら
薬剤感受性試験　37
薬剤耐性菌　22, 39
癰　173
溶血性尿毒症症候群　105
ラニナミビル　318
ランブル鞭毛虫症　219

■り
リケッチア症　249, 253
リネゾリド　297
リファンピシン　303
流行性耳下腺炎　21, 25
　　——ウイルス　16
硫酸亜鉛混濁試験　218
緑膿菌　vii, 15, 22, 30, 40, 78,
　　173, 208
淋菌　183

■る，れ，ろ
類丹毒　171
レプトスピラ症　10, 11, 249
漏出性胸水　87
ローカルファクター　150

■わ
ワクチン　326

感染症診療ゴールデンハンドブック
（改訂第2版）

2007 年 7 月10 日	第 1 版第 1 刷発行
2010 年 5 月20 日	第 1 版第 2 刷発行
2018 年 6 月10 日	改訂第 2 版発行

監修者	藤田次郎, 喜舎場朝和
編集者	椎木創一, 仲松正司
発行者	小立鉦彦
発行所	株式会社 南 江 堂

〠113-8410　東京都文京区本郷三丁目42番6号
☎ (出版) 03-3811-7236　 (営業) 03-3811-7239
ホームページ　http://www.nankodo.co.jp/

印刷 真興社／製本 ブックアート
装丁 星子卓也（ペントノート）

Golden Handbook of Infectious Diseases,
2nd edition
© Nankodo Co., Ltd., 2018

Printed and Bound in Japan
ISBN978-4-524-25298-5

定価は表紙に表示してあります.
落丁・乱丁の場合はお取り替えいたします.
ご意見・お問い合わせはホームページまでお寄せください.

本書の無断複写を禁じます.

JCOPY 〈(社) 出版者著作権管理機構 委託出版物〉
本書の無断複写は, 著作権法上での例外を除き, 禁じられて
います. 複写される場合は, そのつど事前に, (社) 出版者著
作権管理機構 (TEL 03-3513-6969, FAX 03-3513-6979,
e-mail: info@jcopy.or.jp) の許諾を得てください.

本書をスキャン, デジタルデータ化するなどの複製を無許諾
で行う行為は, 著作権法上での限られた例外（「私的使用の
ための複製」など）を除き禁じられています. 大学, 病院,
企業などにおいて, 内部的に業務上使用する目的で上記の行
為を行うことは私的使用には該当せず違法です. また私的
使用のためであっても, 代行業者等の第三者に依頼して
上記の行為を行うことは違法です.